개정 5판

# INTRODUCTION TO OPTOMETRY

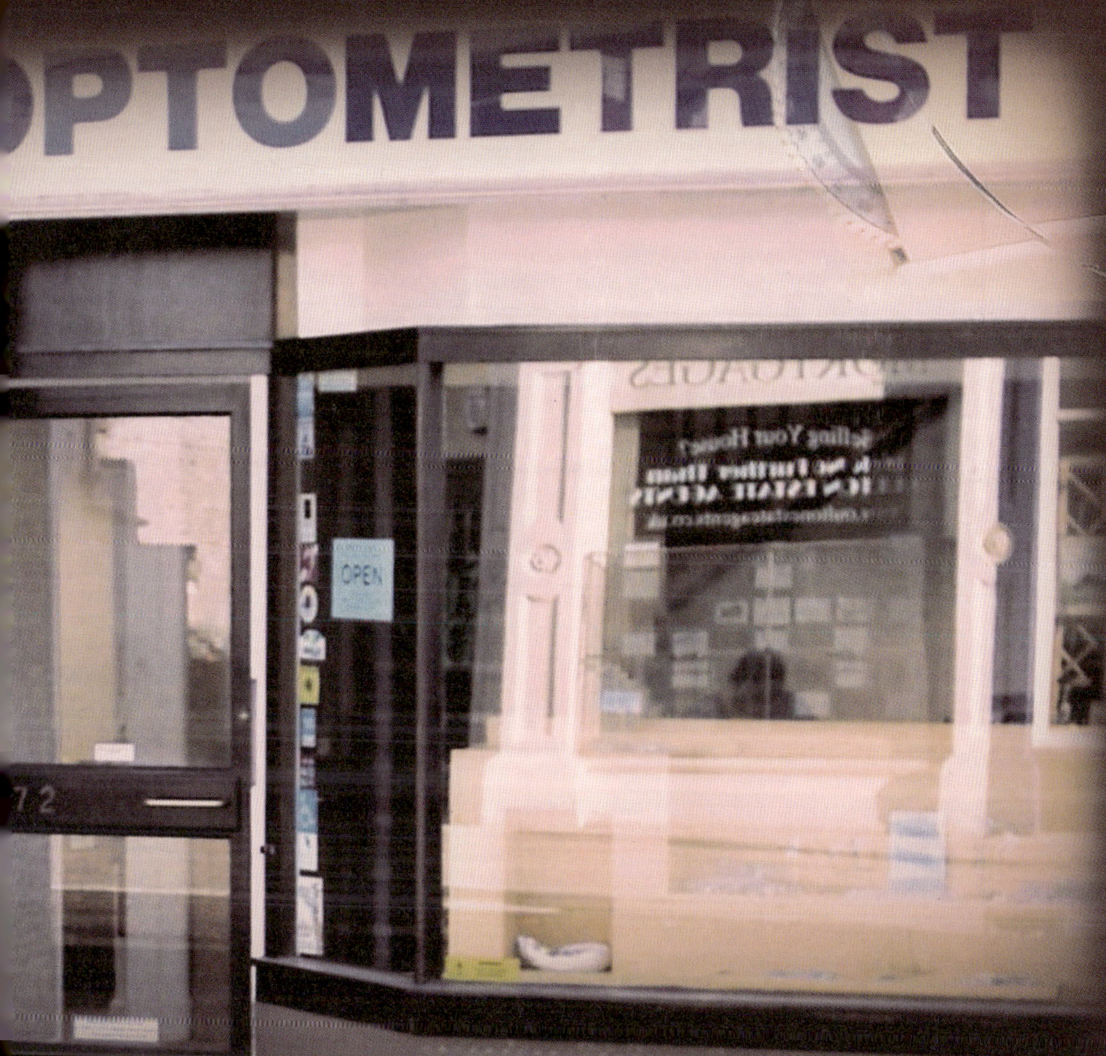


# 옵토메트리개론

성풍주 지음

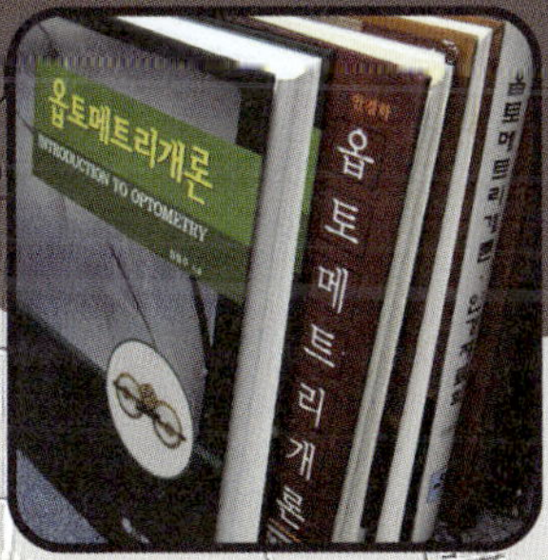


도서출판 대학서림

# PREFACE

## 증보판 머리말

## 단행본 출간에 붙여



개정 3판을 펴낸지 9년이 지났다.

외람된 자부심이나 안경광학의 핵심인 안광학, 눈, 조제 및 가공 전체를 아우른 개론서로서 이 옵토메트리 개론은 20년간 교정과 수정을 거쳐 리바이스 되어서 다시 손을 볼 필요는 없다고 생각해 온 터다.

저자는 원 직장의 대학에서 정년을 맞았고 이어, 또 다른 대학에서 안경사를 지향하는 학생들에게 오래 동안 교육을 맡아왔다. 그리고 대학 강단을 떠나 지금은 한 안경 프랜차이즈 회사의 교육원에서 교육을 담당한 지 2년여가 되었다,

그동안 비즈니스 현장을 탐방하고 안경원 현장에서 일하는 안경사들과 얘기하면서 느낀 바가 안경재료학과 합본된 이 옵토메트리개론을 분리하여 단행 개정판으로 내게 된 동기가 되었다.

즉, 안경원 현장 교육 내용은 학교에서와는 달리 실무에 치중하여야 하는 것이 당연하다는 측면에서 살펴보면 옵토메트리 개론이야 이론적 기본 지식이여서 그 구성을 바꿀 필요는 없다고 생각하지만 거의 반년이 다르게 그 기능이 업그레이드 되는 렌즈, 콘택트렌즈, 프레임 및 그 외 부가상품의 시의에 맞는 지식과 정보를 다루는 안경재료학은 현재 재학생이라 해도 졸업 후 안경원 현장에서 즉전력을 가지기 위해 필수적 과목이다. 그러니까 비즈니스에서의 가장 중요한 과목이 '안경재료학'이다는 것이다.

이런 까닭으로 '안경재료학'은 개정본으로 하여 신제품 지식과 정보를 업그레이드 하였고 이 '옵토메트리 개론'은 서론의 안경의 역사 부분에 모자랐던 부분을 보태어 분책할 수 밖에 없었다.

거듭 외람된 얘기지만 옵토메트리개론의 얼개와 콘텐츠는 안경사를 지향하는 학생들에게 입문서로서는 그리 잘못된 것은 아니라고 자부하면서 단행본 출간에 붙이는 글로 한다.

끝으로 새롭게 이 책의 출판권 및 배타적 발행권을 가지는 현문사의 관련된 분들, 특별히 어려운 편집 실무를 맡아주신 홍은주 차장님과 겉표지의 디자인을 곱게 다듬어준 박기태 부장님에게 고맙단 인사드립니다.

2018년 01월 15일

지은이 | 성 풍주

# PREFACE

## 개정 3판 머리말



개정 2판의 머리말을 읽고 이 글을 쓴다.

초판을 펴낼 때 저자는 팔팔한 젊음으로 우리나라에 맞는 좋은 안경사를 기른다는 소박한 가치를 이루고자 혼신의 힘을 쏟아 공부하려는 열정에 불타 있었다.

그러한 희망으로 막 안경광학과가 설치된 2개 전문대학의 한 대학에 몸담으면서 안경교육의 교단에 섰다.

뒤돌아보면, 초판을 펴낸 시기가 1995년 이었으니 22년 세월이 흐른 것이다.

안경에 관련된 사회적, 법적 제도, 직업교육의 방법 그리고 특히 교재 등 무엇 하나 제대로 준비된 게 없었던 시절이었다.

그러나 어떻게든 안경사의 직업교육을 정립하고자 고민하고, 애태우며 각국의 교육제도에 대한 자료를 모으고 대선배 안경인들의 조언에 귀 기울여 얼개를 짠 교재의 첫 명칭이 '안경개론'이였던 이 '옵토메트리(Optometry)개론'이다.

자찬 같아 송구하기는 하나 지금 생각해봐도 안경광학(Optometry), 시기해부생리학, 기하광학과 조제가공(Optometry Dispensing) 등 안경사의 필수적인 전공과목에 자연스럽게 연계해야 할 기초 입문서로 이 교재의 구성과 콘텐츠(Contents)는 적절하였다고 생각한다.

이번 개정은

**첫째,** 내용과 순서는 그대로 유지하되 요즘의 흐름에 맞는 용어와 이론을 적용시켰다.

**둘째,** 인터넷 시대에 맞게 안경관련 여러 사이트에 인용이 허락된 참고자료를 많이 수집하여 가공하였다.

**셋째,** 어느 공부든 개론으로서 입문서는 전문지식이 전무하다고 보는 새내기 독자들을 대상으로 기본적인 내용을 넓게 그러나 얕게 전하는 것이라서 글로 된 본문 설명보다 그림과 도표가 내용을 전달하는데 보다 큰 역할을 할 것이다.

따라서 개정에서 가장 중요하게 생각하고 공을 들인 것으로, 실제 상황에 가깝게 그림을 그리고, 사진을 찍어 올 컬러(All Color) 인쇄를 했다는 것이다. 왜냐하면 안경광학의 배경지식의 기초를 이루는 자연현상은 빛이고, 빛은 색이기 때문에 그림은 속칭 빨, 주, 노, 초, 파, 남, 보의 무지개 색으로 나타내야 하기 때문이다.

매번 개정판을 낼 때 마다 시간에 쫓기는 것이어서 오타, 탈자, 잘못 그려진 그림과 도표 등이 있을 수 있는데 이를 말끔히 없애는 것은 불가능하다는 것을 느낀다.

바로 이점이 교재를 열 때마다 부끄러움과 자책감이 들어 마음을 무겁게 하는 것이다.

그러나 열심히 쓰고, 그림 그리고 사진찍었다.

뒤에 참고한 문헌 등을 밝혔으나 혹 다른 분의 창의적인 내용이 무단으로 인용된 점이 있다면 그것은 전적으로 저자의 책임이다.

22년의 세월을 한결같이 이 교재를 다듬고 펴 출판해온 대학서림의 모든 직원과 윤진영 회장께 진실로 고마움을 느낀다.

이번 개정 작업에서는 특히

토요일에도, 평일에는 밤늦게까지 시간외 근무로 애써주신 편집부의 김량희씨, 이수연씨, 이혜성씨, 이 진씨와 미스 한, 미스 박 여러분들에게 고맙단 인사드립니다. 고맙습니다. ^!^

2008년 02월 29일

성풍주

# PREFACE

## 수정판

## 수정판에 붙여



'안경학개론'을

'옵토메트리개론'으로 책 이름을 바꾸어 거의 다시 만들다시피 개정한 것이 3년 전이였다.

그때 머리말에 부족하고, 또 부실한 내용의 '안경학개론'을 오랫동안 방치한 것에 대한 부끄러움과 자괴감을 써 놓았다.

그리고,

내딴에는 그러한 수치심으로부터 벗어나고자 힘 닿는 한 성실하게 땀흘려 개정한 것이 '옵토메트리개론'이였다.

책이 경향 각지에 나간 후,

자찬 같아서 부끄러운 말이나 독자로부터 격려의 말씀이 있어서 면책감이 들어 어느 정도 안도의 숨을 쉴 수 있었다. 책의 근본적인 콘텐츠(Contents)의 구성이나 순서 등에는 하자가 없는 것으로 여기고 있다. 그러나 어쩔 수 없이 따르는 오자, 탈자 그리고 그림의 착오와 2002년의 시의성에 맞추어야 하는 내용 등이 있어 이들을 교정하여 수정판을 낸다.

아무쪼록 이 책을 사용하시는 분들에게, 특히 교재로 채택하신 선생님들께 도움이 되었으면 하는 바램과 함께 잘못된 곳에 대한 애정어린 질책을 바라마지 않는다.

2002년 11월

성 풍 주 씀

# PREFACE

## 개정 2판 머리말



천상 타고난 팔자가 아니면 하지 못할 일이겠지만…

문학적 글이든, 논술이든, 특히 학술적 글은 더욱 그럴 것인 바– 글을 써 남겨 두고 두고 볼 수 있게 된다는 것은 나에게 있어서는 문득 문득 양심(?)의 바늘에 찔리는 천형에 가까운 괴로움이였다.

더구나 후세의 안경사를 기르려는 안경 관계의 옵토메트리(Optometry) 입문서를 만드는데 있어서는 더욱 그러했다.

이 서문을 자판으로 두드리는 순간에도 없었던 일로 하고 그만두자! 개정판이고 뭐고 눈에 띄는 지난 책들은 말끔히 태워 재로 만들까보다고… 그래서 마음이 편했으면 싶었다.

안경학개론으로 이름 붙여 우리에게는 생소한 옵토메트리(Optometry) 개정판을 낸지 꼭 10년이 되도록 손 하나 대지 못한 것도 이 천형 같은 아픔에서 벗어나고 싶었다는 것이 솔직한 마음이었다.

그러나…

어찌 할 것이랴!

이미 엎어진 물이고, 나의 이름으로 짜깁기 된 허허롭기 짝이 없고 엉터리 같은 책들은 전국 곳곳에 시공간을 넘어 널부러져 있는 것을 ………

겨우 내 생활 반경 안에서, 시야에 들어 온 몇몇 책들을 없앤다고 이미 뽀록나버린 나의 후안무치가 영원히, 깨끗이 그리고 흔적도 없이 사라져 버릴 것이라고 치부하려는 것은 그야말로 한 뼘 손바닥으로 하늘을 덮으려는 어리석은 생각일 것이다. 아니 쫓기는 꿩이 두려움을 없애겠다고 부끄러운 엉덩이는 휑하니 다 내놓고 눈 속에 머리만 처 박는 꼴일 것이다.

군데군데 시대에 뒤떨어진 내용이 보이고, 안경사가 실무를 행하는데 꼭 필요하지도 않은 내용이 뒤섞여 있고, 어쩌다가는 글 쓴 '놈'조차 무슨 말인지 모를 내용이 아찔하게 하기는 하되… 그리하여 엉터리라고 해도 처음부터 끝까지 아주 말도 안되는 안경 이야기는 아닐 것이어서 가능한 한 정리하는 것이 아픔과 수치를 가만 놔두고 모르쇠로 천착하는 것 보다는 솔직하다고 보고, 그야말로 어렵사리 2년여의 세월 끝에 또 다시 후회와 부끄러움을 안길 개정판을 10년만에 낸다.

아닌게 아니라, 알량한 인세가 끊어지면 어쩔거나 하는 물질적 욕심, 다른 분이 만든 동류의 책에 대한 당연하고 기본적인 비판 등, 이런 요인들이 이 기묘년 새 학기에 맞추어 개정판 출간을 서둘렀다고 하는 편이 솔직한 고백이리라.

구판이 나올 때 5개 전문대학에 입학 정원 약 480명이였던 것이, 똑같은 권능과 의무를 지닌 안경사 기르기 직업교육을 담지하려는 안경광학과가 2년제 전문대학 16개교, 4년제 산업대학이 3개교로 혼재되어 합이 19개교에 입학정원 약 1,800명이라는 말도 안되는 기형적 숫자 늘리기로 치닫고 있다. 이는 곧 요즈음 시체말로 '거품'일시 분명한 게 아닌가 심히 염려되는 상황에 이르렀다.

뿐만 아니라, 안경사 국가자격시험의 시행 주관처가 기왕의 국가 기관인 복지부, 국립보건원의 고시과에서 속칭 '국시원(한국보건의료인 국가시험관리원)'으로 불리고 있는 민간 단체로 이관되면서 시험과목의 변동 등 시험제도의 변화에도 직면하고 있다.

학교 교육의 장이 자리잡기를 할 겨를도 없이 외피적인 것들로 정신없게 맴을 도는 상황이 되고 있다.

이런 저간의 사정을 참작하고 안경사가 도시 무엇을 기본적으로 알아야 할 것인가에 중점을 맞추어 개정했다. 아니, 새로 썼다. 이제는 기능학의 옵토메트리(Optometry)라는 이름을 그대로 사용해도 좋을 것으로 여겨 안경학개론의 이름을 바꿔 썼다.

교재로 채택하신 분들에게는 거의 많이 바뀌어진 내용에 조금 당황하고, 곤혹스러울지 모르겠으나 올바른 안경사 직업교육을 위한 아둔한 저자의 선택을 아름답게 봐주시기 바라고 더불어 질책과 충고 있기를 부탁드린다.

1999(기묘년). 2. 13.
성 풍 주

# PREFACE

## 개정 1판 머리말



'안경개론'으로 이름하여 책을 펴낸 지 4년이 지난 오늘에야 어느 정도의 부끄러움과 자괴감으로부터 벗어나게 되었다. 처음 교단에 서면서 교재도 없는 안경교육을 할 수가 없어 시간에 쫓기고, 주위 여건에 짓눌려 땀을 흘리면서 꿰어맞춘 내용이 4년 내내 나를 괴롭혀 왔다. 엉터리 같은 내용은 차치하고서라도 그 많은 오자, 탈자 등은 거의 태반이 편저자 자신의 천학과 몰염치를 사정없이 드러내보였던 것이다. 이제 시간을 내어 그 동안의 교단 경험을 받침대로 해서 만족스럽지는 못하지만 정리할 것은 다듬고, 가필할 것은 그 동안 모은 자료를 토대로 덧붙였다.

아직도 편저자 스스로의 판단으로는 국내의 안경에 관한 학문과 기능이 제대로 자리를 잡고 있는 것이 아니라고 믿고 있다. 교육에 관한 모든 조건이 불만족스러운 상태인 것이다. 그러나 주어진 여건 가운데 최선을 다할 수 밖에 별 도리가 없는 것 또한 엄연한 현실이어서 그것이 교재의 정리로 이어진 것이다. 이 번 개정판에는 테와 렌즈에 관한 상품지식인 '안경재료학'부분을 대폭 증보하여 국가시험에 대응되도록 하였으므로 이 교재로 '안경재료학'을 1학기의 분량으로 충당될 수 있으리라 어림하고 있다. 원래 '개론'이란 4년제 대학과 같이 충분한 강의시간이 있을 때, 전공의 입문으로 폭넓게 간략한 내용으로 가르치는 것이어서 2년의 짧은 면학기간을 가진 전문대학에서는 애시당초 사치스러운 강좌가 될 것도 같으나 전공과목 전체를 일별할 기회도 없이 곧바로 전공과목을 가르칠 수도 없을 터이다. 2장의 '빛의 성질과 안경렌즈'는 안경사에 필요한 '기하광학'의 교재와 병행해서, 3장의 '눈'의 부분은 관계되는 '안과학'과 병행하면 시간 수가 적은 것을 아쉬운대로 메울 수 있을 것으로 생각한다.

아무려나 교육의 목적은 앞으로 보다 질 좋은 안경사를 키우려는데 있는 것이라면 문제는 조금씩 풀어 나가되 보다 좋은 안경을 조제할 젊은이들에게 이 문제의식을 심어 주는 일을 방기하지 않도록 마음을 다짐하는 것이 초기 교육에 임하는 이들의 최소한이면서 최대의 의무이리라고 굳게 믿는다. 이 책을 꾸미는데 잘못된 것에 대하여 애성어린 충고를 기대하면서 침고가 되었던 많은 문헌의 저자들에게 충심으로 고맙게 생각하며, 바쁜 중에 곱게 책을 출판해주신 대학서림의 윤진영 회장님과 관계 직원의 노고도 잊지 않고 있다.

1990. 1. 20

편저자 성 풍 주 씀

# PREFACE

## 초판 머리말



국민의 시기능 보호의 일익을 책임지는 '안경전문직' 종사자들에게 기초적인 과학지식 및 이론의 뒷받침이 있어, 비로소 올바른 안경조제가 가능한 것은 두말할 나위가 없다.

선진 외국에서는 일찍부터 유수한 교육기관에서 일정기간 지식과 기술을 습득하고, 국가시험에 합격한 연후에야 안경의 조제와 판매에 임할 수 있도록 법적 신분이 보장되고 있다. 그러한 제도, 교육이 있고서야 안경사들의 직업윤리가 고양되고, 스스로의 자질을 높이려 할 것이다.

늦은 느낌이 없지 않지만 우리나라에서도 선진대열에의 동참을 목적으로, 여러 분야의 정리가 요청되는 요즈음 행정당국·관계단체 특히 일반 국민으로부터 '안경전문직'에의 비중에 대하여 큰 관심과 불안을 느끼는 것도 종국에는 '교육'의 문제로 귀착되는 것으로 저자는 판단하고 있다.

교육, 법적제도, 유통 등 복잡다단한 문제들 중에 다행이나마 국내 2개 전문대학에 안경광학과가 이제 막 설치되어 교육문제를 선결시켜, 차후 문제를 순리적으로 풀 기초를 다지게 되었다.

저자 스스로도 아직 배우고 닦을 점이 많은 것을 통감하는 처지에 감히 붓을 일으킨 것은 전적으로 몸 담고 있는 대학의 사정에 연유한 것이다.

주지하다시피 안경관계 전문서가 희귀하다는 실정과 대학에서의 교재가 시급했던 현실이 내용을 펴는데 사려 깊지 못하고, 외국 교육기관의 교재를 발판삼은 점이 없지 않았다.

그러나 이로써 그치지 않고 교육경과에 따라 보완하면서 좋은 책이 되도록 절차탁마하겠다.

제1장에서는 안경과 안경전문인의 사회적 책무와 위치를 알리고,

제2장에서는 렌즈와 안광학계의 광학적 결상을 구하는데 필요 불가결한 기본 학문인 기하광학 중에서, 안경광학에 연계되는 기본적 내용을 엮고,

제3장에서는 안광학계의 기본 구조 및 시기능의 내용을,

제4장에서는 날로 변화해 가는 각종 렌즈와 테의 기본 규약을 개론했다. 그리고 각 장에는 기본적인 문제를 내어 학습하는데 도움이 되도록 했다.

이를 받침대로 해서 「안경광학」, 「기하광학」, 「조제 및 가공」, 그리고 「시기능 검사 기술」의 보다 고급한 지식을 수렴하는데 그 내용이 연계, 전용되도록 했다.

아무쪼록 이 책을 드는 이들에게 도움이 되었으면 한다.

경제적으로 여건이 충분하지 못한 출간을 흔쾌하게 맡아 주신 대지문화사의 '추용호'사장님께도 감사를 드린다.

1985. 9

글쓴이 성풍주 識

# CONTENTS
차례

옵토메트리개론 INTRODUCTION TO OPTOMETRY

CHAPTER 01
안경문화의 여러 요소



CHAPTER 02
빛과 안경렌즈

## CONTENTS 차례

CHAPTER 03

## 안경처방검사의 대상인 눈

CHAPTER 01

# 안경문화의 여러 요소

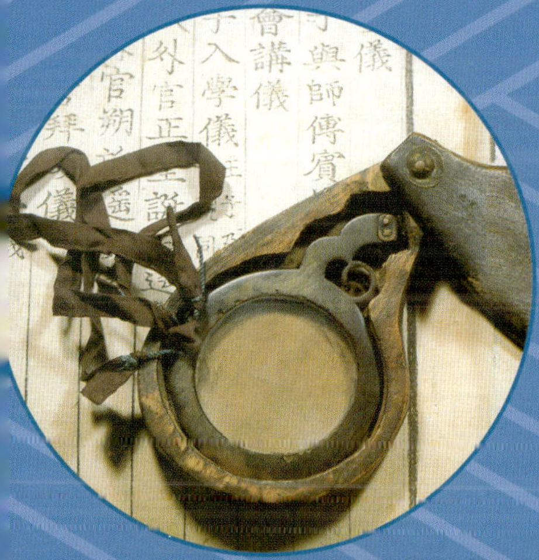

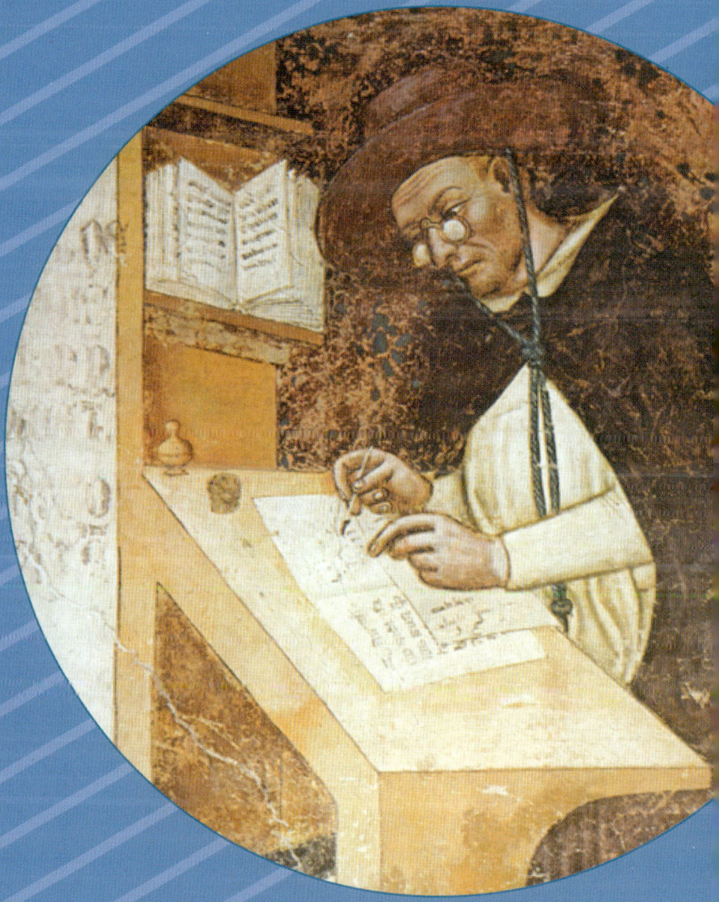

옵토메트리개론
INTRODUCTION TO OPTOMETRY

옵토메트리개론
INTRODUCTION
TO OPTOMETRY

## 01 교정용 안경과 콘택트렌즈를 쓰는 사람은 왜 늘어만 가는가?

우리나라에서 선글라스를 제외한 시력교정용 안경과 콘택트렌즈 착용률이 45 %에 가깝고 약 10년전의 38 %와 비교하면 약 7 % 증가 추세를 보이고 있다. 외국의 경우도 선진국일수록 안경인구가 많다. 현재까지 굴절이상안, 특히 근시의 발생원인에 대한 학설은 구구하여 통일된 정설은 없으나 환경설이 가장 믿을 만하다.

환경설이 주상하는 바는 문명이 발달하고 문화생활을 하는 시간이 길어지면서 시환경은 보다 가깝고, 보다 작은 글자 등을 보아야 하는 시간이 많아지므로 시기능이 근거리 작업에 알맞게 적응해 가는 반면, 원거리시력은 그 기능이 약해져 간다는 것이다.

**환경설**을 뒷받침하는 안경인구의 증가요인은 다음과 같다.

(1) 청소년기의 가혹한 대입 수험경쟁

(2) 컴퓨터, TV, 스마트폰 등 각종 시각영상단말기(VDT : Visual Display Terminal)의 사용

(3) 정보화시대의 청 · 장년기의 사회활동이 주로 인쇄 및 영상매체에 의한 것으로 근거리 시작업의 증가

(4) 고령화 시대로 진입하면서 전 인구의 약 35 %에 가까운 45세 이상 노안인구의 주된 사회활동이 근거리 작업인 것

위와 같은 사유로 시생활의 불편은 전 국민적인 것이다. 그리하여 국민들의 **시생활 보호(Vision Care)**를 담당할 전문직(Profession)으로서 **안경사(眼鏡士, Optometrist)**의 책임은 막중하다

## 02 안경사는 전문교육을 받은 프로여야 한다.

안경 및 콘택트렌즈 착용 인구가 증가하면 자연히 안경시장은 커지게 된다. 상품으로서 안경의 평균 회전 기간이 현재는 약 2년으로 추정되나 앞으로 시간이 지날수록 짧아지고 안경의 기능이 **시력교정**과 **보정**은 물론, 시장을 넓히는 큰 요소인 **패션기능**으로 복수 소지의 경향도 생겨나고 있다.

**안경처방검사**(Optometry)와 **조제 및 가공**(Opticianary)이라는 기술적 특성을 가지는 안경과 콘택트렌즈를 많은 소비자에게 판매를 하는 안경사는 당연히 사회적 책임이 있어 국가면허를 필요로 한다. 안경사는 이러한 특성 때문에 비교적 안정되고 인기 있는 **전문직**(Professional)으로 인식되고 있다.

안경과 콘택트렌즈는 인체의 감각기관 중 가장 중요한 부분인 눈의 시기능 이상을 보완시켜 주는 **의료용구**로서 상품성을 가진다. 따라서 안경사는 눈의 구조, 생리 등의 **시과학**(Visual Science)의 기초지식, 렌즈의 **광학지식**, 쾌적하게 쓸 수 있도록 테와 렌즈를 선택할 수 있는 **상품지식**, 시기능이상을 광학적으로 알맞게 교정하는 **안경처방검사**(Optometry) 그리고 가장 중요한 것으로 처방된 렌즈가 정해진 위치에 정확하게 오도록 안경테에 설계, 가공 및 조정하는 **조제 및 가공**(Opticianary) 기술을 익혀야 한다. 안경과 콘택트렌즈는 **안경사의 전문지식과 기술**이 가해져야만 참다운 상품성을 발휘하게 되는 것이다. 뿐만 아니라 여러 가지 측정 및 가공에 관련된 기기가 자동화되어가므로 이들 기기를 효율적으로 운용, 조작하기 위해서는 안경사는 컴퓨터에 익숙하여야 하고 날로 업그레이드 되는 신기술과 새로운 테 및 렌즈에 대한 지식을 부단히 습득해야 한다.

그림 1-1에서 보는바와 같이 안경이라는 상품이 되기 위해서는 안경사의 지식과 기술이 필수적이다.

**전문직**(Professional)은 교육과 훈련이 뒤따라야 한다. 따라서 눈과 렌즈를 다루는 안경사도 전문교육의 배경이 필요하다. 우리나라에서는 약 34년 전(2015년 기준)까지는 전문교육기관이 없었다. 그 때문에 기술과 기능의 표준을 정하지 못하고 단순히 안경 만들기의 손기능을 도제적으로 전수하였다.

안경과 콘택트렌즈가 갖는 보건적 비중이 커지면서 사회적 관심과 주목을 받기 시작하자 소비자, 즉 손님들은 상품가치의 결정적 요소인 전문인의 지식과 기술의 부가가치를 인정하는 대신, 그에 상응하는 배경교육과 직업훈련을 요청하게 된다. 이러한

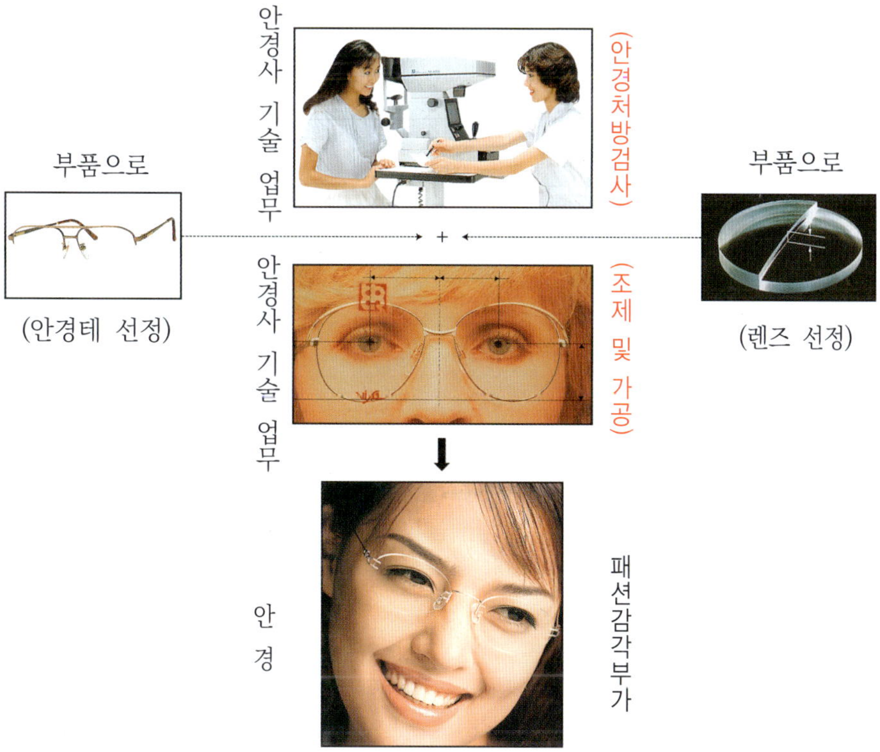


**| 그림 1-1 |** 업무로 본 안경사의 전문성

사회적 흐름으로 1984년부터 국내 전문대학 과정에 **안경광학과**가 설치되기 시작한다.

외국에서는 12세기 이후 지금까지 여러 선구자들의 고심과 연구의 덕택에 안경 관련 광학 지식이 정리되기는 하였으나 안경 형태가 복잡해진 19세기 후반부터 미국, 영국, 독일 등에서 교육기관의 설립과 국가자격 제도를 확립시켜 나갔다.

안경광학 분야 선진국 교육제도의 대체적인 얼개는 **북미형**과 **독일형**으로 나눌 수 있다.

북미형은 미국을 대표로 하는 캐나다 등의 북미에서 시행되고 있는 교육제도의 틀로서 안경과 콘택트렌즈에 관련된 전문학문인 **안경광학(眼鏡光學, Optometry)**을 가르치는 학교가 각 주의 주립종합대학 또는 사립대학 내에 **안경광학 학부(School of Optometry)**가 설치되어 운영되고 있다. 이곳에 들어가고자 하는 이들은 고등학교 졸업 후 4년의 옵토메트리 예과(Preoptometric Course)를 거쳐야 한다.

종합대학 내의 옵토메트리 대학 또는 학부 및 옵토메트리 단과대학(College of Opto-metry)에서 수업하고 졸업한 후에 각 주 단위로 실시하는 자격시험에 응시, 합격하면 **옵토메트리스트(Optometrist)**의 자격을 부여받는다. 학문적으로 정진하려는 사람들을 위하여 학위 체계도 정립되어 있다. 4년제 '전문과정'을 마친 자는 대부분

O.D.(Doctor of Optometry)의 자격을 받는다. 대학원과정에서는 석사(M.S., Master of Science)와 박사(Ph.D., Doctor of Phylosophy) 학위과정도 개설되어 있다.

안경사교육제도는 법으로 정한 업무범위에 따라 각 나라마다 수업년한, 교과목이 각기 다르다.

낮은 단계는 조제가공(Opticianary)만을 전문업무로 하는 것에서 가장 발전된 것으로는 일부 안질환의 진단과 치료까지 할 수 있다. 다음 표 1-1에 2015년을 기준으로 세계 여러나라의 제도와의 업무내용을 실었다.

[표 1-1] 세계 여러 나라의 안경사의 업무내용

| 법적업무범위 | 호 칭 | 채용국 |
|---|---|---|
| 안경조제 및 가공<br>(Optometric Dispensing) | Optician | 그리스, 터키, 영국(2년제) |
| 안경조제 및 가공과<br>굴절측정[안경처방검사1]<br>(Optometric Dispensing and Refractry) | Refracting Optician | 한국, 대만, 중국(3년제), 인도의 일부 주(2년제), 프랑스, 벨기에, 아이슬란드 |
| 안경조제 및 가공<br>굴절측정(안경처방검사1)<br>* 스크리닝(Screening) | Optometrist I | 독일, 스페인, 스웨덴, 스위스, 이탈리아, 덴마크, 핀란드, 오스트리아, 일부 인도 주(4년제), 태국 |
| 안경조제 및 가공<br>굴절측정(안경처방검사1)<br>스크리닝(Screening), ** 진단 | Optometrist II | 영국, 네덜란드, 노르웨이, 중국(5년제), 싱가폴, 말레지아 |
| 안경조제 및 가공<br>굴절측정(안경처방검사2)<br>Screening, ** 진단<br>*** 일부치료 | Optometrist(OD) | 미국, 캐나다, 호주, 필리핀 |

* 스크리닝(Screening) : 진단검사 중 시야측정과 비접촉 안압측정을 포함하는 검사
** 진단 : 진단약(DPA's)의 사용을 포함
*** 일부치료 : 치료약(TPA's)의 사용을 포함

세계 여러 나라의 안경광학 교육기관의 인터넷 주소는 표 1-2와 같다.

[표 1-2] 옵트메트리를 수강할 수 있는 여러 나라 대학

| 독일(Augenoptik Meister) | |
|---|---|
| Technische Fachhochschule Berlin | http://www.tfh-berlin.de/ |
| Sehberatung beim Augenoptiker | http://www.info-sehberatung.de/start.htm |
| 뮌헨 안경광학 아카데미 | http://www.ffa.musin.de/ |
| 알렌 대학 | http://www.fh-aalen.de |
| **미국** | |
| University of California, Berkeley | http://spectacle.berkeley.edu/ |
| FerrisState University | http://about.ferris.edu/ |
| 휴스턴대학교 School of Optmetry | http://www.opt.uh.edu/ |
| 오하이오 주립대학교 School of Optmetry | http://www.optometry.ohio-state.edu/ |
| 인디아나대학 School of Optmetry | http://www.opt.indiana.edu/ |
| 노스이스턴 주립대 School of Optmetry | http://www.nsuok.edu/catalog/opt/opt.html |
| Pacific University School of Optmetry | http://www.pacificu.edu/up/opt/opt_home.html |
| 일리노이주립대 School of Optmetry | http://www.ico.edu/ |
| 뉴잉글랜드대학 School of Optmetry | http://www.ne-optometry.edu/ |
| Pennsylvania College of Optometry | http://www.pco.edu/ |
| Southern Califonia College of Optometry | http://scco.edu/ |
| Nova Southeastern University | http://optometry.nova.edu/ |
| State University of New York | http://www.sunyopt.edu/ |
| University of Missouri at St.Louis School of Optometry | http://www.umsl.edu/divisions/optometry/optometry.html |
| UAB School of Optometry | http://main.uab.edu/optometry/show.asp?durki=29172 |
| **영국** | |
| University of Manchester | http://www2.umist.ac.uk/optometry/welcome.html |
| Bradford University | http://www.brad.ac.uk/acad/optom/Dept_of_Optometry_Home.html |
| Cardiff University | http://www.cardiff.ac.uk/index.html |
| Aston University | http://www.vs.aston.ac.uk/ |
| City University | http://www.city.ac.uk/optometry |
| **호주** | |
| The University of New South Wales | http://www.unsw.edu.au/ |
| Melbourne University | http://www.optometry.unimelb.edu.au/ |
| Queensland University of Technology | http://www.qut.edu.au/hlth/opt/ |
| **캐나다** | |
| 워털루 대학 | http://sciborg.uwaterloo.ca/opt/opt.html |
| 몬트리얼 대학 | http://www.opto.umontreal.ca |
| **뉴질랜드** | |
| 오클랜드 | https://www.auckland.ac.nz/en.html |
| **이스라엘** | |
| jurusalerm 대학 | http://www.ulst.ac.kr/faculty/science/optometry.html |

한국과 미국의 안경사 협회 홈페이지는 아래와 같다.

(1) 사단법인 대한안경사협회(Korean Optometric Association)
http://www.optic.or.kr

(2) 미국옵토메트리스트협회(American Optometric Association)
http://www.aoanet.org

미국 옵트메트리 학술지 이메일주소는 다음과 같다.

(1) Review of optometry
http://www.revoptom.com/

(2) Optometry Management
http://www.optometric.com/

(3) Optometry Today
http://www.optometry.co.uk/

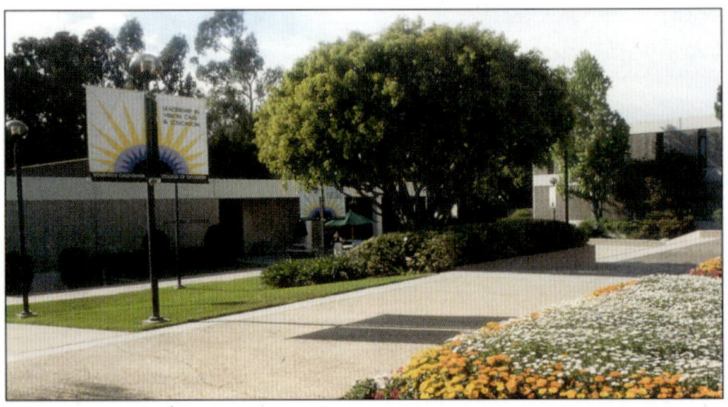

(1) 미국에서 두 번째로 설립되고 동양인이 제일 많이 다니는 미국 S.C.C.O.의 교사 전경

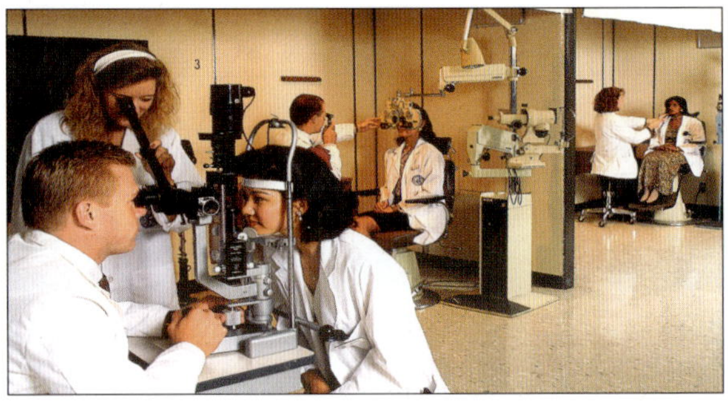

(2) 미국 S.C.C.O.(Southern California College of Optometry)의 안경처방검사실

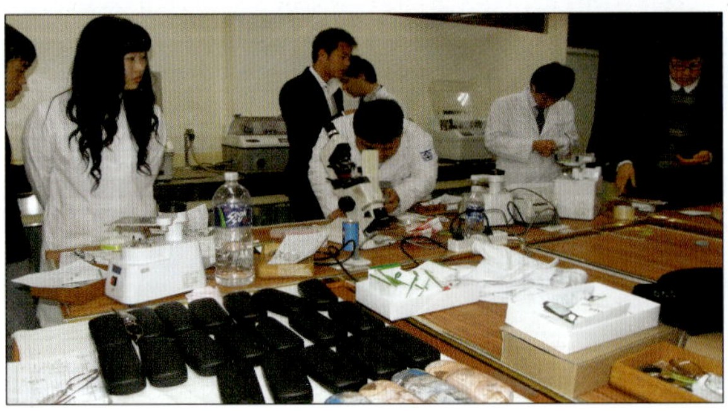

(3) 국내대학의 조제가공실

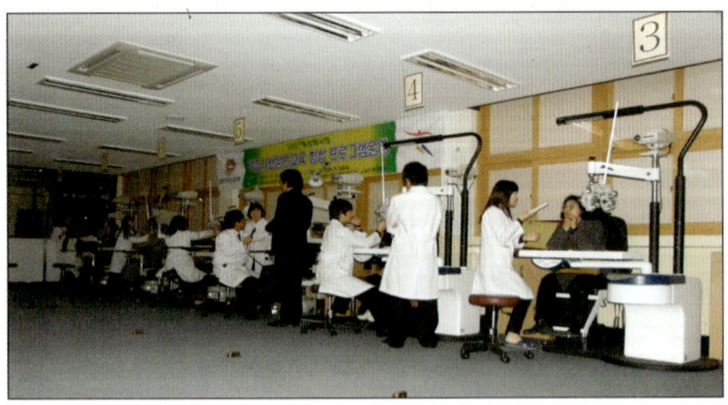

(4) 국내대학의 안경처방검사실

**그림 1-2** 국내·외 각 대학의 안경광학의 임상실습실

미국의 경우 발전적인 주에서는 옵토메트리스트(Optometrist)의 업무범위가 크게 넓혀져 가고 있어 고전적인 임무인 지역주민의 시기능 보호 및 관리(Vision Care)를 뛰어넘어 시기능적(Func-tional Vision) 삶의 가치의 개선에까지 확장하고 있다. 표 1-1에서 가장 발전된 미국 옵토메트리스트(Optometrist, OD)의 업무는

(1) 눈의 굴절상태(Refractive Status)를 주로 한 시각의 생리적 속성 및 기능의 결정과 평가는 물론 안질환, 눈의 부상, 시기능시스템 이상 등 눈에 영향을 주는 신체질환에 대한 검사 그리고 진단과 치료
(2) 점안제 등 약물처방
(3) 약시 재활시력치료(Vision Therapy)
(4) 시각능력(Visual Performance)의 개선 및 강화를 위한 제한적 수술
(5) 안경렌즈, 콘택트렌즈의 처방

또 표 1-3에서 가장 낮은 수준인 미국의 **안경조제사(Optician)**가 되기 위해서는 고등학교 졸업 후에 2년제의 지역 직업대학(Community College) 안에 설치된 **안경조제 및 가공(Optometric Dispensing)**과정에 진학하여 졸업 후에 주 단위로 실시하는 자격시험에 응시한 후에 합격하면 옵티션(Optician) 전문직의 자격을 획득한다. 국가 또는 주정부의 자격이 없어도 일반인들이 자격증 소지자들을 고용하면 안경원 경영이 가능한 주도 있다.

**옵티션(Optician)**의 업무는 **옵토메트리스트(Optometrist)**의 처방에 따라 안경을 **조제 및 가공(Optometric Dispensing)**하여 그 기술료를 받으며 주로 판매활동에 임한다. 이원화된 미국의 자격제도에서 우리가 주목할 점은 현재의 경향은 안경조제사들이 대형 안경원을 경영하면서 여러 옵토메트리스트를 고용하는 형태를 취하는 것이다. 이는 안경사들의 직무가 최종적으로 비즈니스라는데 있다는 점이다.

다음은 독일형 안경광학(Optometry) 교육시스템이다.

표 1-3을 보면 독일을 비롯한 유럽의 여러 나라의 교육제도는 우리나라의 '6.3.3.4 년제'와는 크게 차이가 나는 것을 알 수 있다. 인문사회적 지식을 추구하는 것이 아니고 생애 직업교육에 보다 큰 비중을 두고 있는 것이다. 특히, 독일의 경우는 중세 이후에 싹이 튼 수공업자조직(Handwerk Guild), 즉 길드에 의한 장인교육(匠人教育)의 전통이 면면히 이어져 안경분야에서도 **안경사수공업직(Augenoptiker-Handwerk)**이 독립되어 있다.

[표 1-3] 독일의 학교교육계통표

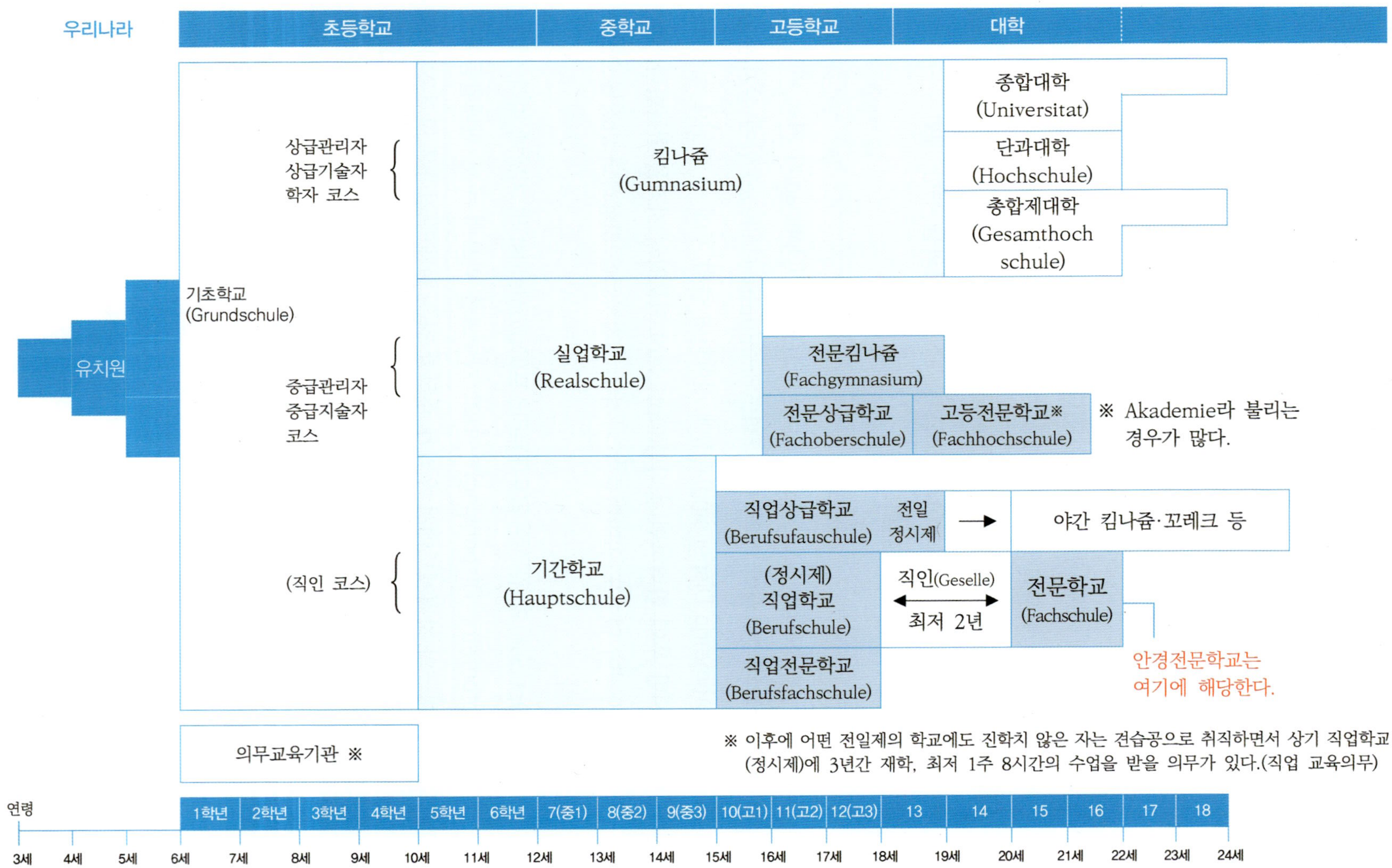

이들 독일 안경사(Augenoptiker)는 미국의 안경사, 즉 옵토메트리스트(Optometrist)와 비교하면 도제교육의 형식을 중시하여 실기 우선주의를 택하고 있다. 따라서 아무리 이론적으로 많이 알고 있는 안경사(Augenoptiker)라고 해도 기존 안경사 장인(Augenoptiker Meister)의 안경원에서 일정기간 연수를 하여 안경사 장인(Augenoptiker Meister)의 자격을 따지 않으면 안경업의 경영과 젊은 안경사들을 연수시킬 수가 없다. 이들 아우겐옵티커(Augenoptiker)와 아우겐옵티커마이스터(Augenoptiker Meister)의 인원수 비는 약 3 : 1의 수준을 유지한다고 한다. 표 1-10에 독일의 알렌(Aalen) 전문대학과 예나(Jena) 전문대학의 교과과정을 실었다.

독일 법령[Verordnung über das Berusbild fürdas Augenoptiker-Handwerk vom, 16. 10. 1969-BGBL, 1969 I 1882에서]에 정해진 독일 안경사(Augenoptiker)의 업무는

(1) 모든 종류의 안경 조제 및 가공과 판매
(2) 눈의 모든 기능검사 및 광학적 안경처방 발급

이다.

따라서 검사장치와 기기를 이용하여 타각적(Objective) 및 자각적(Subjective)검사로 교정 및 보정의 안경처방을 할 수 있고 이 처방에 따라 조제 및 가공을 하여 판매할 권리를 가진다. 북미형에서 본 바와 같이 안경사 업무를 옵티션(Optician)과 옵토메트리스트(Optometrist)로 나누지 않고 아우겐옵티커 마이스터(Augenoptiker Meister)는 측정 검사하여 조제가공하고 판매하는 전업무를 관장한다.

표 1-3에서 독일의 안경사, 즉 아우겐옵티커(Augenoptiker)가 되는 가장 일반적인 코스는 5년제 기간학교(Hauptschule)를 마치고 3년 정시제 직업학교(Berufschule)와 기존 마이스터(Meister)아래 최저 2년간의 직인(Geselle)과정을 거치면서 직인시험에 합격한 자가 다시 안경전문학교(Fachschule)에서 2년 이상의 기간을 공부하고, 졸업시험 또는 각 주의 정해진 시험에 합격하면 정부가 인정하는 아우겐옵티커(Augenoptiker)가 될 수 있다. 이들은 추후에 치르는 마이스터(Meister)시험 중 제 2부의 이론과 제 3부의 경영법규를 면제 받는다. 마이스터시험에 합격하면 안경사 장인, 곧 아우겐옵티커마이스터(Augenoptiker Meister)가 되어 안경원을 경영할 수 있고 아우겐옵티커를 자기 안경원에서 직인연수를 시킬 자격이 주어진다.

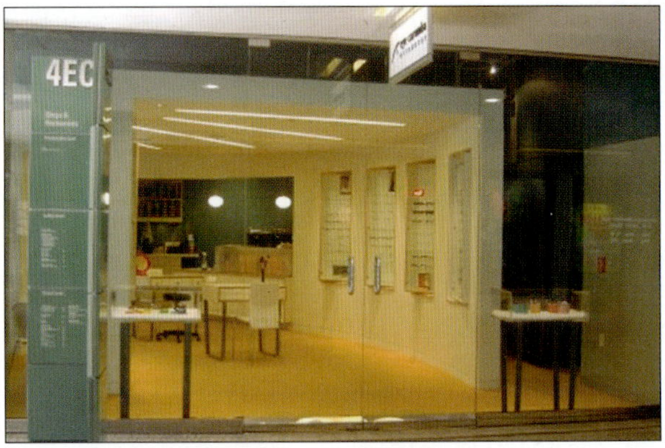


(1) 전경(미국 샌프란시스코 안경원 - Optometrist)

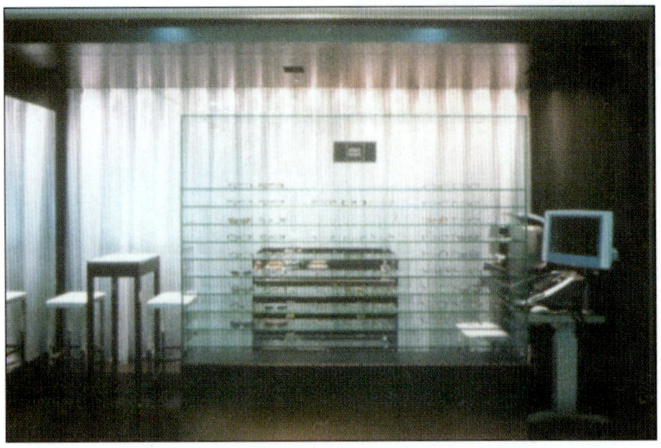

(2) 매장(일본 동경의 안경원)

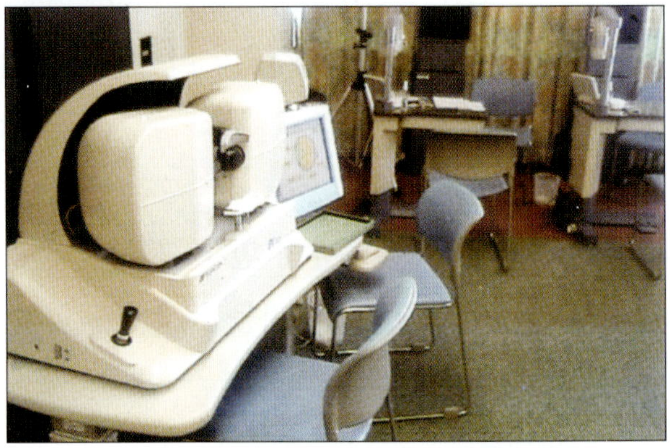

(3) 검사실(일본 구마모토의 안경원)

**| 그림 1-3 |** 세계의 안경원 모습

대표적으로 북미형과 독일형이 있다고 했지만 2015년 현재 세계 각국의 교육을 구체적으로 살피면 여러나라의 안경사 제도는 각 나라의 환경에 따라 많이 다르다.

가장 높은 레벨의 교육을 하는 미국은 고교 졸업 후 19개 대학에 개설된 안경광학 관련 학과(School of Optometry)에서 8년의 전문교육을 받고 옵토메트리스트가 된다. 유자격자인 O.D.는 약 3만 5천이다. 이들은 안경체인점, 병원 등에 취업하거나 안경원을 자영하거나 하고 있다. 이들의 업무범위는 안경처방검사, 조제 및 판매 그리고 스크리닝(안압, 시야 측정 일부 진단약 및 치료약 투여)이다. 오크라호마 주에서는 라식수술도 할 수 있다.

캐나다에는 6년제 2개 대학에 설치되어 있다.

유럽은 전에는 각 나라마다 다른 교육과 제도가 있었으나 EU, 즉 유럽연합이 된 후 유럽통일자격증(Europian Diploma)으로 어느 나라에서도 안경원을 개원할 수 있다.

기본적으로 4년제 교육기관이 있다. 자격을 취득할 수 있는 대학은 독일 3개 학교, 프랑스 4개 학교, 이탈리아 6개 학교이다.

영국은 7개 학교가 있고 개원을 하려면 전국적 조직인 G.O.C.(General Optical Counsel)에 등록하여야 한다. 자격은 2원화로 조제만 가능한 Dispensing Optician, 즉 조제사와 안경처방검사와 조제가 가능한 Ophthalmic Optician, 즉 안경사가 있다.

영국의 경우는 안과의가 부족한 관계로 안경처방검사 이상의 의료행위를 할 수도 있는데 이 경우는 별도의 필요한 설비와 신고를 해야 한다. 2015년 현재 영국의 조제사 및 안경사의 수는 약 23,500명 이다.

독일은 아우겐옵티커(Augentiker)가 되는 3개 교육코스가 있고 C.O.C(Chamber of Craft)에 개인적으로 등록 각 지역의 정해진 기관에서 심사를 받고 설비 등 인가를 받아 안경원을 개원할 수 있다.

우리나라 보다 늦게 제도가 성립된 중국은 안과 의사들이 적극적으로 제도 설립을 주도한 까닭에 순조롭게 안경사 제도가 정착되었다. 교육년한에 따라 자격을 1급에서 5급까지 차등을 두고 있다. 1급(5년)과 3급(3년)은 안경처방검사와 조제가공이, 4급과 5급(2년)은 조제 및 가공만 할 수 있도록 하고 1급 자격의 안경사(이들의 명칭을 視光士라 함)는 병원근무가 가능하고, 하급 안경사의 교육 지도를 할 수 있다.

우리나라 안경교육의 효시는 먼저 교육제도 확립 후에 국가공인자격제도를 관철하자는 의도로 1978년 실시된 대한안경인협회 주관의 통신교육이다.

1982년 위 협회는 서울특별시 교육위원회 인가의 부설 **한국안경고등기술학교**를 세운다. 이어서 1984년 교육부가 전문대학 내에 최초로 **안경사(眼鏡士)**를 양성할 **안경광학과(眼鏡光學科)**가 설립된다. 그 후 각 대학의 개설 내력은 표 1-4와 같다(2016년).

한편, 국가공인자격제도의 법제회 추진은 88년 9월에 기존의 **의료기사법**을 **준용**하는 속칭 **안경사법**이 보건복지부가 제안한 행성입법 형태로 국회를 통과한다. 이 법에 따라 1989년에 제 1회 안경사 국가시험을 시행하기에 이른다.

'의료기사등에 관한 법률 시행령' 제2조 [의료기사, 의무기록사 및 안경사의 업무범위] 의 ①항 8호에 우리나라 **안경사 업무내용**을 다음과 같이 정해놓고 있다.

**[표 1-4]** 2014년도 안경광학과를 설치한 국내대학 현황

| 국내안경광학과 | | | | | | |
|---|---|---|---|---|---|---|
| | 학교(입학정원) | 개설년도 | 주소 | 전화번호 | 안경광학과 홈페이지 주소 | 학교 홈페이지 주소 |
| 2년제 | 강릉영동대학교(40명) | 1994년 | 강원 강릉시 | 033-610-0312 | http://www.hyc.ac.kr/gl | http://www.gyc.ac.kr/ |
| | 동아인재대학교(40명) | 2001년 | 전남 영암군 | 061-470-1717 | http://www.dongac.ac.kr | http://www.dongac.ac.kr |
| | 백석문화대학교 | 2005년 | 충남 천안시 | 041-550-0732 | http://www.bscu.ac.kr/bakbu | http://www.bscu.ac.kr/ |
| | 부산여자대학교(80명) | 1999년 | 부산광역시 | 051-850-3241 | http://optics.pwc.ac.kr | http://www.pwc.ac.kr/sch |
| | 전북과학대학교(90명) | 1995년 | 전북 정읍시 | 063-530-9250 | http://www.jbsc.ac.kr | http://www.jbsc.ac.kr |
| 3년제 | 경북과학대학교(40명) | 2003년 | 경북 칠곡군 | 054-979-9474 | http://optic.kbcs.ac.kr | http://www.kbcs.ac.kr |
| | 광양보건대학교(40명) | 2001년 | 전남 광양시 | 061-760-1467 | http://www.kwangyang.ac.kr/major/ophtha | http://www.kwangyang.ac.kr |
| | 광주보건대학교(64명) | 1987년 | 광주광역시 | 062-958-7792 | http://www.ghc.ac.kr/subject/glass | http://www.ghc.ac.kr |
| | 강동대학교(64명) | 1994년 | 경기도 이천 | 043-879-3386 | http://home.gangdong.ac.kr/opto/ | http://www.gangdong.ac.kr/ |
| | 김해대학교(30명) | 2007년 | 경남 김해시 | 055-320-1615 | http://cafe.daum.net/eyeglass | http://www.gimhae.ac.kr |
| | 대경대학교(30명) | 2007년 | 경북 경산시 | 053-850-1454 | http://eye.tk.ac.kr | http://www.tk.ac.kr |
| | 대구공업대학교(42명) | 2010년 | 경북 대구시 | 053-560-8350 | http://glasses.funttc.com | http://www.ttc.ac.kr |
| | 대구과학대학교(30명) | 2006년 | 대구광역시 | 053-320-1600 | http://optics.tsc.ac.kr | http://www.tsc.ac.kr |
| | 대구보건대학교(128명) | 1984년 | 대구광역시 | 053-320-1381 | http://www.dhcoptics.com | http://www.dhc.ac.kr |
| | 대전보건대학교(64명) | 1985년 | 대전광역시 | 042-670-9230 | http://ocu.hit.ac.kr | http://www.hit.ac.kr |
| | 동강대학교(80명) | 1989년 | 광주광역시 | 062-520-2365 | http://opt.dkc.ac.kr | http://www.dkc.ac.kr |
| | 동남보건대학교(120명) | 1987년 | 경기 수원시 | 031-2496-519 | http://www.dongnam.ac.kr | http://www.dongnam.ac.kr |
| | 동아인재대학교 | 2001년 | 전남 영암군 | 061-470-1717 | http://www.dongac.ac.kr/ml | http://www.dongac.ac.kr/ml |
| | 동원과학대학교 | 2011년 | 경남 양산시 | 055-370-8257 | http://glass.dist.ac.kr | http://www.dist.ac.kr |
| | 마산대학교(64명) | 1990년 | 경남 마산시 | 055-230-1291 | http://sos.bluecampus.net | http://www.masan.ac.kr |
| | 부산과학기술대학교(40명) | 2002년 | 부산광역시 | 051-330-7270 | http://211.220.194.85/department/optics | http://www.bit.ac.kr |
| | 선린대학교(37명) | 2010년 | 경북 포항시 | 054-260-5521 | http://optics.sunlin.ac.kr | http://www.sunlin.ac.kr |
| | 성덕대학교(40명) | 2003년 | 경북 영천시 | 054-330-8775 | http://eye.sdc.ac.kr | http://www.sd-c.ac.kr |
| | 성화대학교(50명) | 2003년 | 전남 강진군 | 061-430-5221 | http://www.sunghwa.ac.kr | http://www.sunghwa.ac.kr |
| | 세한대학교(40명) | 1999년 | 전남 영암군 | 061-469-1316 | http://vision.daebul.ac.kr | http://www.daebul.ac.kr |
| | 수성대학교(64명) | 1991년 | 대구광역시 | 053-749-7265 | http://optics.tpic.ac.kr | http://www.tpic.ac.kr |
| | 순천청암대학교(64명) | 1999년 | 전남 순천시 | 061-740-7449 | http://www.scjc.ac.kr/ophthalmic | http://www.scjc.ac.kr |
| | 신성대학교(33명) | 2010년 | 충남 해미 | 043-350-1470 | http://sb.shinsung.ac.kr/eye/index.htm | http://www.shinsung.ac.kr |
| | 신한대학교(64명) | 1989년 | 경기 의정부시 | 031-870-3520 | http://ankwang.shc.ac.kr | http://www.shc.ac.kr |
| | 양산대학교(42명) | 2010년 | 경남 양산시 | 055-370-8257 | http://www.yangsan.ac.kr/ins/dept/glass | http://www.yangsan.ac.kr |
| | 여주대학교(32명) | 1999년 | 경기 여주군 | 031-880-5439 | http://www.yeojoo.ac.kr | http://www.yeojoo.ac.kr |
| | 원광보건대학교(64명) | 1989년 | 전북 익산시 | 063-840-1340 | http://optics.wkhc.ac.kr | http://www.wkhc.ac.kr |
| | 전남과학대학교(30명) | 2010년 | 전남 곡성 | 061-360-5231 | http://www.chunnam-c.ac.kr/optics | http://www.chunnam-c.ac.kr |
| | 제주관광대학교(80명) | 2001년 | 제주 북제주군 | 064-740-8715 | http://optics.ctc.ac.kr/ | http://www.ctc.ac.kr |
| | 춘해보건대학교(30명) | 2005년 | 울산 울주군 | 052-270-0330 | http://choonhae.ac.kr/op | http://www.ch.ac.kr |
| 4년제 | 가야대학교(30명) | 2006년 | 경남 김해시 | 055-330-1037 | http://optics.kaya.ac.kr | http://www.kaya.ac.kr |
| | 강원대학교(34명) | 2010년 | 강원 삼척시 | 033-540-3410 | http://college.kangwon.ac.kr/optometry | http://samcheok.kangwon.ac.kr |
| | 건동대학교(40명) | 2005년 | 경북 안동시 | 054-820-8152 | http://www.kundong.ac.kr/~ophthalmic | http://www.kundong.ac.kr |
| | 건양대학교(40명) | 2003년 | 대전광역시 | 042-600-6330 | http://opt.konyang.ac.kr | http://www.konyang.ac.kr |
| | 경동대학교(30명) | 2006년 | 강원 속초시 | 033-639-0230 | http://vo.k1.ac.kr | http://www.k1.ac.kr |
| | 경운대학교(80명) | 2000년 | 경북 구미시 | 054-479-1330 | http://optics.ikw.ac.kr | http://www.ikw.ac.kr |
| | 극동대학교(36명) | 2005년 | 충북 음성군 | 043-879-3725 | http://club.cyworld.com/KDoptics | http://www.kdu.ac.kr |
| | 김천대학교(100명) | 1989년 | 경북 김천시 | 054-420-4086 | http://gimcheonoptic.cafe24.com | http://www.gimcheon.ac.kr |
| | 대구가톨릭대학교(33명) | 2010년 | 경북 경산시 | 053-850-3184 | http://dept.cu.ac.kr/~dksrud/dksrud | http://www.cu.ac.kr |
| | 동신대학교(30명) | 2007년 | 전남 나주시 | 061-330-3333 | http://opt.dsu.ac.kr | http://www.dongshinu.ac.kr |
| | 명신대학교(31명) | 2007년 | 전남 순천시 | 061-742-3943 | http://glass.myungshin.ac.kr | http://www.myungshin.ac.kr |
| | 백석대학교(30명) | 2005년 | 충남 천안시 | 041-620-9827 | http://community.bu.ac.kr/opt | http://www.bu.ac.kr |
| | 서울과학기술대학교(60명) | 1996년 | 서울특별시 | 02-970-6225 | http://plaza.seoultech.ac.kr/~optics | http://www.seoultech.ac.kr/ |
| | 을지대학교(70명) | 1989년 | 경기 성남시 | 031-740-7242 | http://www.sh.ac.kr/dept | http://www.eu.ac.kr |
| | 초당대학교(80명) | 1999년 | 전남 무안군 | 061-450-1231 | http://optic.chodang.ac.kr | http://www.chodang.ac.kr |

가. 안경(시력 보정용에 한정한다. 이하 같다.)의 조제(調製) 및 판매와 콘택트렌즈(시력 보정용이 아닌 경우를 포함한다. 이하 같다.)의 판매에 관한 다음의 구분에 따른 업무
  1) 안경의 조제 및 판매. 다만, 6세 이하의 아동을 위한 안경은 의사의 처방에 따라 조제 · 판매해야 한다.)
  2) 콘택트렌즈의 판매. 다만, 6세 이하의 아동을 위한 콘택트렌즈는 의사의 처방에 따라 판매해야 한다.
  3) 안경 · 콘택트렌즈의 도수를 조정하기 위한 목적으로 수행하는 자각적(주관적) 굴절검사로서 약제를 사용하지 않는 검사
  4) 안경 · 콘택트렌즈의 도수를 조정하기 위한 목적으로 수행하는 타각적(객관적) 굴절검사로서 약제를 사용하지 않는 검사 중 자동굴절검사기기를 이용한 검사

나. 그 밖에 안경의 조제 및 판매와 콘택트렌즈의 판매에 관한 업무

또 안경사(眼鏡士) 국가 자격을 취득하기 위한 내용은 '의료기사 등에 관한 법률 제4조[면허] ①항에 다음과 같이 명시되어 있다.

「의료기사 등이 되고자 하는 자는 다음 각호의 1에 해당하는 자로서 의료기사 등의 국가시험(이하 "국가시험"이라 한다)에 합격한 후 보건복지부장관의 면허를 받아야 한다.

1. 취득하고자 하는 면허에 상응하는 보건의료에 관한 학문을 전공하는 대학·산업대학 또는 전문대학을 졸업한 자
2. 삭제〈99.2.8〉
3. 삭제〈99.2.8〉
4. 보건복지부장관이 인정하는 외국에서의 제 1호에 해당하는 학교와 동등 이상의 교육과정을 이수하고 외국의 해당 의료기사 등의 면허를 받은 자」

## 03 안경과 콘택트렌즈가 고객에게 전해지기까지

안경원(眼鏡院)을 개설한 안경사는 테와 안경렌즈를 제조업자, 수입업자, 도산매업자로부터 공급받는다. 안경렌즈의 구입은 비교적 수요가 많은 범위에 속하는 것을 우선 구비해두는 '스톡크(Stock)형'의 대량 구입과 특수한 처방렌즈는 안경처방이 결정된 후에 메이커에 주문하는 '특별주문형' 구입으로 나뉜다.

일선 안경원에서 손님을 접하는 안경사는 다음과 같은 사항에 유의한다.

(1) 고운 말씨와 예절바른 태도로 손님에게 안심감을 줄 것.
(2) 고객관리 카드를 구비하여 고객의 주소, 성명, 연령, 안경력 등을 반드시 기재해 두고 이를 기초데이터로 컴퓨터에 입력하여 경영, 관리 그리고 애프터 케어(After Care)시스템을 구축할 것.
(3) 왜 안경을 쓰려하는지, 불편한 사항을 확실히 파악하여 사용목적에 맞는 처치를 할 것.
(4) 되도록 전문적인 용어를 사용하지 말 것.

검사실에서는 눈의 **굴절기능(Refraction, 屈折機能)**, **조절기능(Accommodation, 調節機能)** 이 두 기능을 기본으로 한 최종적 **양안시기능(Binocula Vision, 兩眼視機能)**을 주된 검사로 하여 시각, 지각 등의 시기능 상태를 충분한 시간을 두고 검사한다.

No. 오신날 년 월 일 신규·재래·소개( )

| 주 소 | | | | | 전 화 | | | |
|---|---|---|---|---|---|---|---|---|
| | | | | | 이 메 일 주 소 | | | |
| 이 름 | | | | | 생 년 월 일 | 년 월 일( 세) | | |
| 사 용 목 적 | 일상용, 독서용, 원근양용, 레저, 치료, 면허, 기타 ( ) | | | | | | | |
| 현안경 또는 C.L | | | S | C | Ax | P | P.D. | Vsc |
| | 원용 | O.D | D | D | ° | △, | *mm* | |
| | | O.S | D | D | ° | △, | *mm* | |
| | 근용 | O.D | D | D | ° | △, | *mm* | |
| | | O.S | D | D | ° | △, | *mm* | |
| 테 | (No. ) \ | | | | | | | |
| 렌즈 | ( ) \ | | | | | | | |
| 합계액 | \ | | | | | | | |
| 판매가 | ( ) \ | | | | | | | |
| 완성 예정일 | 년 월 일 | | | | | | | |
| 찾으실 날 | 년 월 일 | | | | | | | |
| 지불방법 | | | | | | | | |
| 비고 | | | | | | | | |

[그림 1-4] 고객카드의 한 형식

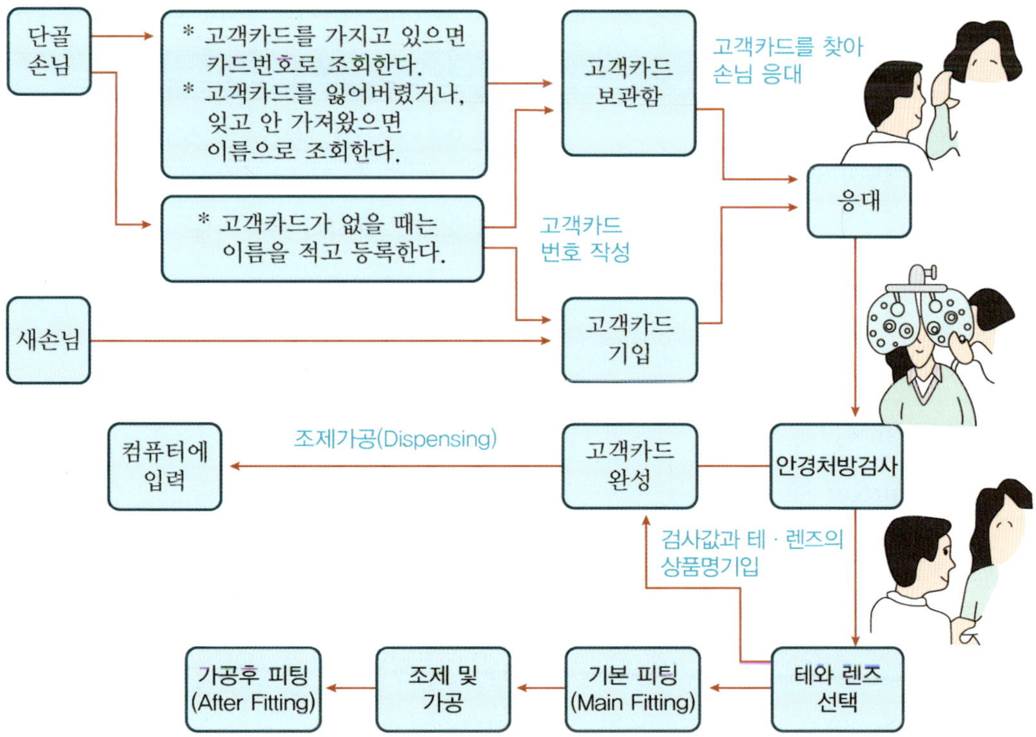


[그림 1-5] 컴퓨터 자료정리를 위한 안경원의 업무 순서도

특히, 검사 도중 질환의 의심이 있을 경우는 안과의사에게 가도록 해야 한다. 안경사가 시각질환의 기초지식을 배우는 것은 시력저하가 안과적 처지를 요하는 안질환에 의한 것인지, 광학적 처지를 필요로 하는 굴절이상 및 관련 시기능이상에 의한 것인지의 판별능력을 갖도록 하자는 것이다.

안경사 또는 안경사가 되려는 이들이 알아야 할 기술은 **눈을 광학적으로 재는 – 안경광학(Optometry)**과 잰 결과에서 얻은 저방에 따라 **안경을 만드는 – 조제 및 가공(Dispensing)**이다. 기기는 안경광학 검사에 관련된 기기와 조제 및 가공에 관련된 기기로 대별할 수 있는데 검사에 관련된 안광학기기 가운데 가장 핵심적인 것은 **포롭터(Phoropter)**라는 이름으로 더 알려진 **탈레트(Talet)식 자각 종합검사기**이고, 조제 및 가공에 관련된 가장 핵심적 기기는 **렌즈미터(Lens Meter)**라는 이름으로 더 잘 알려진 상측정점굴절력계(傷側頂点屈折力計)와 렌즈에져(Lens Edger)로 알려진 옥습기(玉摺機) 그리고 설계차트(Box-O-Graph)이다. 그 밖의 여러 기기의 내용은 표 1-5와 표 1-6에 실었다.

[표 1-5] 검사실 기기

| 번호 | 기기명(한글 및 영문) | 규격 |
|---|---|---|
| 1 | 세극등생체현미경<br>(Slit Lamp Biomicroscope) | 배율: 6×, 10×, 16×, 40× |
| 2 | 각막곡률계<br>(Keratometer, Ophathalmometer) | 각막지형지도 해석시스템 가능 |
| 3 | 콘택트렌즈 곡률반경 측정기<br>(Radiuscope) | 양안현미경식<br>소프트렌즈 측정장치 부착 |
| 4 | 확대경(Magnifier) | 배율 10× |
| 5 | 버튼 램프(Burton Lamp) | |
| 6 | (콘택트렌즈시험세트)<br>하드 콘택트렌즈 시험세트 | 곡률: 7.00 - 8.00(0.25D Steps)<br>굴절력: 0.50D, 3.00D, 6.00D<br>크기: 3가지 |
| 7 | 열탕기<br>콘택트렌즈 관리용품<br>견본세트 | 각종 크리너, 식염수, 보관액, 습윤액, 다목적용액, 세척 및 보관 용기 |
| 8 | 동공거리계(P. D. Meter) | 각막반사식(단안 측정 기능) |
| 9 | 검영기(Retinoscope) | 띠(선)조명형(Streak Illumination) |
| 10 | 판부렌즈(Screening Lens Bar)<br>검영렌즈세트 | 0.25D Step |
| 11 | 검영법 훈련용 안모형통 | 굴정이상도 변경 가능<br>시험렌즈 부착 기능 |
| 12 | 자동 안굴절계(Auto refractometer) | |
| 13 | 표준시시력표(5m 용 또는 3m 용) | |
| 14 | 근거리시시력표 | |
| 15 | 시험테(Trial Frame) | 동공간거리, 경사각, 다리 길이 조정 가능하고 가벼울 것 |
| 16 | 시험렌즈세트(Trial Lens Set) | ± 0.25D Step, C - 6.00D 범위 |
| 17 | 투영식시력표<br>(Chart Projector) | 시표 30가지 이상<br>무작위 시표 투사 가능 |
| 18 | 자각식종합검사기(Phoropter) | Talet's Type |
| 19 | 유니트(Unit)와 의자 | 의자 높낮이 조정가능 |

| 번호 | 기기명(한글 및 영문) | 규격 |
|---|---|---|
| 20 | 크로스실린더렌즈<br>(Cross Cylinder Lens) | ± 0.25D<br>± 0.50D<br>± 0.75D<br>± 1.00D |
| 21 | 이중초점 시험렌즈세트<br>(Bifocal Trial Lens Set) | 가입도 : 0.25D Step<br>3.50D까지 |
| 22 | 누진다초점 시험렌즈세트<br>(Progressive Trial Lens Set) | 가입도 : 0.25D Step<br>3.50D까지 |
| 23 | 입체시검사시표 | Lang Chart<br>Titmus Chart<br>Random Dot E Chart<br>TNO Chart |
| 24 | 양안시검사용 시표 | Mallet Fixation Disparity Test unit(원거리용)<br>Mallet Fixation Disparity Test Unit(근거리용)<br>Vectographic Project - O - Chart<br>Near - Point Vectogrphic Card<br>Borish Near - Point Card<br>Disparimeter |
| 25 | 사위검사용 시표 | Thorington Chart, 편광시표 |
| 26 | (색각이상검사표)<br>가성동색표 | 이시하라(石原)식 |
| 27 | Nagel Anomaloscope | |
| 28 | Tangent Screen | |
| 29 | 시야계(Perimeter) | |
| 30 | 산상섬사기 | |
| 31 | 바골리니(Bagolini)렌즈 | |
| 32 | 계단형 적색필터 바(Bar) | |
| 33 | 시험용 프리즘 바(Bar) | |
| 34 | 대약시경(Major Amblyoscope) | |
| 35 | 검안경<br>(Ophthalmoscope) | 직상 검안경<br>도상 검안경 |
| 36 | 안압계(Tonometer) | 비접촉형, 디지털식 |

(고딕 글씨로 된 것은 필수 주요기기)

[표 1-6] 조제가공실 기기

| 번호 | 기기명(한글 및 영문) | 규격 |
|---|---|---|
| 1 | 캘리퍼(Caliper) | 오차 1/10 mm 이내 |
| 2 | **렌즈미터(Lens meter)** | **망원경식(프리즘컴펜세이터 포함), 투영식** |
| 3 | **설계차트(Box-O-Graph)** | |
| 4 | 커브측정계(Lens Measure) | 다이얼식 |
| 5 | 두께측정계(Thickness Gauge) | 다이얼식 |
| 6 | 빛투과율측정기 | 가시부, 적외선부, 자외선부 측정가능 |
| 7 | **수동옥습기(Manual Edger)** | **다이아몬드휠(ADC렌즈, P.C.렌즈., 유리렌즈용 구비)** |
| 8 | **자동옥습기(Auto Edger)** | **다이아몬드휠(ADC렌즈, P.C.렌즈., 유리렌즈용 구비)** |
| 9 | **자동형판제작기(Pattern Maker)** | 전기작동식 |
| 10 | **중심축출기(Lay-Outer)** | 전기조명식 |
| 11 | 가열기(Frame Heater) | 열풍식 또는 모래알식 |
| 12 | 초음파세척기(Ultrasonic Cleaner) | 초음파진동 |
| 13 | **피팅용 플라이어 세트(Plier Set)** | 16가지 이상 |
| 14 | 염색기 | 6가지 염료 동시 가열 가능<br>염색 시간 및 온도 조절 가능 |
| 15 | **역산각 기기<br>(렌즈가장자리 홈파는 기기)(Groover)** | 전기식 |
| 16 | 광택기(Buffer) | 전기식 |
| 17 | 벤취드릴(Bench Drill) | 전기식 |
| 18 | 용접기(Welder) | 저항가열식 |
| 19 | 왜곡검사기(Strain Tester) | 편광식 |

(고딕 글씨로 된 것은 필수 주요기기)

## 04 좋은 안경은 안경사(Optometrist)의 손을 거쳐야 한다.

안경사는 사용목적, 검사결과 등을 참작해서 안경테와 안경렌즈 그리고 콘택트렌즈를 선택하는데 적극적으로 조언을 한다. 그리하여

(1) 편하고 만족스런 시력을 얻을 수 있고

(2) 피팅(Fitting)이 잘 되어 편하고

(3) 어울리는 즉, 미용적으로 흡족한

안경이 되도록 한다. 안경테(Frame)와 안경렌즈(Lens)가 적절하게 선정되면 여기에 검사테이터에 맞도록 **설계(Lay out)**를 하여 렌즈를 가공하게 된다. 자동옥습기(Autoedger, 自動玉褶機)를 비롯하여 여러 관련기기가 점차 자동화 되고 있다. 그러나 그 기본적인 기능은 **손작업(Hand Work)**에 근간을 두고 있으므로 수동형식에 익숙하여야 한다. 또, 각종 기기의 간단한 수리 및 관리에 대한 지식도 갖도록 노력한다.

안경사만이 하여야 되고, 할 수 있는 내용이 **조제 가공(Optometric Dispensing)**이다. 특히, 설계된 대로 렌즈가 안경테에 끼워지도록 조제 및 가공 피디, 즉 조가 P.D.와 렌즈의 광학중심점 높이, 즉 **조가 $Oh_{F(N)}$**의 오차가 없도록 하여야 한다. 이를 위해서 손기능을 숙련시켜야 하는 것이다. 전문직의 긍지와 안경사 윤리가 이 조가 P.D.와 조가 $Oh_{F(N)}$을 지키는데 있음을 명심할 일이다. 만약에 실수로 완성된 조가 P.D. 및 조가 $Oh_{F(N)}$가 **안경처방(Optometric Prescription)**의 지시보다 많은 오차가 나왔을 때는 지체없이 새로운 안경렌즈와 안경테로 다시 조제 가공하여야 한다. 이 직업윤리를 철저하게 지키고 있는 이들이 독일의 아우겐옵티커(Augenoptiker)들이다. 이들에게는 이른바 RAL(RG)-915로 지칭되는 기본교범에 조제 가공에 관한 세제 규약이 있다. 여기에는 독일의 안경사가 안경을 조제 및 가공하는데 필요로 하는 모든 손작업에 관계되는 내용을 구체적으로 분류하고, 완성된 결과의 오차 범위를 규정하고 있다. RAL은 Reichsausschuss für Lieterbedingungen und Gutesicherung의 약자로 '인경의 공급 조건 및 품질 확보를 위한 위원회' 정도로 번역할 수 있고, RAL915는 '안경의 품질규정-(소비자) 개개인에 따라 따로 조정되고, 주로 손작업으로 만들어진 교정안경'으로 옮길 수 있다. 우리도 이와 같은 직업 윤리규정집을 스스로 만들고 그것을 지킬 수 있는 수준까지 가도록 하여야 한다.

안경은 쓰는 사람의 귀와 코 부분 위치에 안경의 무게가 균형 있게 가해져 압박감이 없게, 콘택트렌즈는 각막전면과 잘 맞게 피팅(Fitting)하여야만 한다.

피팅기술은 모든 사람의 머리와 코의 모양이 각양각색이므로 객관적인 기술개요의 정립이 어려워 오랫동안 반복시행을 하여야만 손에 익게 된다. 이 분야야말로 안경의 광학적인 기능을 살리는 단계이므로 가장 신경을 써야 할 과정이다.

안경전문직에 종사하는 안경사는 크게는 인류의 시력건강의 보호관리자로서 그에 상응하는 학문과 기술을 끊임없이 연마하여야 하고, 작게는 쾌적한 안경을 소비자에게 제공하는 것이 안경사가 해야 할 바이다. 따라서 안경사는 그 사명을 인류의 **시각보호관리(Vision care)**에 둔다. 이를 이행하기 위해서는

(1) 안경과 콘택트렌즈를 필요로 하는 사람에게는 상당한 불편이 있다는 인식을 가지고 상업적이기보다는 전문직의 직업윤리를 우선시킬 것.
(2) 안경을 쓰는 사람 입장에서 손님을 모실 것.
(3) 안경을 쓰는 사람의 필요성(Needs), 경제적 형편을 충분히 고려할 것.
(4) 정확하고 세밀한 검사와 조제 및 가공에 임하도록 할 것.
(5) 안과의사와 협동심을 발휘할 것.

등이다.

## 05 안경사가 알아야 할 중심과목–안경광학(Optometry)

안경광학(Optometry)은 안경 및 콘택트렌즈의 처방서에 나타내는 **교정구면렌즈 굴절력인 S값(Spherical Diopter. S)**, **교정실린더렌즈의 굴절력인 C값(Cylinder Diopter. C)**, **기준경선의 방향(Axis)**, **가입도(Add)**, **처방 프리즘의 기저방향과 프리즘 굴절력(Base & Prism)**을 검사하여 알아내고, 이를 처방에 반영하고 좋은 안경의 조제가공 및 콘택트렌즈 처치를 위해 배워야 할 필수적 학문이다. 안경광학(Optometry)은 표 1-7에 나타낸 기존의 여러 학문을 바탕으로 하여 짜여진 응용기술학문이다.

이 가운데 제일 중요한 과목은 앞에서 언급한 **안경광학**, 즉 **옵토메트리(Optometry)**이다.

[표 1-7] 안경광학에 필요한 학문

| 안경광학 (Optometry) | 과목 | 학문 |
|---|---|---|
| | 기초과목 (수학, 생물, 물리, 화학) | 기하광학(Geometric Optics, 幾何光學)<br>물리광학(Physical Optics, 物理光學)<br>시기해부학(Ocular Anatomy, 視器解剖學)<br>시기생리학(Ocular Physiology, 視器生理學)<br>수학, 생물학, 물리학, 화학(Basic Sciences) |
| | 필수과목 | 안경광학(Optometry, 眼鏡光學)<br>안광학기기(Optometric Instrumentation, 眼光學機器)<br>조제 및 가공(Dispensing, 調製加工)<br>안경재료학(Commercial Products, 眼鏡材料學)<br>콘택트렌즈학(Contact Lens) |
| | 인접과목 | 경영학(經營學)<br>고객심리학(顧客心理學)<br>전산학(電算學) |

안경사가 알아야 할 핵심적 지식과 기술은 광학적으로 눈을 올바로 재는 검사과목인 안경광학(Optometry)과 검사결과에 따른 처방대로 안경을 설계, 가공하여 안경을 만드는 조제 및 가공(Optometric Dispensing, 調製加工)이라고 했다. 검사과목의 원어인 Optometry는 동양의 한자 문화권에서 검안학(檢眼學), 안경광학(眼鏡光學), 안광학(眼光學), 시광학(視光學) 등으로 그 번역이 여럿으로 매우 혼동스럽다. 그도 그럴 것이 이 영문조어인 Optometry를 만든 미국에서 조차 그 정의가 애매하다. 그것은 아무래도 광학과 안과학을 절충시킨 경계학문이어서 그렇지 않은가 싶다. 이 용어를 만들 때 고심한 흔적을 보면 Optometry의 접두어 Opto는 Optics의 '빛'을 뜻하는 것이고 me는 measure로 '잰다' 또는 '측정한다'는 것, try는 '기술학'을 뜻하는 접미어로 이를 풀어 해석하면 '눈의 여러 광학적 수치를 빛의 성질을 이용하여 계측하는 기술 학문' 쯤으로 될 것이어서 안경광학(眼鏡光學)이 가장 적절한 번역이 될 것 같다.

이들 교과목을 얼마나 배워야 할까? 참고로 2016년 현재 국내의 전문대학의 안경광학과에 설정된 3년제 교과과정과 '국제 옵토메트리 평의회(W.C.O., World Counsil of Optometry)'의 권장 교과과정에 따른 미국의 8년제 대학과 독일 전문대학교의 교과과정표를 표 1-8, 9, 10에 실었다.

[표 1-8] 국내 모대학 3년제 안경광학과 교과과정

| 학년 | 학기 | 이수구분 | 과목명 | 학점 | 시수 합계 | 시수 이론 | 시수 실습 | 과목설명 | 비고 |
|---|---|---|---|---|---|---|---|---|---|
| 1학년 | 1학기 | 교필 | 인성계발 | 2 | 2 | 2 | | 교양-1 | |
| | | 전선 | 안경학개론 | 3 | 3 | 3 | | 안경학, 안광학 개요 | |
| | | | 물리광학 | 2 | 2 | 2 | | 빛의 속도, 간섭, 회절, 편광 | |
| | | | 안경조제가공학 I | 2 | 2 | 2 | | 안경 조제가공 기초 | |
| | | | 안광학기기 | 2 | 2 | 2 | | 안광학기기의 원리와 실체 | |
| | | | 안기능검사 및 실습 I | 2 | 2 | 1 | 1 | 기초 안기능 검사 실습 | |
| | | | 시기해부생리학 I | 3 | 3 | 3 | | 눈의 구조와 기능 | |
| | | | 의학용어 | 2 | 2 | 2 | | 안경광학 전문용어 | |
| | | | 안경수학 | 2 | 2 | 2 | | | |
| | | | 영어 I | 2 | 2 | 2 | | 토익 300점 | |
| | | 소 계 | | 22 | 22 | 21 | 1 | | |
| | 2학기 | 교선 | 직업윤리 | 2 | 2 | 2 | | 교양-2 | |
| | | 전선 | 안경광학 I | 3 | 3 | 3 | | 안광학계, 원시&근시 광학교정 | |
| | | | 기하광학 I | 3 | 3 | 3 | | 빛의 전파, 반사, 굴절 | |
| | | | 시기해부생리학 II | 3 | 3 | 3 | | | |
| | | | 안경조제가공학 II | 2 | 2 | 2 | | | |
| | | | 안경조제가공 및 실습 I | 2 | 3 | 1 | 2 | 렌즈미터, 안경조제가공 실습 | |
| | | | 안기능검사 및 실습 II | 2 | 2 | 1 | 1 | 특수 안기능 검사 실습 | |
| | | | 안광학기기 실습 | 2 | 3 | 1 | 2 | | |
| | | | 임상굴절검사 I | 2 | 2 | 1 | 1 | 기초굴절검사 | |
| | | | 영어 II | 2 | 2 | 2 | | 토익 400점 | |
| | | 소 계 | | 23 | 25 | 19 | 6 | | |
| 2학년 | 1학기 | 전선 | 안경광학 II | 3 | 3 | 3 | | 난시광학교정, 굴절력 매트릭스 | |
| | | | 기하광학 II | 3 | 3 | 3 | | 조리개 작용, 색수차, 단생광 수차 | |
| | | | 안경조제가공학 III | 2 | 2 | 2 | | | |
| | | | 안경조제가공 및 실습 II | 2 | 3 | 1 | 2 | | |
| | | | 안경재료학 I | 2 | 2 | 2 | | 안경테와 렌즈의 분류 | |
| | | | 임상굴절검사 II | 2 | 2 | 1 | 1 | 특수굴절검사 | |
| | | | 콘택트렌즈광학 및 실습 I | 3 | 3 | 1 | 2 | 기초 콘택트렌즈 실습 | |
| | | | 자각적 굴절검사 및 실습 | 3 | 3 | 1 | 2 | | |
| | | 소 계 | | 20 | 21 | 14 | 7 | | |
| | 2학기 | 교선 | 영어 III | 2 | 2 | 2 | | 교양-3(토익 500점) | |
| | | 전필 | 임상실습 I | 2 | 4주 | | 4주 | 여름학기 중 교외 현장실습 | |
| | | 전선 | 안경광학 III | 3 | 3 | 3 | | 근용렌즈와 조절력, 프리즘렌즈 | |
| | | | 안과학 | 3 | 3 | 3 | | | |
| | | | 안경재료학 II | 2 | 2 | 2 | | | |
| | | | 안경조제가공 및 조정학 I | 3 | 3 | 1 | 2 | 안경의 검사, 수정 및 조정 | |
| | | | 콘택트렌즈광학 및 실습 II | 3 | 3 | 1 | 2 | 소프트 및 하드콘택트렌즈 실습 | |
| | | | 타각적 굴절검사 및 실습 | 3 | 3 | 1 | 2 | | |
| | | 소 계 | | 21 | 19 | 13 | 6 | 4주 | |

| 학년 | 학기 | 이수구분 | 과 목 명 | 학점 | 시수 | | | 과목설명 | 비고 |
|---|---|---|---|---|---|---|---|---|---|
| | | | | | 합계 | 이론 | 실습 | | |
| 3학년 | 1학기 | 전필 | 임상실습II | 2 | 4주 | | 4주 | 겨울학기 중 교외 현장실습 | |
| | | 전선 | 안경광학IV | 3 | 3 | 3 | | 안경렌즈의 배율과 부등상시 | |
| | | | 안질환 I | 3 | 3 | 3 | | 눈의 시신경 질환 | |
| | | | 콘택트렌즈광학 및 실습III | 3 | 3 | 1 | 2 | 콘택트렌즈 처방, 부작용 처치 | |
| | | | 안경조제가공 및 조정학II | 3 | 3 | 1 | 2 | 특수안경조제 및 검사 | |
| | | | 양안시 검사 및 실습 I | 3 | 3 | 1 | 2 | 진단 및 일반적인 처치방법 | |
| | | | 안경원 창업론 | 2 | 2 | 2 | | | |
| | | | 보건통계학 | 2 | 2 | 2 | | | |
| | | 소 계 | | 21 | 19 | 13 | 6 | 4주 | |
| | 2학기 | 전선 | 안질환II | 3 | 3 | 3 | | 눈의 부속기관 질환 | |
| | | | 의료관계법규 | 3 | 3 | 3 | | | |
| | | | 안경디자인 이론 및 실습 | 2 | 3 | 1 | 2 | | |
| | | | 시기능이상 | 2 | 2 | 1 | 1 | 기초 시기능 검사와 교정 | |
| | | | 양안시 검사 및 실습II | 3 | 3 | 1 | 2 | 시기능 훈련방법 | |
| | | | 안경조제가공 및 조정학III | 3 | 3 | 1 | 2 | 안경주정실습 | |
| | | | 고객응대법 | 2 | 2 | 2 | | | |
| | | 소 계 | | 18 | 19 | 12 | 7 | | |
| 총 계 | | | | 125 | 125 | 92 | 33 | 8주 | |

[표 1-9] 미국 미시간 대학 교과과정

| | | |
|---|---|---|
| 예과 4년 필수이수 과목 | Biology/Zoology(생물학/동물학): Introductory with Lab(4), Advanced(animal or developmental)(3), Microbiology with Lab(4)<br>Chemistry(화학): Organic, 2 course Inorganic with Labs(8)<br>Mathematics(수학): Calculus(4)<br>Physics(물리): General(8)<br>Statistics(통계학): Statistic Techniques and/or Experimental Design(3)<br>Psychology(심리학): Introductory(3)<br>Writing Skills(문장작법): English Composition(3), Advanced writing skills(3)<br>Arts and Humanities(인문학)(6)<br>Foreign Language(외국어)(6) | |
| 전문과정 | | |
| 학년 | 교과목이름(영문) | 교과목이름(국문) |
| 1st Year Course | Anat & Phys for Optometry | 해부생리학 |
| | Anatomy & Phys for Optometry 2 | 해부생리학 2 |
| | Biochem, Proteomics and Genomics | 생화학 |
| | Microbiology & Immunology for Opt. | |
| | Introduction to Optometry 1 | 옵토메트리 개론 1 |
| | Geometric, Physical & Visual Optics | 기하광학, 물리 및 시광학 |
| | Ethics & Dr./Patient Relationship 1 | 윤리학 |
| | Vision Science 1 | 시과학 1 |
| | Geometric, Phys. & Visual Optics 1 | 기하광학, 물리 및 시광학 1 |
| | Optometric Procedures 1 | 옵토메트리 실습 1 |
| | Ocular Anatomy & Physiology 4 | 시기해부생리학 4 |

| | | |
|---|---|---|
| 2nd Year Course | Practice Management<br>Ophthalmic Dispensing Lab 1<br>Basic Science Capstone<br>Vision Science<br>Diagnosis & Treatment of Anterior Segment<br>Public Health and Optometry 3<br>Ophthalmic Optics 4<br>General and Ocular Pharmacology 5<br>Injectable Pharmaceuticals Lab 1<br>General Pathology 4생태학 4<br>Diagnosis of Accom. & Binoc. Dysfunction 4<br>Laser & Refractive Surgery 1<br>Neuroanatomy & Neurophysiology 3<br>Contact Lenses 1 4<br>Treatment of Accom/Binoc. Dysfunc 2<br>Optometric Procedures 2 3<br>Optometry Clinic 2-1 1<br>Contact Lenses 2 2<br>Clinical Problem Solving 1 1<br>Optometry Clinic 2-2 1<br>Clinical Problem Solving 2 1 | 실습<br>조제 및 가공 실습 1<br>기초과학정수<br>시과학<br>시기전반부의 진단 및 처치<br>공중보건과 옵토메트리 3<br>생리광학 4<br>약리학 5<br>주사 약물 실습 1<br><br>조절기능과 양안시기능 진단과 이상<br>굴절 수술 1<br>신경해부 생리학 3<br>콘택트렌즈 1 4<br>조절기능과 양안시기능 진단과 이상<br>옵토메트리 실습 2, 3<br>옵토메트리 임상 2-1, 1<br>콘택트렌즈 2, 2<br>임상애로 타개 1, 1<br>옵토메트리 클리닉 2-2, 1<br>임상애로 타개 2, 1 |
| 3rd Year Course | Physical Exam. & Diag. Procedures 2<br>Practice Management 2 3<br>Web Seminar 1 1<br>Pharm. Mgmt. Of Ocular Conditions 2<br>Advanced Ocular Disease & Surgical Mgt 2<br>Clinical Practice 1 13<br>Diagnosis & Treatment of Glaucoma 2<br>Clinical Neuro-optometry 2 14<br>Diagnosis & Treatment of Posterior Seg. 4<br>Environmental Vision 2<br>Develop & Behavioral Pediatric Opt 4<br>Low Vision & Geriatric Vision 3<br>Optometry Clinic 3-1 6<br>Optometry Clinic 3-2 6<br>Clinical Problem Solving | 신체검진과 진단 실습 2<br>실습성과 2, 3<br>웹세미나 1, 1<br>눈상태에 따른 약물처리 2<br>중증안질환과 수술 2<br>임상실습 1, 13<br>녹내장 진단과 처치 2<br>임상 신경 옵토메트리 2, 14<br>안 후반부의 진단과 처치 4<br>환경에 따른 시력 2<br>소아 옵토메트리<br>저시력과 노인시력 3<br>임상옵토메트리 3-1, 6<br>임상옵토메트리 3-2, 6<br>임상애로 타개 |
| 4th Year Course | Web Seminar 2 1<br>Web Seminar 3 1<br>Clinical Practice 2 13<br>Research Project 3 13<br>Clinical Practice 3 13<br>Special Studies(1-4) | 웹세미나 2, 1<br>웹세미나 3, 1<br>임상실습 2, 13<br>과제연구 2<br>임상실습 3, 13<br>특별학습(1-4) |

[표 1-10] 독일 알렌(Aalen) 전문대학과 예나(Jena) 전문대학 교과과정

| 학교 / 학기 | 알렌(Aalen) 전문대학교 | | 예나(Jena) 전문대학교 | | |
|---|---|---|---|---|---|
| 1, 2학기 | ▪수학 I, II<br>▪조제가공 I<br>▪프로젝트 사례연구<br>▪프로젝트매니지먼트<br>▪비즈니스매니지먼트<br>▪굴절검사학 | ▪물리광학<br>▪기하광학 I, II<br>▪응용 정보학<br>▪인체생물학<br>▪시기생리광학<br>▪통계학 | ▪재료학<br>▪시기생리 광학<br>▪콘택트렌즈 I<br>▪옵토메트리스트 영어<br>▪옵토메트리 I, II<br>▪병리학 | ▪수학 I, II<br>▪기하광학<br>▪생리학<br>▪생물학 | |
| 3, 4학기 | ▪자각 및 타각 굴절검사<br>▪양안시<br>▪콘택트렌즈 I, II<br>▪안경광학 및 - 기술학<br>▪정신 조명학<br>▪인사관리<br>▪저시력 보조기구<br>▪마케팅 및 제품관리 | ▪의사소통훈련<br>▪시기능학 I, II<br>▪조제가공 II, III<br>▪저시력 관리<br>▪판매 사례연구<br>▪옵토메트리<br>▪매니지먼트 | ▪물리 I<br>▪측정학개론<br>▪약리학<br>▪콘택트렌즈 II, III<br>▪옵토메트리 III, IV<br>▪시각보조기구 광학 및 기술학 | ▪물리학 II<br>▪저시력<br>▪통계학<br>▪조명학 및 광학적 보조기구 기술학 | |
| 5학기 | 5학기: 실습 학기(15주) | | 실습 1단계(8주)<br>옵토메트리증례연구 I, 경영학 I, 연구분석<br>(경영학 III, V/직업안전/품질관리개론/광기술학개론)<br>중 택 2과목 필수 | | |
| 6학기 | ▪콘택트렌즈 III<br>▪매니지먼트게임<br>▪직업교육학<br>▪경영전략<br>▪안전공학 | ▪(공업광학/언어강좌/청각과 시각/프로젝트/심화정보학/안광학시스템소프트웨어/회계학) 중 택 3과목 필수 | ▪옵토메트리 V, VI<br>▪생물의학<br>▪옵토메트리증례연구 II<br>▪경영학 II | ▪(경영학 /생물물리학/의학통계/영어/구조학 기초(CAD)/광학기기) 중 택 2과목 필수 | |
| 7학기 | Bachelor 논문 작업 | ▪(공업광학/언어강좌/청각과 시각/프로젝트/심화정보학/안광학시스템소프트웨어/회계학) 중 택 6학기 선택한 과목 외 3과목 필수 | 실습 2단계 2<br>(10주) | Bachelor 논문 작업 | 콜로키움 |

안경광학에 중점을 두어 빛에 관한 학문을 세분하면,

첫째, **생리광학(Physiological Optics, 生理光學)**이다. 빛의 여러 현상을 사람의 '눈'을 주체로 하여 시각현상을 연구하는 학문으로 안과학과 안경광학은 생리광학자들의 연구가 그 시초가 되었다.

둘째, **물리광학(Physical Optics, 物理光學)**이다. 빛을 눈의 시각과 관계없이 순수한 자연현상으로 연구하는 학문이다. 물리광학은 다시 다음 두 가지로 분류한다. 하나는 **파동광학(Wave Optics, 波動光學)**으로 빛을 파동, 즉 전자기파로 생각하여 여러 가지 현상을 설명한다. 단순히 기하광학과 비교할 때는 물리광학이라고 불리기도 한다. 그리고 또 하나는 **기하광학(Geometrical Optics, 幾何光學)**으로 이는 빛을 등방균질한 매질에서 직진하는 선으로 생각하여 물체의 결상관계와 수차 등의 문제를 취급한다.

안경광학을 이해하는데 가장 필요한 기초 학문이다.

다음은 안경사의 핵심과목인 **안경광학(Optometry, 眼鏡光學)**으로 앞에서 간단히 설명한 바와 같이 안광학계와 시력보정기구인 안경, 콘택트렌즈의 합성광학계를 이해하고 연구하는 기능학문이다. 즉, 원용안경의 처방요소인 교정구면굴절력(Spherical Diopter), 교정실린더렌즈 굴절력(Cylinder Diopter), 교정실린더렌즈의 축경선방향(Ax)의 검출과 관계있는 눈의 **굴절기능(Refraction)**과 가입도(Add) 검출과 관련된 눈의 **조절기능(Accommodation)** 그리고 사위보정의 처방요소인 적정 프리즘굴절력(Prism, △)과 그 기저방향(Base)에 관련된 **양안시기능(Binocular Vision)**을 광학적 방법으로 측정 평가하여 비정상적 상태를 찾아 이를 교정 또는 보정하는 최적의 안경 및 광학적 보조기를 선택하고 설계하여 최선의 시기능상태를 유지, 보호하는 것이 이 학문의 기능이 된다.

안경과 콘택트렌즈 등 광학보조기를 썼을 때 야기되는 아래와 같은 문제도 안경광학에서 다룬다.

(1) 안경 등 광학적보조기를 쓰고 물체를 보면 실제보다 크거나 작게 보이는 **안경배율(Spectacle Magnification, 眼鏡倍率)**
(2) 원용교정안경을 쓰고 가까운 곳을 볼 때 조절력의 크기가 바뀌는 원용안경의 **조절효과(Accommodative Effect, 調節効果)**
(3) 안경 등을 쓰고 볼 수 있는 시야범위가 넓어지거나 좁아지는 문제, 또 안경테의 가장자리가 시선에 걸리면 주시물체의 갑작스러운 위치 이동의 문제
(4) 안경 등을 쓰고 옆을 볼 때, 또는 사위에서 안구운동량의 증가와 경감
(5) 안경을 쓰면 물체가 실제보다 멀리 또는 가까이 있는 것처럼 느껴지는 공간 감각의 변화
(6) 안경을 쓰면 책상 등이 기울어져 보이는 평형감각의 변화
(7) 안경을 쓰면 물체가 휘어져 보이거나 색깔이 끼어 보이는 현상

등이다.

## 06 역사를 읽는데 필요한 안경의 역사

렌즈에서 빛이 굴절 및 반사 되는 현상을 관찰하여 정리한 것을 역사적으로 대별하여 보면 다음과 같다.

(1) B.C.403~221: 중국전국시대 묵가가 「묵경」에서 물의 굴절률과 확대력 등 굴절 현상 관찰

(2) B.C.300년경: 그리스의 유클리드(Euclid)는 「기하학 원론」에서 빛의 직진, 반사의 법칙을 불완전하게나마 이론 정립

(3) 150~250년: 그리스의 헤론(Heron)은 「빛은 최단거리를 지난다.」는 이론을 세웠다. 알렉산드리아의 프톨레마이오스(Ptolemaeos)는 굴절법칙을 실험한다.

(4) 1,000년경: 아라비아의 수학자 알하젠(Alhazen, 965~1039, 아라비아어로 이븐 알 하이남, Ibn el Heitham)은 저서 「시각론」에서 볼록렌즈의 확대 및 빛의 반사, 굴절, 시각현상의 이론을 정리했다.

(5) 1227년: 영국의 프렌체스코 수도승 로저 베이컨(Roger Bacon)의 저서 「대저작(Opus Majus, 大著作)」에는 볼록렌즈를 만들어 굴절, 확대현상을 실험했다는 기록이 있다. 이 실험결과는 13세기말 이태리로 전파되어 베니스와 플로렌즈의 유리공업과 연결되어 안경렌즈의 발명에 이른다.

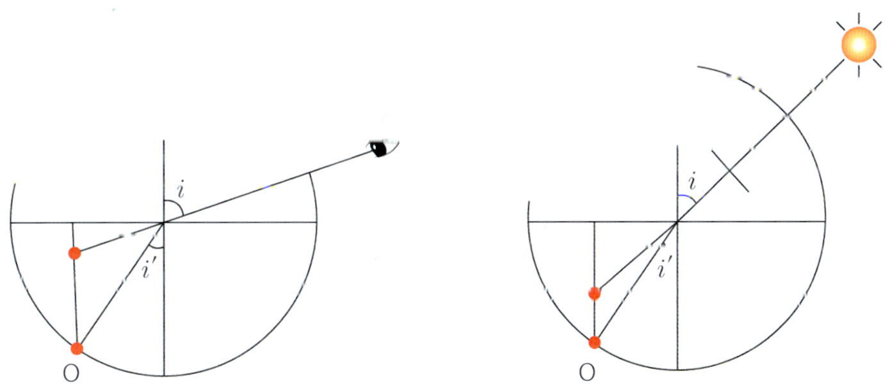


(1) 알하젠 (2) 프톨레마이오스

[그림 1-6] 최초의 굴절실험도면(Sudhoffs 고문보관소에서 참고)

(6) 1500년경: 이태리의 레오나르도 다 빈치(Leonardo da Vincci, 1452~1519)가 안경테의 모델을 만들고 렌즈의 연마기를 발명했다.
(7) 1571~1630년: 독일의 케플러(Johannes Kepler)는 그의 저서 「굴절광학(Dioptrik)」에서 망원경의 원리와 제작방법을 밝혔다.
(8) 1637~1644년: 프랑스의 데카르트(Rene Decart)는 그의 저서「방법서설」에서 기하학과 굴절광학을 설명
(9) 1679년: 프랑스의 페르마(Pierre de Fermat)가 페르마의 원리 발표
(10) 1802~1904년: 영국의 울러스턴(William Hyde Wollaston)이 안경렌즈의 비점수차를 연구
(11) 1811년: 프랑스의 프레넬(Augustin Jean Fresnel)이 편광, 회절, 파동을 연구

안경을 처음 발명한 사람과 그 시기는 현재까지 정확하게 기록된 문헌이 발견되지 않았기 때문에 알 수 없다. 최초 안경 발명의 증거로 외국의 교재에서 인용되는 이탈리아의 플로렌스 지방에 있는 성 마리오 마지오(St. Maria Maggiore)교회에 있는 비문의 내용은 다음과 같다.

'여기 플로렌스에 살았던 안경의 발명자「Salvino d'Armato degli Armati」잠들다. 신이여 그의 죄를 용서하소서~주후 1317'

원문 : 'Quidiace Salvino d'Armato degli Armati di Firenze Inventor degli Occhiali; Dio gli perdoni la peccata anno. D. MCCCXVII.'

영문 : 'Here lies「Salvino d'Armato degli Armati」of Florence, Inventor of spectacles. May God forgive his sins. Anno Domini 1317'

이 비문만 가지고서 Salvino d'Armato degli Armati라는 사람이 최초로 안경을 발명했다는 것에는 많은 의문이 있다. 그러나 안경의 출현 시기와 장소만은 이 사람이 생을 영위했을 13세기 후반(1285년경)에 이탈리아의 플로렌스 지방이 유력한 것으로 보고 있다. 또 1305년 플로렌스에서 일했던 전도사인 지오다노 다 리발토(Giordano da Rivalto)의 설교문인 Palentine과 Riccardi 전서에 실린 내용을 보게 되면 안경은 1280년경 이탈리아의 베니스 지방에서 유리 직인들의 손에 의해 만들어져 학자나 수도승에 의해 이탈리아 전역에 보급되고, 이어서 유럽 각국에 전파된 것으로 추정할 수

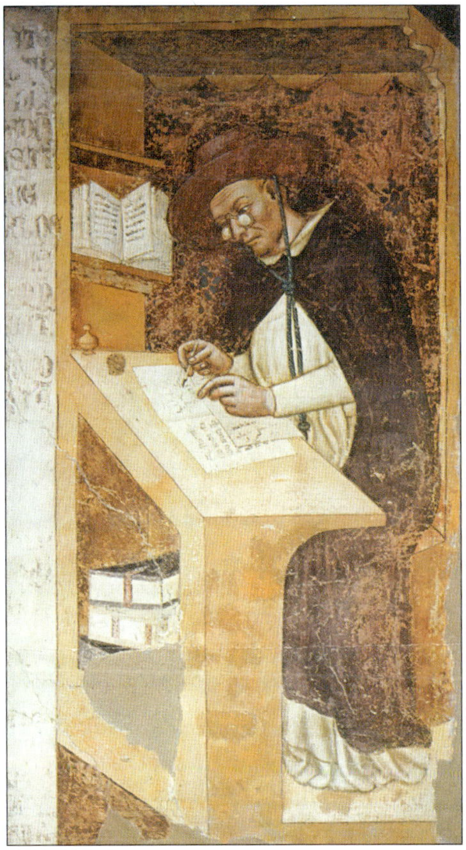

[그림 1-7] 이태리 성 니콜라 사원에 있는 최초의 안경 그림

있다.

안경이 등장하는 제일 오래된 그림은 그림 1-7에 실린 것으로 1352년 이탈리아 화가 Tommaso da Modena(1325~1379)가 그린 대주교 Ugo di Provenza의 초상화로 이 그림은 현재 이탈리아의 성 니콜라 사원에 소장되어 있다. 이 그림에 나와 있는 안경은 일명 대못안경(Riveted Spectacles)으로 나무나 동물의 뿔, 또는 뼈로 만든 테에 수정이나 유리로 된 둥근 렌즈를 끼워넣은 단안경 두개를 대못으로 연결시킨 것이다

이후 안경테가 점차 개량되어 15세기경 두개의 단안경을 연결부, 즉 브릿지(Bridge)로 연결시킨 안경이 등장한다. 안경이 점차 널리 보급되는 16세기경에는 여러 가지 독특한 형태의 안경이 등장하게 되었다. 예를 들면 영국이나 프랑스 등지에서는 손잡이가 달린 안경(Lorgnette)과 외알안경(Monocle)이 유행되었고 대못 가위안경(Scissors Spectacles)도 개발되었다.

현재의 안경테와 같이 다리부의 끝부분을 귀에 걸릴 수 있도록 개발된 시기는 1850년 이후이며 이 시기에 요즈음 다시 각광을 받는 속칭 무테안경으로 불리는 **포인트 테(Point Frame)**가 등장했다.

안경테의 재료로 금속이 사용된 것은 1600년대이고, 1868년 발명된 합성수지, 즉 플라스틱(Plastics, Resin)이 안경에 사용되어 안경 자체의 무게를 감소시키는데 상당한 공헌을 하였다. 플라스틱 렌즈의 개발로 안경의 경량화, 1902년 유리콘택트렌즈 등으로 안경 발달이 이어졌고, 안경의 경량화는 1982년경 일본 등지에서 티타늄과 탄소섬유 등으로 만든 안경테가 최초로 발매되었고 오늘날은 울템테(Ultem Frame)가 그 인기를 독점하고 있다. 최근에는 안경테의 표면처리기술과 도장기술의 발달로 자원 절약적인 면에 기여한 도장테는 물론이고 형상기억합금 소재를 통한 안경까지 출현하기에 이르렀다. 안경의 발달과정을 요약하면 다음과 같다.

(1) 안경의 초기 보급: 13세기 후반에서 14세기에 이탈리아에서 시작
(2) 안경의 폭발적인 보급: 1450년 독일의 '구텐베르크(Johannes Gutenberg, 1398~1468)'의 활판인쇄 발명이 기폭제
(3) 근대적인 안경의 보급: 1623년 스페인에서 제작
(4) 근시현상의 이론 수립: 1611년 독일의 '케플러(Johannes Kepler, 1571~1630)'에 의함
(5) 원시현상의 이론 수립: 1704년 영국의 '뉴턴(Issac Newton, 1643~1727)'에 의함
(6) 이중초점렌즈: 1775년 미국의 '벤자민 프랭클린(Benjamin Franklin, 1706~1790)'이 만듦
(7) 난시교정용렌즈: 1801년 영국의 '영(Thomas Young, 1773~1829)'이 자기 눈의 난시 발견으로 난시교정용 토릭렌즈(Toric Lens) 연구
(8) 안광학의 연구: 영국의 '울러스턴(William Hyde Wollaston, 1766~1828)', 독일의 '오스트발트(Friedrich Wilhelm Ostwalt, 1853~1932)', 덴마크의 '체르닝(Tscherning)'등이 안경렌즈 설계에 관한 연구
(9) 접착식 및 융착형 이중초점 제작: 1899~1908년에 Borsch가 제작
(10) 난시용 안경렌즈 실험 제조: 1825년 영국의 천문학자 '에어리(George Biddell Airy, 1801~1892)'에 의함
(11) 삼중 초점렌즈 고안: 1826년 미국의 '호킨스(jhon Isacc Hokins)'에 의함
(12) 옵토메트리(Optometry)용어 사용: 찰스 프렌티스(Charles. F. Prentice)가 1872년 처음 사용
(13) 누진굴절력렌즈의 고안: 1904년 미국의 '에브스'에 의함

중국문헌에 의하면 13세기에 안경을 사용한 기록이 있어 안경발생의 근원지가 중국이라고 하는 설도 있으나 이는 그 당시 실크로드를 통해 이탈리아에서 전해왔을 것으로 추정되는 안경의 기록이라고 생각된다. '마르코폴로(Marco Polo)'의 동방견문록에 의하면 이 당시 중국의 안경은 평면렌즈를 넣은 것으로 귀족들의 악세사리였을 것으로 보여진다.

조선시대에는 안경을 애체(靉靆)라고 하였다. 애체(靉靆)라는 말은 중국어 표기를 그대로 따온 것인데, 학자들은 이 용어로 안경의 출처를 밝히고자 애썼다. 특히 이명변(李明變)은 네덜란드 상인 이름의 중국어 음역이라 주장 극동의 안경 전파자를 네덜란드인으로 규정하기까지 하였다. 그러나 애체가 안경의 용어로 쓰이게 된 원인은 확실하게 규명되지 않는다. 애체가 어떠한 경로로 쓰이게 되었건 그것은 우리에게 중요치 않다. 다만 애체라는 말이 이덕수(李德愁)의 '청장관전서(靑莊館全書)'에 안경을 지칭하는 단어로 기록되어 있으며, 그 저서를 통해 안경의 보편적인 사용 시기를 추측할 수 있다는 사실이 중요할 따름이다.

우리나라의 최초 안경에 대한 것은 선조대의 학자 이수광(이수광, 1563~1628)이 쓴 우리나라 최초의 백과사전적 저서 지봉유설(芝峰類說)의 권 19(그림 1-8)에 아래와 같이 쓰여진 내용을 들어 안경 출현에 대한 고증을 하여왔다.

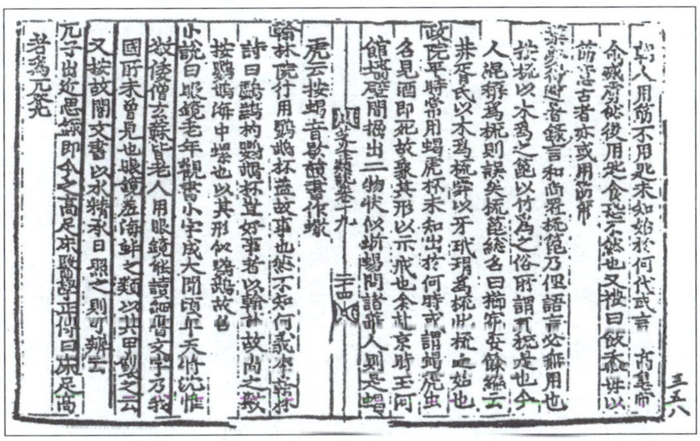

[그림 1-8] '지봉유설'권 19에 실려 있는 안경에 대한 기록

〈芝峰類說, 卷十九〉

「小說曰, 眼鏡老年觀書, 小字成大, 聞頃年天將沈惟敬 倭僧玄蘇 皆老人用眼鏡, 能讀細書文字,

及我國所未會見也. 眼鏡羞海之蚌類, 以基甲製之云, 又按故闇文書以水情承曰照之 則可辨云」

우리 글로 옮기면 다음과 같다.

> '기록되기를 안경은 노인이 책을 볼 때 쓰는 것으로 작은 글자가 크게 보인다. 근래에 들은 바에 의하면 (임진왜란 당시) 명나라 관리 '심유경'과 왜의 중 '현소'가 모두 노인용 안경을 쓰고 가늘고 작은 글씨를 읽었다고 하는데 이것은 우리나라에서는 일찍이 보지 못했던 것이다. 안경은 조개껍질로 만든다고 한다. 또 살피건데, 판별하기 어려운 낡은 문서를 수정으로 햇빛에 비추어 보면 분별할 수 있다고 한다.'

위 지봉유설에 쓰인 내용대로라면 임진왜란 직전까지는 우리나라에 안경이 없었다는 것이다. 그러나 학계의 공식적인 고증은 없었지만 1984년 대한안경인협회 산하 '한국안경사대관' 편찬팀에 의해 임진왜란시 통신부사였던 김성일(金誠一, 1538~1593)의 14세손이 가보로 소장해온 김성일이 사용했던 안경(그림 1-9)을 발견하므로서 앞서 지봉유설에 의한 임진왜란 중 또는 이후라는 우리나라의 안경 전래사가 수정되어야 할 것 같다. 어쨌든 조선 선조대에 안경이 출현한 것은 믿을 만하다.

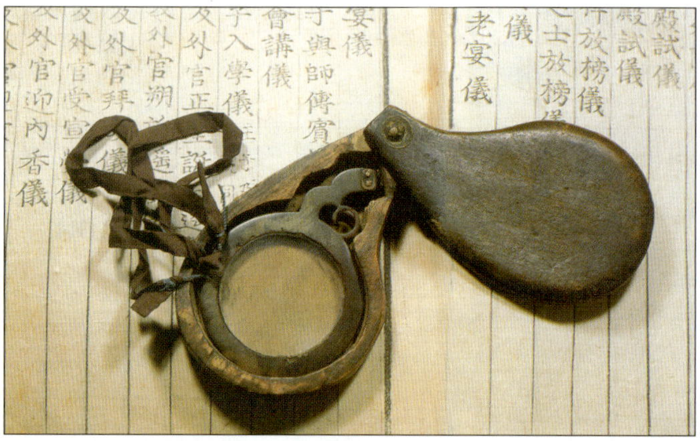

[그림 1-9] 우리나라에서 가장 오래된 안경으로 유추되는 김성일의 안경

또 하나 '지봉유설(之峰類說)'과 더불어 '정조실록(正祖實錄)'의 자료이다. 조선의 임금으로는 최초로 그림 1-10의 안경을 쓴 정조가 '안경은 200년 전에 처음 있은 물건이다'라고 하여 '지봉유설(之峰類說)'의 기록을 뒷받침 하였다. 김성일의 안경 형태, 코 모양은 조선 특유의 투박함과 섬세함은 물론 강약의 적절한 조화로움을 엿볼 수 있고 또한 안경집 장식과 외관이 우리나라 전통 공예품과 같다. 특징은 대모(거북의 등껍질)로 만들어 졌으며, 귀에 거는 끈이 원래는 쪽빛 실이었으나 끈이 떨어져 밤색 헝겊을 박아 달아놓았다. 또 코의 경첩(Hinge)은 놋쇠로 만들어 뒷면에 부착하고 앞판 장식이나

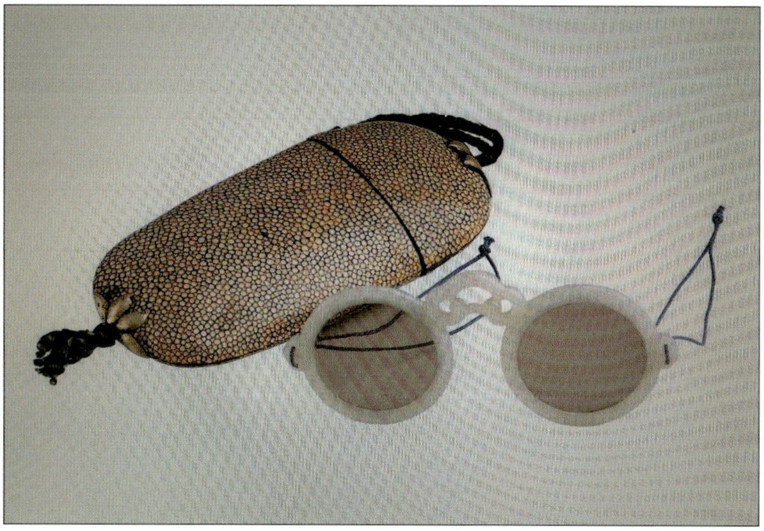

[그림 1-10] 정조의 안경 (덕성여대 박물관 소장)

못은 구리로, 부러진 안쪽 안경 귀는 놋쇠로 보수되어 있다.

안경 제작에 관해서는

황주석(黃株錫)의 '신제전서(臣齊全書)'에 기록된 '동경수정안경명(東京水晶眼鏡銘)'을 보면 임진왜란 직후에 국내에서 안경이 제작되고 있었음을 알 수 있다. 경주부윤 민기(慶州府尹 閔機)가 1630년경에 경주에서 만들어진 경주남석안경 (慶州南石眼鏡)을 착용했다는 것이다. '신제전서(臣齊全書)'는 김성일의 안경과 함께 우리나라의 안경 기원 시기를 잡는 데 결정적인 자료가 된다.

테로는 1880년경의 우각(牛角) 안경테가 있다. 우각 안경테의 제작에는 암소뿔이 주로 사용되는데 뿔 하나로는 보통 한장의 테를 만들수 있다. 뿔을 오랫동안 물에 담궈 편 후에 황줄이라는 기구를 사용해서 표면을 고르게 만든다. 평평해진 표면위에 안경 본을 얹어 오려내고 활비, 실톱, 끌, 칼 등의 도구로 안경테를 만든다. 형이 완성된 것은 부드러운 페이퍼로 문지르고 숫돌가루나 재를 물에 죽여 발라서 광을 냈다.

경주의 수정돌로 만든 렌즈에 우각테로 된 경주남석안경은 엄청나게 비쌌다. 우리나라의 안경업계는 많은 부분이 일본인들에 의해 형성 되었다는 사실을 시인하지 않을 수 없다. 일본인들은 대학당(大學堂)을 시작으로 충무로 일대에 업소들 속속 열었고 막대한 자본으로 국내 시장을 완전 장악 했다. 일본인들이 점유한 업계에 우리나라 사람들은 대략 세가지 경로를 통해 발을 디뎠다. 첫째는 독자적으로 개업한 경우이며, 둘째는 일본에서 기술을 배워 진출한 경우이다. 마지막으로 일인의 업소에 취업한 경우를 들 수 있는데 이 세 번째 경로를 통한 진출이 가장 많았다.

## 연습문제

문 01 안경과 콘택트렌즈가 늘어나는 이유는?

문 02 안경은 크게 렌즈와 안경테로 구성되어 있다. 따라서 안경테나 안경렌즈를 안경이라고 지칭하지 않는다. 안경이 상품으로 가치를 지니는 내용을 도식으로 표시하면?

문 03 안경광학의 용어로 사용하는 Optometry의 뜻은?

문 04 미국에서 안경사, 즉 옵토메트리스트(Optometrist)가 되기 위한 교육과정과 절차는?

문 05 현행 우리나라의 법규 중 안경사에 관련된 법규는?

문 06 안경의 조제(調製)는 일반 상품을 만드는 것[製造]과는 다르게 조정( ① ) 및 작제( ② )를 겸하는 것이다. ( ) 안에 알맞는 한자어는?

문 07 안경전문직(Professional)으로서의 안경사의 사회적 책무는 ( )에 있다.
( )안에 알맞은 말은?

문 08 우리나라 법규에 따라 안경업에 종사 또는 경영하는 안경사(Optometrist, 眼鏡士)가 되려면?

문 09 생리광학과 기하광학은 어떠한 학문인가?

문 10 안경의 발명은 13세기에 ( ① )에서 발명된 것이 유력한 설로 되어 있다. 이를 뒷받침하는 고증으로 이태리의 ( ② ) 지방의 St. Maria Maggiore 교회에 있는 묘비에 '안경발명자 ( ③ ) 여기에 잠들다. 신이여 그의 죄를 용서해주시옵기를……'라는 글이 새겨져 있다. (　　)에 넣을 알맞은 말은?

문 11 안경의 폭발적인 보급이 가능해진 15세기에는 독일의 (　　)가 인쇄활자를 발명한 것이 연유가 된다. (　　)에 넣을 알맞은 말은?

문 12 난시의 발견은 ( ① )년에 ( ② )이 자기 눈에 난시가 있음을 발견한 것이 시초가 된다. 또 처음으로 난시렌즈를 제작한 사람은 ( ③ )이다. (　　)에 넣을 알맞은 말은?

문 13 우리나라의 안경 전래에 대한 기록은 ( ① )이 쓴 ( ② )에 있다. (　　)에 넣을 알맞은 말은?

문 14 凸, 凹렌즈 가운데 먼저 안경렌즈로 이용된 것은 (　　)이다. (　　)에 넣을 알맞은 말은?

# 해 답

문 01 ① 청소년기의 가혹한 대입 입시경쟁

② 컴퓨터 모니터 등 시각영상단말기(VDT)의 사용증가로 인한 눈의 혹사

③ 정보화시대의 활자 매체증가

④ 고령화 시대

문 02 테 및 안경렌즈는 안경을 이루는 재료로 볼 수 있다. 안경이라는 상품성을 갖기 위해서는 안경사의 전문기술이 뒤따라야 한다. 그러므로

$$[\text{안경렌즈}] + [\text{안경테}] \xrightarrow{(\text{안경사의 기술적 요소첨가})} [\text{안경}]\text{이다.}$$

문 03 굴절이상, 시기능이상을 안경, 콘택트렌즈로 '광학적 교정'을 하는 기능학문을 뜻한다. Opto(빛)을 이용하여 Meteric(측정하는) 기능학문(try)의 뜻이 있다.

문 04 우리와는 달리 시기능보호와 교정, 훈련, 시각질환의 수술처리 등 1차적 안과 업무까지 포함하는 일을 하며 옵토메트리스트(Optometrist)가 되기 위해서는 일반적으로 예과와 본과목 공부를 합쳐 8년 정도의 대학교육을 받고 소정의 자격시험에 합격하여야 한다.

문 05 ① 약사법, ② 의료법, ③ 의료기사 등에 관한 법률

문 06 ① 調整, ② 作製

문 07 시각 보호관리(Vision Care)

문 08 ① 대학에서 안경광학에 대한 교육을 받고, 졸업한 자로 안경사 국가자격시험에 합격한 자.
② 보건복지부장관이 인정하는 외국의 안경광한관련 교육기관에서 공부하고 해당국가의 안경사 면허를 득한 자로 국내 안경사 국가자격시험에 합격한 자.

문 09 ① 생리광학(Physiologic Optics) : 빛과 시각과의 관계를 다루는 광학
② 기하광학(Geometrical Optics) : 빛의 본질에 관계없이 빛이 통과하는 경로인 광선(Ray of Light)의 개념을 빌려 빛의 전파 모양을 살피는 광학

문 10 ① 이탈리아, ② 플로렌스(Florence), ③ Salvino d'Armato degli Armati

문 11 구텐베르크(Gutenberg)

문 12 ① B.C. 1801년, ② 영(Young), ③ 에어리(Ary)

문 13 ① 이수광, ② 지봉유설

문 14 凸렌즈

CHAPTER 02

# 빛과 안경렌즈

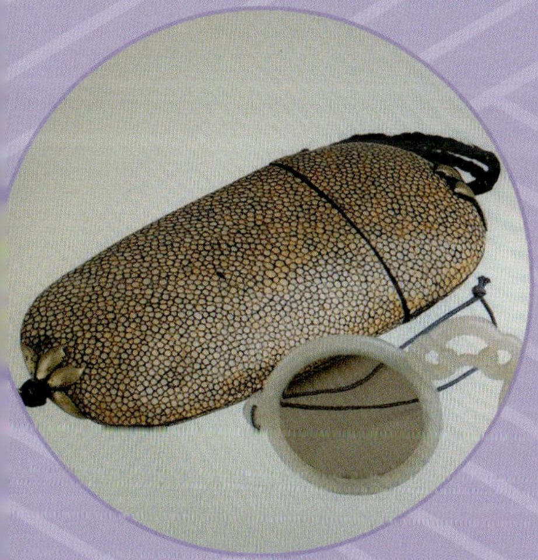

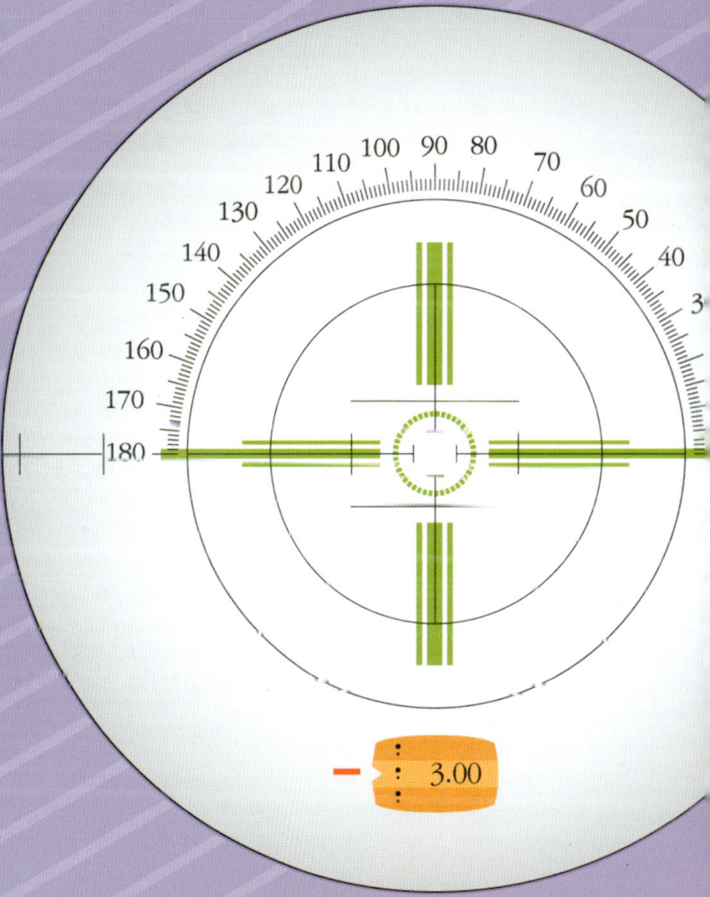


옵토메트리개론
INTRODUCTION TO OPTOMETRY

옵토메트리개론
INTRODUCTION
TO OPTOMETRY

## 01 기하학적 선으로 입자성의 빛이 이동하는 모양새를 알 수 있다.

우리들 눈으로 물체를 볼 수 있는 것은 물체로부터 '무엇인가'가 방사(放射)되어 이것이 눈에 들어와 망막의 시세포를 자극하기 때문인 것이다. 이 '무엇인가'를 빛, 정확하게는 **가시광선(Visible Light)**이라고 말한다. 안경광학에서는 빛이라 하면 이 가시광선을 말한다.

17세기 중엽까지는 빛의 본질을 입자로 생각했다. 즉, 태양, 전등 등의 발광체(發光体)로부터 입자들이 방사되어 3차원의 입체공간을 직선운동으로 진행하여 **투명체** 물질에서는 투과되고, **불투명체**에서는 그 표면에서 반사되어 튕겨져 나가거나 흡수되는 것이라고 생각했다. 이를 빛의 **'입자설'**이라고 하고 입자설을 가지고 빛의 직진(Going Right on) 및 반사(Reflection)와 굴절(Refraction)의 법칙을 설명할 수 있었다.

한편 1670년 네델란드의 **크리스챤 호이겐스(Christiann Huygens)**는 빛의 본질을 파동으로 생각해도 빛의 반사와 굴절의 법칙은 충분히 설명할 수 있을 뿐만 아니라 복굴절(Double Refraction)의 현상까지도 설명이 가능한 것을 이유로 빛의 **'파동설'**을 주장했다. 그 당시에는 입자설을 주장한 뉴턴(Issac Newton)의 명성에 눌려 호이겐스(Christiann Heygens)의 파동설은 인정받기에 어려웠다. 1827년 토마스 영(Thomas Young)과 프레넬(Augustin Jean Fresnel)이 유명한 이중 슬리트(Double Slit) 실험으로 빛이 회절(Diff-raction)과 간섭(Interference)을 일으키는 것을 발견한 것과 푸우코(Faucault)가 물 속에서의 빛의 속도 측정 결과, 빛은 파동운동을 한다는 것을 밝혀 **파동설**은 결정적인 것으로 됐다. 파동설은 1873년 맥스웰(James Clerk Maxwell)의 빛은 전자기파에 속한다는 전자기파 이론에 의해 완전하게 입자설을 누르는 듯 보였다.

그러나 20세기에 들어와 빛의 입자설은 다시 빛을 보기 시작했다. 즉, 1905년 아인슈타인(Albert Einstein)에 의해서 설명된 '광전효과'와 1921년 콤프턴(Arthur Holly Compton)에 의해서 발견되어진 '콤프턴 효과'는 빛의 본질이 입자가 아니고서는 전혀 설명되어지지 않았다.

오늘날 이 빛의 입자를 **광자(光子, Photon)**라고 한다. 지금은 빛의 본질이 파동이냐, 입자냐 하는 단정적인 것 보다는 파동성과 입자성의 실험결과가 동시에 증명된 이상 두 가지 성질을 모두 다 가지고 있는 것으로 인식하고 있다. 이를 **빛의 2중성(Doublet of Light)**이라고 하며 빛의 기본개념으로 되어 있다. 더 나아가서 이 이론은 빛 뿐만 아니라 전자, 원자, 분자 그리고 이 세계의 모든 물질은 파동(에너지)이면서 입자라는 서로 모순되는 성질의 2중성을 가진다는 **양자역학(Quantum Mechanics)**으로 이어진다.

빛의 본질을 파동으로 여겨 빛의 분산(Dispersion), 간섭(interference), 회절(Diffra-ction) 그리고 편광(Polarization) 등의 현상을 취급하는 광학분야를 물리광학(Physical Optics)이라고 한다. 특히 파동성을 중시한 것을 파동광학(Wave Optics), 입자설을 중시한 것을 양자광학(Quantum Optics)으로 세분하기도 한다.

빛이 전파되는 직선 통로인 **광선(Ray of Light)**의 개념을 가지고 빛이 전파되는 모양새를 살피는 학문을 기하광학(Geometrical Optics)이라고 한다. 기하광학은 파동광학에서 빛의 파장(Wave Length)을 극한값 '0'으로 생각한 것이다. 따라서 엄밀하게 보면 부정확하다. 예를 들면 그림자의 가장자리 부근과 초점(Focal Point) 및 상점(Image Point) 부근에서는 기하광학이 성립되지 않는다. 그러니까 기하광학은 근사치의 광학이라는 것이다. 그런데 안경렌즈를 비롯한 프리즘 및 안경광학의 설명은 근사치라는 점 그 자체 때문에 간결 명료하게 결과를 유도할 수 있고 그 위에 신속하게 결상처리를 할 수 있다는 장점이 있다. 안경광학에 있어서 결상위치, 배율 그리고 프리즘(Prism)의 역할을 이해하는 데는 기하광학적인 방법으로 충분하다. 파동성과 입자성을 대표하는 빛의 성질은 아래와 같다.

(1) 파동성… 분산(색수차), 간섭(코팅), 회절(광학기기의 분해능), 편광(편광렌즈, 렌즈 왜곡계 등), 흡수
(2) 입자성… 기하광학의 직진성, 광전효과

우리들은 일상 경험으로부터 다음과 같은 기하광학적인 빛의 성질을 직관적으로 알 수 있다. 즉,

(1) 같은 매질 안에서는 빛은 직진한다. 이를 **직진의 원리**라고 한다.
(2) 빛은 서로 다른 매질의 경계면에서는 반사, 굴절의 법칙에 따라 그 진행방향을 바꾼다. 이를 **굴절의 원리**라고 한다.
(3) 빛의 진로를 반대로 보내면 왔던 경로로 되돌아간다. 즉, 빛의 행로는 가역적이다. 이를 **역진의 원리**라고 한다.
(4) 광선은 서로 간섭하여 영향을 주지 않고 독립된 경로를 밟는다. 이를 **독립의 원리**라고 한다(물리광학적으로는 성립되지 않는다).

위에 열거한 빛의 기하광학적 기본원리는'최소시간의 경로(Path of the least time)'를 주창한 **페르마(Fermat)의 원리(Fermat's Principle)**가 그 밑바탕에 있다. 직진의 원리, 굴절의 원리, 역진의 원리 그리고 독립의 원리를 빛의 **기하광학적 기본 성질**이라고 한다. 이 기본성질로 빛이 진행하는 모양새를 살펴서 광학기계, 각종 렌즈, 프리즘 그리고 거울 등에 의해 만들어지는 **상(Image)**에 대해서 연구하는 광학의 한 분야가 **기하광학(Geometrical Optics)**이다. 기하광학은 **안경광학(Optometry)**을 해석하는 근간이 된다. 그리고 이 가운데 안경광학에서 비중이 큰 것은 **굴절의 원리**이다.

## 02 점광원과 광원, 광선과 광선속 그리고 유효광선속과 주광선

해, 형광등과 같이 스스로 빛을 내는 물체를 **발광체(發光体, Illuminant)**라고 하고, 달, 책을 비롯한 모든 일반물체와 같이 발광체로부터 빛에너지를 받아서 그 모습을 드러내는 물체를 **비발광체(非發光体, Nonilluminant)**라고 한다. 물체는 적은 수의 발광체와 대부분의 비발광체로 구성되어져 있다. 따라서 큰 빛이 있는 공간에 놓인 모든 **물체(物体, Object)**는 빛에너지를 받아 물체 스스로의 모양, 색깔 그리고 크기 등의 정보를 빛에 실어 주위의 공간에 발산시키고 있다고 생각할 수 있다. 이렇게 빛에너지를 주위에 내고 있는 물체를 **광원(光源, Light Source)**이라고 한다. 그러니까 빛이 있는 공간에 놓인 모든 물체는 광원이 된다. 일정한 크기의 물체를 이루는 가장 작은 단위를 **물점(物点, Dot Object)**이라고 정의한다. 물점을 **점광원(點光源, Point Light Source)**이라고도 한다. 그러니까 물체는 무수히 많은 물점, 즉 점광원의 무한집합으로 이루어져 있다.

안경렌즈 등과 같이 투명하여 대부분의 빛에너지를 투과시키는 물체를 **투명체(透明体, Transparent Body)**라고 하고 흑체 등 전혀 빛을 투과시키지 않는 물체를 **불투명체(不透明体, Opaque Body)**라고 하며 그 중간정도의 투명성을 가진 물체를 **반투명체(半透明体, Translucent Body)**라고 한다. 주의할 것은 우리 주위에 있는 물체는 완전한 투명체와 완전한 불투명체는 없다는 점이다. 그러니까 투명체라는 것은 대부분의 빛에너지를 투과하고 일부 빛에너지는 반사 또는 흡수하는 물체를 말하는 것이다. 우리는 그림 2-1에서와 같이 어느 물체의 모양을 살피는데 있어 그 물체의 특정 부위인 주변

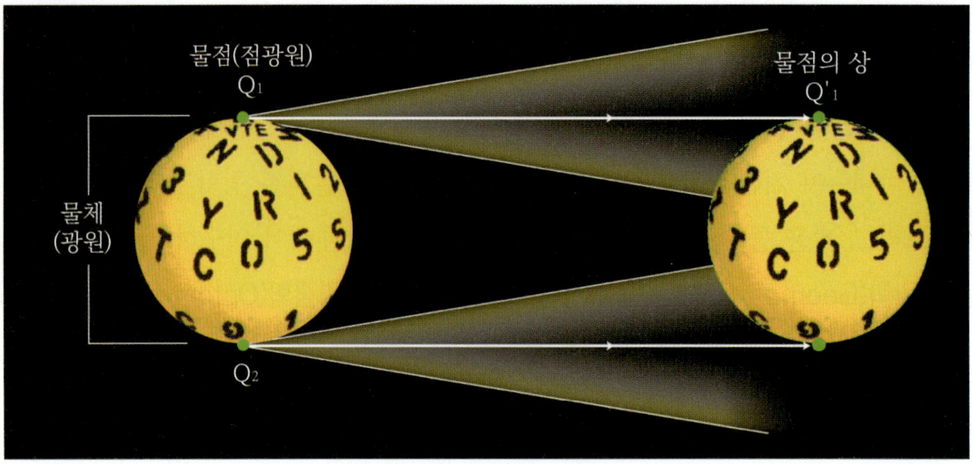


[그림 2-1] 물체(광원)와 물점(점광원)

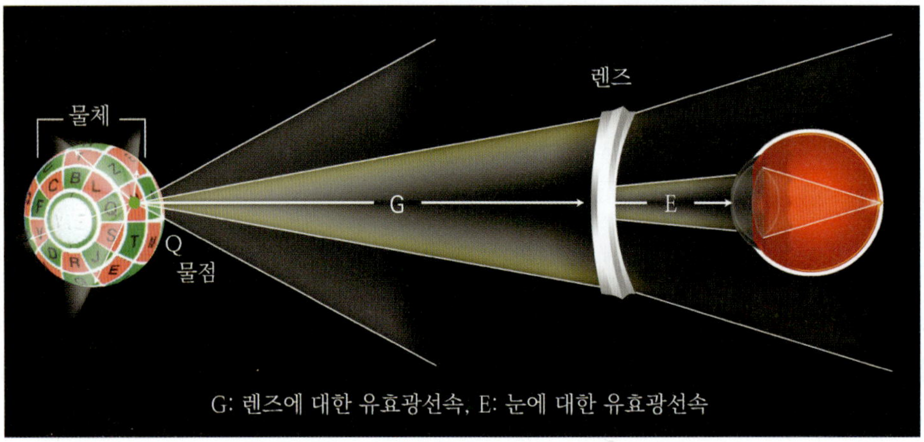


[그림 2-2] 렌즈와 눈의 유효광선속

부의 양 끝의 물점, 즉 점광원을 이 물체의 대표적 위치로 잡고 이곳으로부터 나오는 빛만을 추적하여 전체의 모습을 유추한다.

점광원이 그 물점의 형태, 크기, 색깔 등의 정보를 빛에너지에 실어 주위 공간의 모든 방향에 직선운동으로 보내게 된다. 이 무수한 방향으로 빛이 지나는 직선 경로의 다발을 **광선속**(光線束, Bundle of Rays or Pencil of Rays)이라고 한다. 그러니까 광선속은 한 물점에서 나가는 여러 입자가 각각 여러 방향으로 나가는 직선 경로들의 무한 집합인 것이다. 광선속의 최소단위, 즉 한 입자의 직선경로를 **광선**(光線, Ray of Light)이라고 한다.

그림 2-2에서 점광원 Q에서 나온 광선속은 3차원의 전방향의 입체공간으로 퍼져나간다. 그림에서 보는 바와 같이 그 광선속 가운데 안경렌즈 또는 눈에 들어가는 광선속은 그 중에 일부분이다. 이 일부분의 광선속을 안경렌즈 또는 눈에 대한 물점 Q의

**유효광선속(有效光線束, Available Pencil of Rays)**이라고 한다. 그림에서 광선속 G는 안경렌즈에 대한, 광선속 E는 눈에 대한 유효광선속이다. 특별한 경우를 제외하고는 안경광학에서 광선속이라 하면 유효광선속을 뜻한다.

유효광선속의 중앙을 지나는 광선을 우선은 **주광선(主光線, Chief Ray)**이라고 하자. 유효광선속은 그 전파 모습으로 세 가지 종류로 나뉜다.

첫째, 그림 2-3의 (1)과 같이 자연에 존재하는 모든 물체의 물점으로부터 렌즈 또는 눈을 향해 빛에너지가 퍼져 나가는 형태다. 이 형태를 빛이'빌산한다'고 하고 이 유효광선속을 **발산광선속(發散光線束, Divergence, Divergent Pencil of Light)**이라고 한다.

둘째, 렌즈 또는 눈 앞 무한대에 물체가 있거나 핀홀카메라와 같이 입사되는 유효광선속의 폭이 극히 좁으면 눈, 렌즈에 입사하는 순간의 유효광선속은 그림 2-3의 (2)와 같이 거의 평행하게 렌즈 또는 눈에 들어가게 된다. 이를 **평행광선속(平行光線束, Parallel, Parallel Pencil of Light)**이라고 한다.

셋째, 평행광선속이 볼록렌즈 또는 우리 눈으로 들어 온 후의 광선속은 그림 2-3의 (3)과 같이 한 곳으로 모이는 전파모습으로 변하게 되는데 이를 빛이'수렴 또는 수속한다'고 하고 이를 **수렴광선속(收斂光線束, Convergence, Convergent Pencil of Light)**이라고 한다.

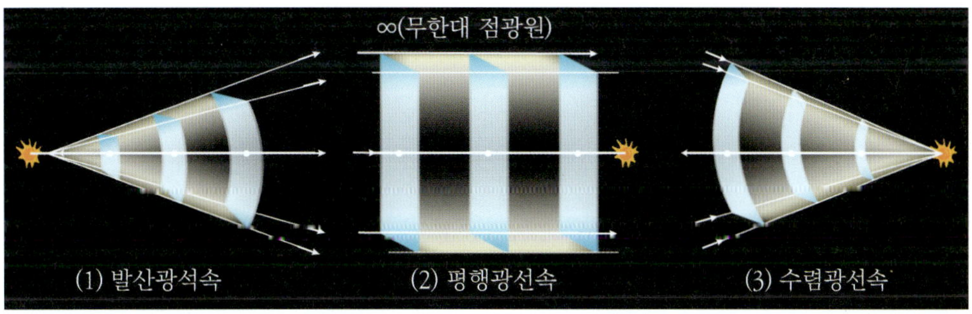


[그림 2-3] 광선속의 종류

## 03 유효광선속이 모이고 퍼지는 버젼스(Vergence)의 단위가 디옵터(Diopter)이다.

그림 2-4에서 나타낸 바와 같이 볼록렌즈 L의 왼쪽에서 발산광선속을 만드는 **물점**(Object) $Q_1$, $Q_2$, $Q_3$와 렌즈 오른쪽의 수렴광선속에서 $Q_1$, $Q_2$, $Q_3$로부터 출발한 빛에너지가 모이는 각각의 **상점**(Image) $Q'_1$, $Q'_2$, $Q'_3$는 모두 기준 위치가 되는 렌즈로부터 멀어질수록, 곧 거리가 길수록 이들 발산광선속과 수렴광선속은 각각 발산하는 정도와 수렴하는 정도가 작아진다.

유효광선속이 발산 또는 수속하는 것을 **광선속의 집산(集散)** 또는 **버젼스**(Vergence)라고 한다. 버젼스(Vergence)는 안경광학과 기하광학에서 아주 중요한 개념이다. 버젼스(Vergence)는 원 또는 구면에서 반지름의 길이가 길수록 곡률이 작다는 것과 꼭 닮은 개념이다. 버젼스(Vergence)도 얼마나 많이 퍼져나가는가 또는 오므러드는가의 정도 즉, **집산도(集散度)**를 수량화시키기 위해서는 단위를 정하여야 한다.

그림 2-4에서 렌즈 앞 1 $m$ 떨어진 $Q_2$ 점에서의 발산광선속의 버젼스(Vergence) 크기는 렌즈 앞 2 $m$ 떨어진 Q1 점에서의 발산광선속의 버젼스보다 거의 2 배 가까이 크게 퍼지는 것을 직관적으로도 알 수 있다(뒤에서 설명할 근축영역에 있는 광선속이라면 정확히 2 배가 된다). 같은 설명으로 렌즈 뒤 1 $m$ 떨어진 $Q'_2$점으로 모이는 수렴광선속의 버젼스의 크기는 $Q'_3$점으로의 광선속의 버젼스 크기의 2배로 오므러 든다.

그러니까 버젼스의 크기는 렌즈로부터 광원 또는 수렴점까지의 거리가 짧을수록 커지는 반비례의 관계에 있다(광선속이 공기 중에 있을 때만 반비례관계가 된다). 우리는 길이, 무게 등을 계량화 할 때 일반적으로 수치가 크면 그 양이 크다는 것을 나타낸다. 따라서 버젼스도 거리의 수치를 미터($m$)단위로 했을 때의 역수값을 버젼스의 크기 값으로

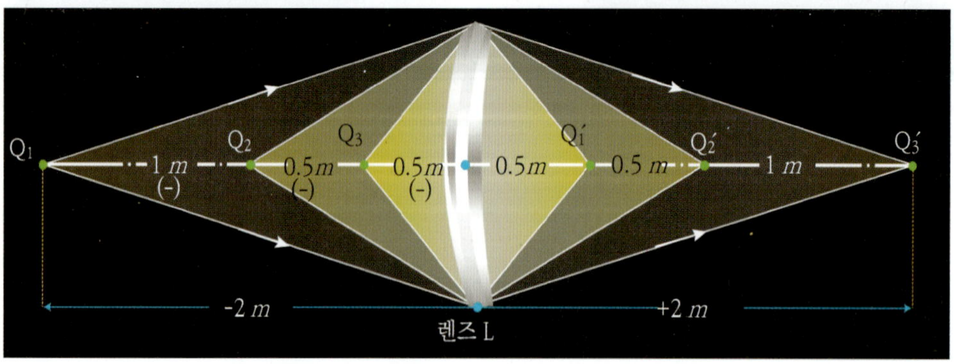


[그림 2-4] 버젼스의 크기와 부호붙임

하여 수치와 크기를 비례적으로 나타낸다. 단위 이름은 프랑스의 수학자이며 철학자인 '데갈트(Decart)'의 빛에 대한 저서 'La Dioptrique'에서 이름을 따와 **디옵터(Diopter)** 또는 **디옵트리(Dioptre)**라고 하고 표기 기호는 D 또는 dptr로 나타낸다.

따라서 그림 2-4에서 $Q_1$과 $Q_2$점에서 출발한 발산광선속의 버젼스 크기는 각각 0.5D($\because \frac{1}{2(m)} = 0.5\text{D}$)와 1D($\because \frac{1}{1(m)} = 1\text{D}$)가 된다. $Q'_3$과 $Q'_2$점에로의 수렴광선속의 버젼스 크기도 같은 계산으로 각각 0.5D와 1D가 되어 $Q_1$, $Q_2$ 점에서의 버젼스 크기와 같다. $Q_1$과 $Q_2$ 는 발산되는, 즉 퍼지는 방향의 광선속이고, $Q'_3$과 $Q'_2$는 오므러드는 방향으로 전혀 다른 성질의 광선속인데 디옵터가 0.5D와 1D로 같은 크기로 나타내어서는 안 된다. 여기서 광선속의 형태를 정하는 **부호약속(Sign Convention)**이 필요하다. 부호를 정하기에 앞서 우선 광선은 왼쪽에서 오른쪽으로 진행해 가는 것으로 규정하여 부호의 통일성을 유지한다. 그러므로 실제로 빛에너지를 내는 광원, 즉 물체는 렌즈나 눈앞에 있는 것으로 그려야 한다. 이 교재의 그림에서도 특별히 빛의 진행방향이 왼쪽에서 오른쪽이 아닌 경우나 주광선 등에만 화살표 방향표시를 하고 그 외는 방향표기는 하지 않았다. 부호는 **기준 위치**가 되는 **렌즈**나 **눈**으로부터 광원 또는 빛이 모이는 점이 어느 방향에 있느냐에 따라, 곧 거리의 측정방향이 기준점에서 왼쪽이냐 오른쪽이냐 따라 각각 (-)와 (+)의 부호를 붙인다. 이 부호 붙임의 정의는 해석기하학의 $x$ 좌표 부호 붙임과 같다. 즉, 기준점이 되는 렌즈 또는 눈에서 좌측에 있는 위치까지의 길이는 부호를 (-)로 표기하고, 기준점에서 오른쪽으로 재는 길이는 (+)로 표기한다. 이렇게 정의하면 그림 2-4에서 $Q_1$과 $Q_2$까지의 길이는 각각 -2 $m$와 -1 $m$이고 $Q'_3$와 $Q'_2$까지의 길이는 각각 +2 $m$와 +1 $m$가 되므로 각 버젼스 크기는 $Q_1$ 점 출발버젼스는 -0.5D, $Q_2$는 -1D이고, $Q'_3$에 수렴하는 버젼스 크기는 +0.5D 그리고 $Q'_2$가 +1D가 되어 전부 다른 크기로 나타낼 수 있다.

유효광선속이 공기 중에 있을 때 그 버젼스의 크기는 거리($m$)의 역수로 나타나므로 안경사들이 많이 쓰는 다음 시거리들은 곧바로 디옵터 단위로 전환할 수 있도록 하여야 한다. 실제로 정확한 버젼스 크기 단위 디옵터(D)는

$$\frac{\text{광선속이 있는 공간 매질의 굴절률}}{\text{거리}(m)}$$

로 계산한다.

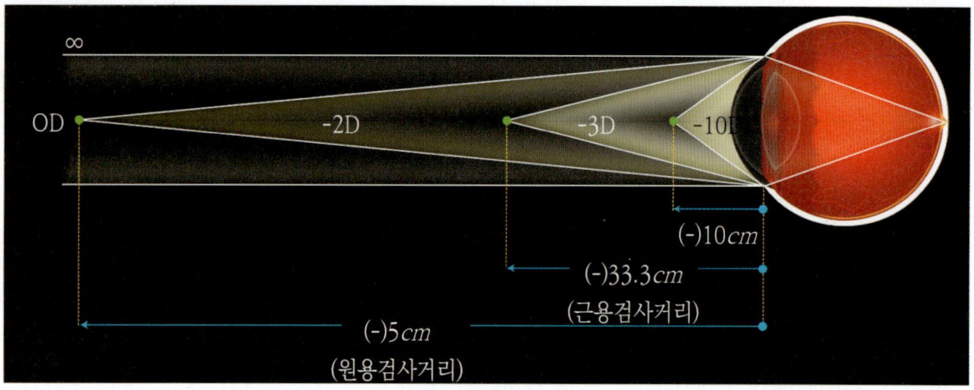


[그림 2-5] 여러 시거리의 버젼스 크기

여기서 매질의 굴절률(Refractive Index)이란 어느 물질이 빛을 굴절시키는 고유의 자연상수로 1 보다 큰 수치를 가진다.

(1) ∞ (무한대의 거리) → 0D
(2) 5 *m* (원거리시력 검사거리) → -0.20D
(3) 3 *m* (원거리시력 검사거리) → -0.33D
(4) 33.3 *cm* (독서거리) → -3.00D
(5) 25 *cm* (독서거리) → -4.00D
(6) 20 *cm* (독서거리) → -5.00D
(7) 10 *cm* (폭주근점거리) → -10.00D

여러 시거리의 디옵터 부호가 (-)인 것은 부호약속에 따라 기준점은 눈이 되고 검사거리의 시표 등 물체는 눈 앞에 있기 때문이다.

## 04 안경광학에 요긴하게 이용되는 빛의 파동성

지금까지는 빛에너지가 지나는 경로를 빛의 입자성에 바탕하여 거시적으로 살펴 직선운동을 하는 것으로 설명했다. 그러나 파동설에 바탕하여 미시적으로 자세하게 관찰하면 빛에너지는 상하 좌우 전 방향으로 진동하면서 진동하는 방향에 수직으로 퍼져나가는, 이른 바 **횡파(Transverse Wave)**로서 파동운동을 하는 전자기파이다. 안경 처방검사, 렌즈 등 안경광학에서 응용되는 실제 내용은 파동성의 성질을 이용한 것이 많다. 파동운동의 중요한 요소는 그림 2-6에서 보는 바와 같이 1초 동안의 진동수 뉴($\nu$)와 진동하는 폭인 진폭(A) 그리고 단위 파동의 길이인 파장($\lambda$)이다. 빛은 **진동수(振動數) 뉴($\nu$)**에 따라 그 성질이 다르다. 빛이 지나는 공간의 매질에 관계없이 진동수는 일정하므로 진동수가 다르면 전혀 다른 성질을 가진 빛이라는 말이 된다. 그러나 일반적으로는 그림 2-7과 같이 공기 중(엄밀하게는 진공)에서 **파장(波長) 크기 람다($\lambda$)**로 빛의 종류를 구별하는 것이 오랫동안 관례로 되어왔다. 에너지의 크기는 **진폭(振幅)(A)**에 비례하여 커진다.

전자기파의 범위는 그림 2-7에서와 같이 아주 넓지만 이 가운데 사람의 눈이 인식할 수 있는 전자기파는 그야말로 극히 좁은 영역이고, 이 범위의 빛을 **가시광선(可視光線, Visible Light)**이라고 한다. 안경광학에서는 단순히 빛이라고 하면 대부분 이 가시광선을 의미한다고 했다. 가시광선 영역에 든 빛들의 파장은 그 길이가 극히 짧아서 다음과 같은 극소길이의 단위 가운데 10억분의 1미터 단위인 **나노미터(Nanometer)**, *nm* 를 사용한다. MKS단위의 길이 단위인 미터($m$)를 기준 하는 극소단위는,

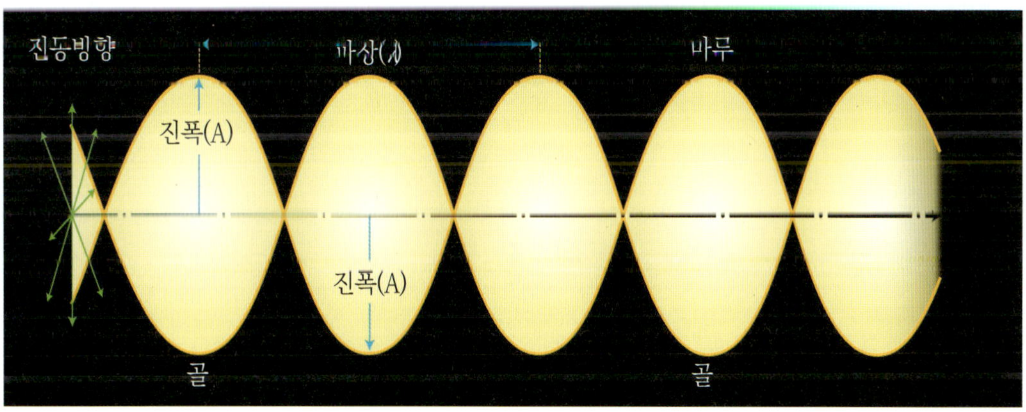


[그림 2-6] 빛의 파장과 진폭

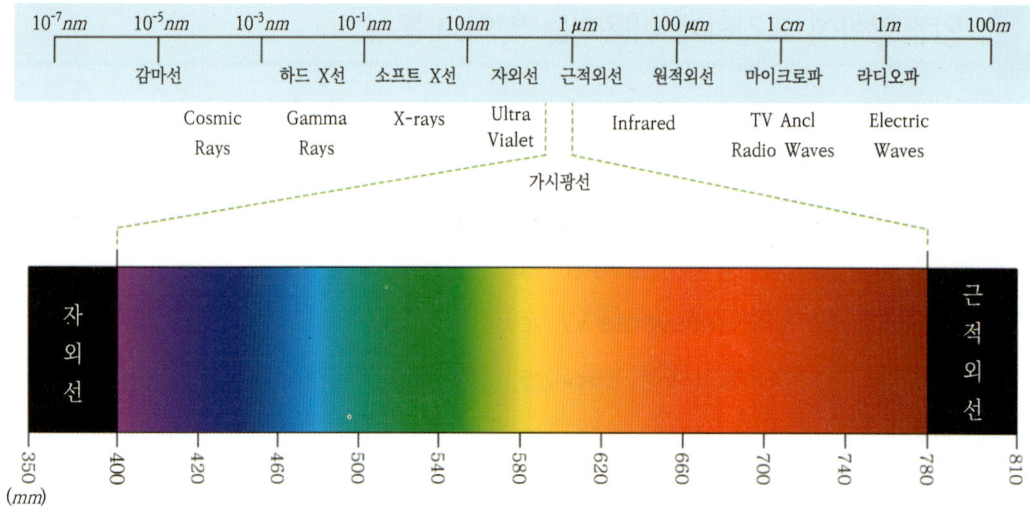


[그림 2-7] 전자기파와 가시광선(빛)의 영역

1 m(Meter) = $10^{0}m$

1 mm(Millimeter) = $10^{-3}m$

1 $\mu$(Micron) = $10^{-3}mm(10^{-6}m)$

1 $nm$(Nanometer) = $10^{-3}\mu(10^{-9}m)$

1 Å(Angstrom) = $10^{-1}nm(10^{-10}m)$

이다.

눈이 인식할 수 있는 가시광선의 양 끝단 수치는 나노미터가 극미세길이이므로 정확하게 경계를 단정할 수가 없어 통일되어 있지 않다. 그러나 최근 파장 약 400나노미터($nm$)에서 780나노미터($nm$)까지를 가시광선의 범위로 잡고 있어 이 책에서도 그렇게 했다.

## 05 렌즈의 굴절률기호 $n_e$ 또는 $n_d$

진공, 공기, 물, 플라스틱렌즈, 유리렌즈 등 빛에너지를 지나게 하는 투명체이거나 또는 그 물질로 된 공간을 빛의 **매질(媒質, Medium)**이라고 한다.

위에 든 매질에서 공기, 물, 렌즈는 그 순서대로 기체, 액체, 고체의 형태로 되어있다. 기체인 공기보다는 고체인 유리렌즈가 밀도가 크므로 빛이 지나는 속도는 공기 중에서 보다 유리렌즈에서 느릴 것은 직관적으로도 예상할 수 있다. 빛의 속도가 느린 매질을 '광학적으로 **밀(密)하다**'고 하고, 빠른 매질을 '광학적으로 **소(疏)하다**'고 한다.

빛이 진공 중에서 거리 $s$를 가는 시간에 굴절률 $n$의 매질에서 가는 거리, $\frac{s}{n}$를 **환산 또는 축소거리(Reduced Distance)**라고 한다. 이와 반대로 굴절률 $n$의 매질에서 거리 $s$를 가는 시간 동안 진공 중에서 간 거리는 $ns$이다. 이를 **광학적 거리(Optical Length)**라고 한다.

여러 가시광선 가운데 어느 특정 파장을 가진 빛들을 아래와 같이 기호화 하였다. 파장이 짧은 것으로부터

(1) 파장 486.1 $nm$의 빛 → F선(수소에서 나오며 우리 눈의 색감은 파랑이다.)
**(2) 파장 546.1 $nm$의 빛 → e선(수은에서 나오며 우리 눈의 색감은 초록이다.)**
**(3) 파장 587.6 $nm$의 빛 → d선(헬륨에서 나오며 색감은 황록색이다.)**
(4) 파장 656.3 $nm$의 빛 → C선(수소에서 나오며 색감은 빨강이다.)

이 가운데 e선과 d선이 가시광선 전 파장의 중간 값을 가지고 있어 가시광선을 대표하는 **참조기준파장(Reference Wave Length)**이라고 한다. e선과 d선 가운데 어느 파장을 참조기준파장으로 하는가는 나라마다 그 나라의 사정에 따라 서로 다르게 써왔다. 우리는 미국과 일본 등이 사용하는 d선을 취하고 있었다. e선을 가지고 측정한 매질, 즉 투명체의 굴절률은 $n_e$로, d선으로 측정한 굴절률은 $n_d$로 표시한다. 1991년 국제표준화기구(I.S.O., International Organization for Standardzation)는 광학제품의 원활한 국제교역을 위하여 세계적으로 e선을 참조기준파장으로 쓰도록 통일하였다. 그 이유는 우리 눈의 세포가 가장 밝게 느끼는 가시광선의 파장 555 $nm$에 보다 가까운 파장이 e선이기 때문이다. 그런데 종래의 d선을 기준으로 한 크라운글라스의 굴절률 $n_d$는 1.523이고, $n_e$로는 1.525이다. 또, 플라스틱 안경렌즈의 대표적 소재인

A.D.C.(CR-39)는 $n_d$가 1.498이고 $n_e$는 1.50으로 그 차이는 극히 미미하다. 더군다나 안경렌즈의 최소굴절력 표시단위 0.125D 내에서는 전혀 변동이 없다. 예를 들어 e선 기준으로 만든 ±10.0D의 안경렌즈를 앞서 조제가공실의 기기에서 소개한 렌즈 굴절력 측정기인 렌즈미터기가 d선 대응으로 만든 것에서 측정하면 ±9.96D로 측정된다.

따라서 안경광학에서 안경렌즈가 가지는 버젼스 크기 디옵터는 e선으로 하거나 d선으로 하거나 같은 값을 가진다. 이 책 에서는 e선을 참조기준파장으로 취하지만 굴절률 값은 d선 값과 e선 값을 혼용하였다.

어느 매질에서 빛의 속도로 그 매질의 **광학정수(光學定數)**인 **굴절률(屈折率, Refractive Index)**을 구할 수 있다. 예를 들어 '광학적으로 밀한' **안경렌즈** 안에서의 참조기준 파장 546.1 $nm$의 단색광 e선의 빛의 속도는 광학적으로 가장 소한 진공(공기)에서 속도 '$3\times10^8 m/sec$'보다 느려져 '$2\times10^8 m/sec$'라고 하면 다음식

$$\text{안경렌즈 굴절률}(n_e) = \frac{\text{진공(공기)에서의 } e\text{선 빛의 속도}}{\text{안경렌즈에서의 } e\text{선 빛의 속도}} = \frac{3\times10^8(m/sec)}{2\times10^8(m/sec)} = 1.5$$

으로 계산된 1.5를 이 안경렌즈의 광학정수 중 **굴절률(屈折率, Refractive Index)**, 정확하게는 e선에 대한 **절대굴절률(絶対屈折率, Absolute Refractive Index)**이라고 한다. 윗 식을 보면 '광학적으로 밀한 물질'일수록 빛(e선)의 속도가 더욱 줄어들어 굴절률은

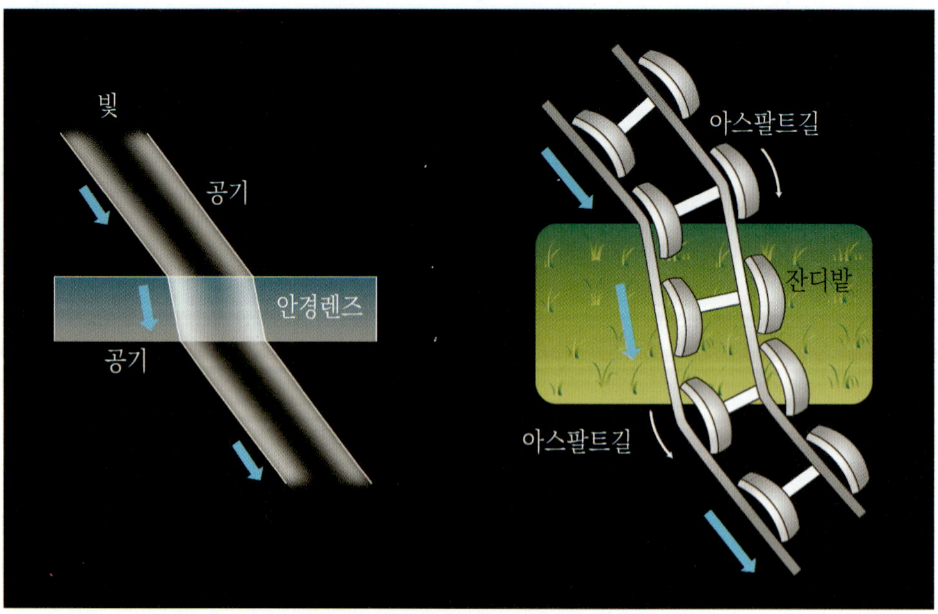


[그림 2-8] 광선의 굴절현상의 설명

커진다. 굴절률이 큰 물질일수록 광선이 많이 꺾이게 되어 전체 유효광선속의 버젼스를 크게 변화시킬 수 있다.

공기 중에서 비스듬히 안경렌즈에 들어가는 광선은 안경렌즈에서 진행 속도가 줄어드는 관계로 그림 2-8과 같이 원래의 진행방향에서 진로를 바꿔 렌즈 안으로 진입한다. 빛의 속도가 줄어들면 왜 진행방향에 달라질까? 이해를 돕기 위해 그림 2-8에서 광선을 네 바퀴 달린 유모차라고 가정하자. 공기는 유모차가 빨리 달릴 수 있는 매끄러운 아스팔트로 된 길로 보고, 안경렌즈 재질은 공기보다 촘촘한 잘 깎아진 잔디밭으로 그렸다. 직관직으로도 으응 그렇구나! 라고 이해할 수 있으리라.

광학적으로 가장 소한 공기(진공)를 기준수치 1로 하고 공기 중에 놓인 투명물질에 e선 등 특정한 빛이 들어 갈 때 투명물질이 얼마나 많이 빛의 진행방향을 꺾을 수 있느냐는 것을 수치로 나타낸 것이 투명물질의 **굴절률(屈折率, Refractive Index)**이다. 안경사가 많이 쓰는 공기와 물 그리고 렌즈 소재의 **굴절률**은 다음과 같다.

| | |
|---|---|
| (1) 공기(≒진공)의 굴절률 | $n_e$ = 1.00 |
| (2) 물의 굴절률 | $n_e$ = 1.334 |
| (3) 광학유리렌즈 굴절률(Crown Glass) | $n_e$ = 1.525 |
| (4) 광학유리렌즈 굴절률(Flint Glass) | $n_e$ ≒ 1.704 |
| (5) 광학플라스틱렌즈(ADC렌즈, CR-39렌즈) | $n_e$ = 1.50 |
| (6) 광학플라스틱고굴절률렌즈(치오우레탄계, MR렌즈) | $n_e$ = 1.728 |

'광학적으로 밀한'투명체일수록 **굴절률은 커지고**, 물리적으로는 밀도가 커서 **비중이 커지고** 7절에서 설명할 **아베수는 작아지는** 것이 자연계에 있는 물질의 성질이다.

## 06 우리 눈은 빛을 색깔로 인식한다.

빛에너지의 전파는 파동운동을 한다고 했으므로 어느 빛의 속도는 1초 동안 파동이 상하좌우, 360° 방향으로 진동하는 회수, 즉 진동수 $\nu$(단위는 헤르츠 Hz)가 많을수록, 그리고 파장 $\lambda$의 길이가 길수록 빠르다. 그러니까 공기(진공)에서 빛의 속도인 자연상수 C는

$$\text{빛의 속도}(C) = \text{진동수}(\nu) \times \text{파장}(\lambda)$$

가 된다. **참조기준파장 e선** 또는 **d선**을 기준으로 파장이 **짧은 쪽**의 파장들의 중간 평균의 대표파장은 486.1 *nm* 의 F선으로, **긴 파장**들의 평균 대표파장은 656.3 *nm* 의 C선으로 나타낸다. 기호를 서로 다르게 이름 붙인 것은 빛은 파장이 다르면 종류가 다르다는 것을 나타내려 한 것이다.

가시광선(380 $nm$ ~ 780 $nm$)의 모든 파장은 진공 중에서만 그 속도가 같다. 따라서 윗식에서 짧은 파장인 F선은 긴 파장인 C선 보다 1초 동안의 진동수가 많아야 속도가 같게 된다. 우리 눈은 빛, 즉 가시광선의 파장에 따라 다른 색감으로 인식하게 된다. 곧, 한 파장의 빛만 눈에 들어오면, 위에서 든 F선은 파랑색, e선은 녹색, d선은 황록색, C선은 빨강색으로 보이게 된다.

즉, 우리 눈은 가시광선의 파장이 긴 쪽에서 짧은 쪽으로 빨강, 주황, 노랑, 초록, 파랑, 남색, 보라의 무지개 색으로 인식되는 것이다. 그러나 가시광선의 모든 파장이 한데 섞여서 눈에 들어오게 되면 우리 눈은 하얀색으로 느끼게 되어 이를 **백색광(白色光, White Light)**이라고 한다. 이에 반해 색을 띠는 한 파장의 빛을 **단색광(單色光, Monochromatic Light)**이라고 한다. 앞으로 특별히 밝히지 않는 한, 광선 또는 빛이라고 하면 가시광선 중 참조기준파장의 단색광을 지칭하는 것으로 생각해도 괜찮다.

제 1 매질인 공기 중에서 안경렌즈, 눈 등으로 빛이 진입해 들어가면 공기 중의 속도에서 안경렌즈, 눈 등의 제 2 매질의 굴절률로 나눈 만큼 빛의 속도가 줄어들게 되는데 이때 진동수는 변화가 없고 파장이 짧아져서 속도가 줄게 된다. 따라서 매질에 따라 변화가 없는 일정한 진동수를 가지고 빛의 종류를 구분하는 것이 옳지만 오래된 관례로 진공에서 파장에 따라 빛의 종류를 구분하고 있다고 했다. 가시광선의 진동수 범위는 긴파장의 빛에서 짧은 파장 순으로 약 '$3.8 \times 10^{14}(sec^{-1},\ Hz)$'에서 '$7.8 \times 10^{14}(sec^{-1},\ Hz)$정도이다.

## 07 빛이 렌즈 투과후 색 번짐을 나타내는 아베수($\nu_e$, Abbe's No)

빛이 공기 중에서 안경렌즈, 눈 등의 제 2매질에 진입해 들어갈 때 속도가 줄어드는데 그 속도 변화율은 파장에 따라 다르게 된다. 속도는 짧은 파장의 빛이 진동수가 많은 관계로 전체 파장 길이가 짧게 되어 긴 파장의 가시광선 보다 많이 줄게 된다.

따라서 투명물질의 굴절률은 물질의 종류에 따라 다를 뿐 아니라, 같은 물질의 굴절률 값도 가시광선의 종류, 즉 파장에 따라 다르게 나타난다. 광학유리렌즈의 굴절률 $n_e$를 1.525 또는 $n_d$로는 1.523라고 표기하게 되는데 $n_e$가 1.525라는 것은 참조기준파장을 e선으로 했을 때 광학유리렌즈의 e선에 대한 굴절률이 1.525이라는 것이고, $n_d$가 1.523라는 것은 참조기준파장을 파장이 좀더 긴 d선으로 취했을 때는 굴절률이 1.523라는 것이다. 이와 같이 같은 광학유리에 진입한다 해도 파장이 짧은 빛인 e선에 대한 굴절률이 d선보다 크게 되어서 e선이 보다 많이 꺾인다. 따라서 그림 2-9에서 같이 모든 파장의 가시광선이 합쳐진 백색광이 공기 중에서 렌즈에 진입할 때 파장별로 꺾이는 방향이 다르게 되어 투명체를 투과한 후에는 무지개 색의 띠를 나타내게 된다. 이 백색광의 색띠를 **스펙트럼(Spectrum)**이라고 한다. 이렇게 공기 가운데 무색투명했거나 반사될 때의 백색광이 렌즈에 진입한 후 파장별로 진행방향이 나뉘어져 색깔을 띄게 되는 현상을 **빛의 분산(Dispersion)**이라고 한다. 또 빛에너지가 파장별로 분산되어 상을 흐리게 하므로 **색수차(Chromatic Aberration)**라고도 한다.

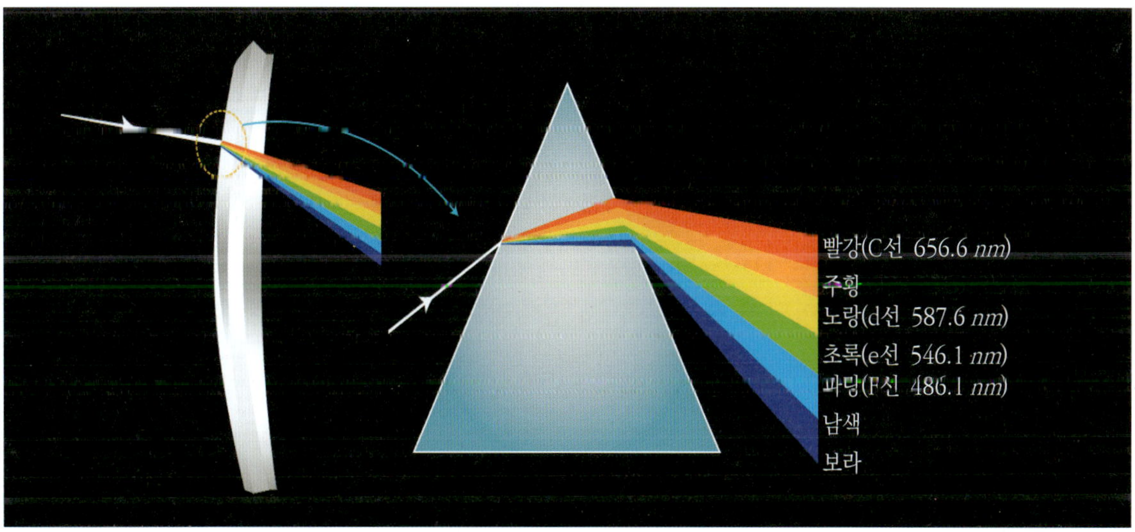


[그림 2-9] 빛의 분산, 스펙트럼

렌즈에 백색광이 투과해 들어가면 백색광에 포함된 여러 파장별로 굴절률이 다르게 되어 분산이 일어나는데 분산되는 크기가 어느 정도인가를 F선과 C선에 대한 굴절률 차의 역수 수치로 나타내도록 약속하였다. 이 분산정도를 나타내는 수를 **아베수**(Abb's Number) 또는 **역분산계수**(Optical Constringence)라고 하고, 기호 $\nu_e$(뉴)로 표기한다.

참조기준파장이 e선일 때 아베수 $\nu_e$는 식 $\frac{(n_e-1)}{(n_F-n_c)}$로 계산한다. 물론 참조기준파장이 d선이면 아베수의 기호는 $\nu_d$로 표기하고 굴절률은 $n_d$로 계산한다. 이 식에 따르면 아베수의 값이 크면 클수록 분산은 적어서 상을 만드는데 색 번짐이 적어 좋은 렌즈 소재가 된다. **굴절률**(Refractive Index)과 **아베수**(Abb's Number)를 물질의 광학상수 또는 **광학정수**라고 한다.

안경렌즈 관련 물질의 아베수 $\nu_e$는 다음과 같다.

(1) 광학유리렌즈(Crown Glass)58
(2) 고굴절률유리렌즈(Flint Glass)41
(3) 광학플라스틱렌즈(A.D.C., CR-39)58
(4) 고굴절플라스틱렌즈(MR-174)30
(5) P.M.M.A.(아크릴)56.7
(6) P.C.(풀리카보네이트)30

## 08 빛은 안경렌즈에서 어느 방향으로 얼마나 꺾일까?

1절에서 빛의 기하광학적 4가지 기본원리 가운데 안경광학에서 이용되는 비중이 제일 큰 것이 굴절의 원리라고 하였다. 물체에서 나온 광선이 다른 매질, 즉 렌즈나 눈 속으로 들어 올 때 어떻게 굴절되어 그 진행경로를 바꾸는가는 **굴절의 법칙**(屈折法則, Raw of Refraction)에 따른다. 굴절의 법칙은 그림 2-10에서 '입사광선 I와 입사점에서 세운 경계면의 법선 NN' 그리고 굴절광선 I'은 같은 평면에 있으며, 입사각 $i$ 의 정현값 $sin\ i$ 와 굴절각 $i'$의 정현값 $sin\ i'$과의 비는 입사각의 크기의 변화에 관계없이 제 2매질의 굴절률값과 제 1매질의 굴절률값의 비로 일정하다. 안경광학에서는 대부분

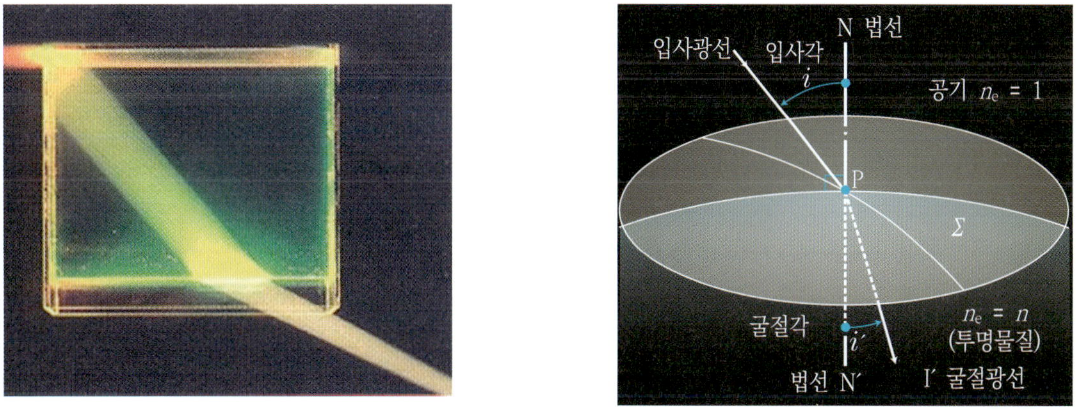


[그림 2-10] 굴절의 법칙

공기 중에 있는 물체를 보게 되므로 제 1매질이 공기일 때 굴절의 법칙을 식으로 나타내면 $\frac{sin\ i}{sin\ i'} = \frac{n'}{1}$ 이다.(증명은 연습문제 5번 참조) 이 식을 다시 정리하면

$$1 \times sin\ i = n' \times sin\ i'$$

이다. 이 식은 굴절률이 다른 여러 물질이 서로 평행하게 인접하고 있을 때 각 경계면을 통과하는 광선에서 매질 중의 광선과 매질사이의 경계면에서 수선과 이루는 각의 정현($sin$)값과 각 매질의 굴절률의 곱은 빛이 지나는 매질에 관계없이 항상 일정하다는 것을 의미한다. 이렇게 나타내는 굴절의 법칙을 **스넬의 법칙**(Snell's Law)이라고 한다.

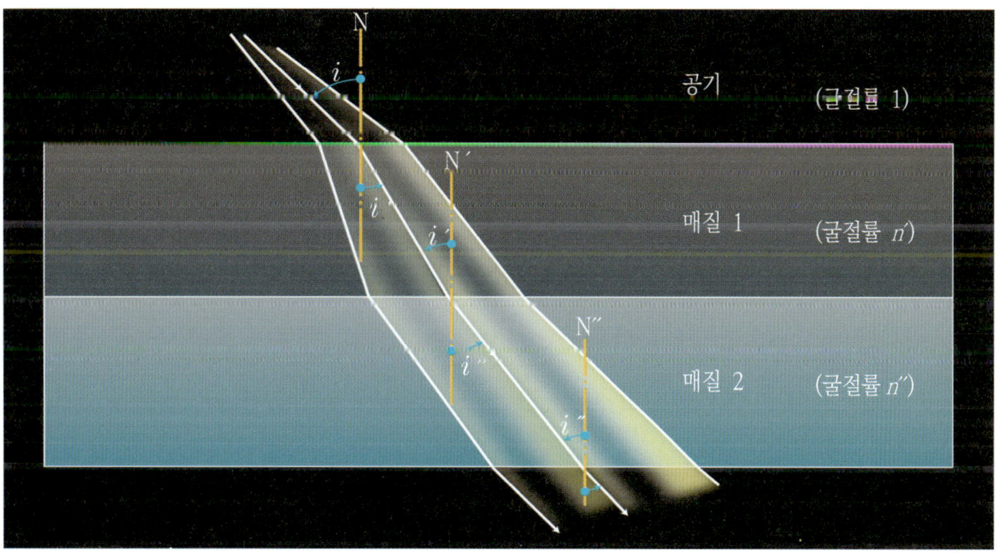


[그림 2-11] 밀착된 여러 평행평면판에서 빛의 굴절

그림 2-11에서 스넬의 법칙을 수식으로 나타내면

$$(1\times sin\ i)=(n'\times sin\ i')=(n''\times sin\ i'')\cdots\cdots$$

## 09 $sin\,0.01 \fallingdotseq 0.01$이 성립되는 근축영역

**물체공간(Object Space)**에 있는 어느 물체의 한 물점에서 발산된 빛에너지의 유효광선속의 범위가 넓을수록 **상공간(Image Space)**에서 만드는 상은 한 점의 상으로 만들어 지지 않고, 빛에너지가 흩어져 보이는 **착란원상(Circle of Confusion)**이 된다. 착란원상이 되면 단위 면적당의 빛에너지 양은 적게 되어 흐린 상이 만들어 진다. 따라서 상은 착란원이 커지면 비례해서 흐려진다.

굴절의 법칙을 렌즈에 적용하기 위해 안경렌즈의 주요 축선을 알아본다. 렌즈의 **앞구면의 곡률중심점과 뒷구면의 곡률중심점 두점을 있는 직선을 렌즈의 광축(Optical Axis)**이라고 한다. 앞 구면의 곡률중심점과 광선의 입사점을 잇는 직선이 입사점의 법선이 된다.

그림 2-12에서와 같이 안경렌즈의 광축 위에 있는 한 물점에서 나온 유효광선속의 량이 많고 적음에 따른 상의 모양을 살펴보자. 유효광선속의 폭이 제일 큰 그림 2-12의 (1)에서 가장자리의 입사광선은 입사각 $i_1$이 크므로 렌즈 투과 후 만들어지는 상은 흐린 착란원상이 된다. 이에 비하여 유효광선속의 폭이 적어 가장자리의 입사광선이 광축에 가까운 곳으로 입사하는 그림 2-12의 (3)의 $i_3$는 입사각이 작아서 렌즈 투과 후 만들어 지는 상은 흩어짐이 없이 한 곳으로 모이는 선명한 상이 된다.

그림 2-12의 (3)의 입사각 $i_3$와 같이 각의 크기가 아주 작을 때 각의 크기를 호도법에 의한 **래디안(Radian)** 단위로 취하면 입사각 $i$의 정현값 $\sin\ i$는 바로 $i$ 래디안 값과 거의 같게 된다. 따라서 굴절률이 1인 공기 중에 놓인 굴절률 $n_e$의 안경렌즈에서 스넬법칙 '$1\times\sin\ i=n\times\sin\ i'$'의 공식은 '$1\times i=n\times i'$'으로 바꾸어 적용시켜도 좋다. 그러니까 삼각함수의 정현기호(sin)를 떼어 버린 '각 매질의 굴절률과 그 매질의 경계면에서의 입사 또는 굴절각의 래디안 크기의 곱은 항상 일정하다.'라는 간단한 굴절의 법칙으로 변환된다. 이와 같이 아주 선명한 점상을 만들려면 유효광선들은 렌즈의 광축에 아주

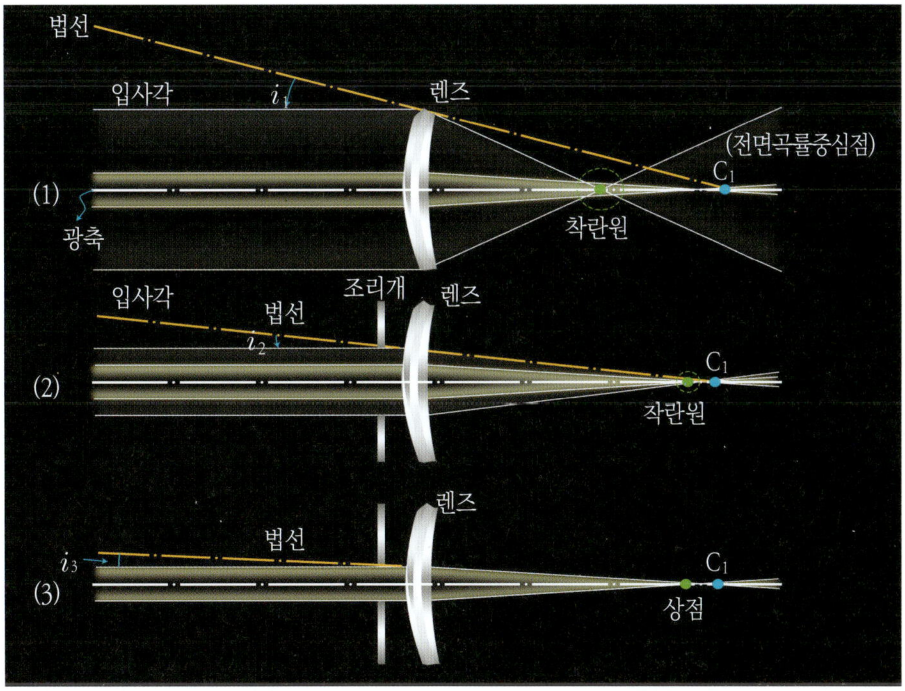


[그림 2-12] 주변광선과 근축광선에 의한 상의 선명도 변화

근접한 광선들이어야 하고, 이 경우에는 sin기호를 떼어 버린 간략화된 굴절의 법칙을 적용시킬 수 있다. 특히 광축에 따라 들어오는 입사광선, 즉 주광선은 입사각 $i$ 가 0이 되므로 스넬법칙에 따라 굴절각도 0이 되어 진행방향을 바꾸지 않고 그대로 직진한다.

광축에 아주 근접한 영역을 **근축영역**(Paraxial Area)이라 하고 이 영역에 속한 광선들을 **근축광선**(Paraxial Rays)이라고 한다. 근축광선만을 대상으로 하는 기하광학을 **근축광학**(Paraxial Optics), 또는 이를 정립시킨 독일의 가우스(Karl Friedrich Gauss, 1777~1855)의 이름을 빌려 **가우스광학**(Gaussian Optics)이라고 한다.

안경렌즈와 눈에서 취급하는 유효광선들은 근축광선으로 보아도 무방하다. 왜냐하면 안경렌즈를 통하고, 다시 눈의 동공(Pupil, 정확한 광학적 이름은 입사동이다.)을 통과하는 광선만이 물체를 보는데 관여하는 유효광선속이 되는데 동공의 직경이 약 3 ~ 6 $mm$ 정도인데 비하여 일상에서 보려는 물체까지 거리는 눈앞 30 $cm$에서 5 $m$ 매우 긴 길이이다. 그러니까 아주 작은 직경의 동공을 향해서 들어오는 보려는 물체로부터 오는 광선들은 입사각의 크기가 극히 작아 눈의 광축에 근접한 광선으로 취급해도 되기 때문이다. 따라서 이 교재를 비롯한 안경광학(Optometry)에 관련된 모든 책에서 다루는 빛은 특별한 지적을 하지 않는 한 광선 또는 빛이라고 하면 선명상을 만드는 근축광선을 뜻한다.

## 10 망막에 맺히는 외계 물체상은 실상이지만 보이는 것은 겉보기 위치에 나타나는 허상이다.

광선속이 안경렌즈 또는 눈 등 투명체를 통과하면 유효광선속 내의 모든 광선은 입사점이 서로 달라 꺾이는 크기가 다르게 된다. 즉, 광축으로부터 먼 곳에 입사점을 가지는 주변광선은 입사각이 커서 많이 꺾이고, 입사점이 광축에 가가우면 입사각이 비례해서 작아지면서 덜 꺾이면서 상을 만드는 유효광선속의 버전스 크기에 변화가 생긴다. 그 결과 **물체(Object)** 각각의 점광원에서 온 빛에너지는 그림 2-13의 (1)에서와 같이 근시교정용 오목렌즈에서는 발산되어 물체 정보가 흩어지고, 그림 2-13의 (2)의 볼록렌즈와 같은 우리 눈에서는 **망막(Retina)**의 한 곳에 집중적으로 수렴되어 물체의 형상과 색깔 등 모든 정보의 **상(Image)**을 맺어 시세포를 강하게 자극하게 된다. 이와 같이 실제로 빛에너지가 망막의 한 곳에 모여 생기는 물체 정보, 즉 상(Image)이므로 **실상(Real Image)**이 된다.

안경용 오목렌즈에서는 흩어지는 광선의 진행방향의 반대 쪽, 즉 후방으로 각광선의 연장선을 그으면 빛의 진행방향 반대쪽의 한 곳에 모이는 가상의 위치를 찾을 수 있는데 오목렌즈의 안경을 쓴 사람의 눈에는 시선이 안경렌즈를 나온 발산광선속에 따라 전방 직선상 가상의 겉보기 위치에 물체가 있는 것으로 보인다. 이렇게 눈으로 보이는 외계 물체는 실제 물체 정보를 실은 빛에너지의 모임이 아니므로 **허상(Virtual Image)**이 된다. 우리 눈이 어느 물체를 보려면 그 물체를 향하여 똑바로 눈을 떠야 한다. 다시 말하면 **시선(Visual Axis)**이 직선으로 그 물체에 닿아야 한다. 그런데 그림 2-13과 같이 안경렌즈가 보려는 물체와 눈 사이에 놓여 있어 물체정보를 가진 광선이 렌즈에 의해 진행방향을 바꾸어 눈에 들어오면 어떻게 보이게 될까? 그림 2-14에서와 같이 물점 Q의 정보를 실은 주광선(Chief Ray)이 여러 투명물체에 의해 5회나 진행방향을 바꾸어 눈에 들어오게 되면 마지막 눈에 진입하는 광선 ⑤의 후방으로 그은 연장선 위치 Q″에 물점 Q가 있는 것처럼 보이게 된다. 이 Q″를 **겉보기 위치(Apparent Position)**라고 한다. 우리 눈의 시선(視線)이란 직선형태이므로 광선이 지나온 과거 경로는 인식하지 못하고, 최후로 눈에 진입하는 광선의 후방 연장선상에 물체가 있는 것처럼 보인다. 물체가 안경렌즈에 의해 겉보기 위치에 바뀌어 보이는 바로 이 현상이 안경과 콘택트렌즈로 **근시(Myopia, Near Sighted Eye)**, **원시(Hyperopia, Far Sighted Eye)** 그리고 여러 가지 **난시(Astigmatism)**를 **정시(Emmetropia)**로 교정하거나 **사위(Heterophoria)**의 **안정피로(Asthenopia)**를 경감시키는 역할을 하게 되는 것이다. 그림

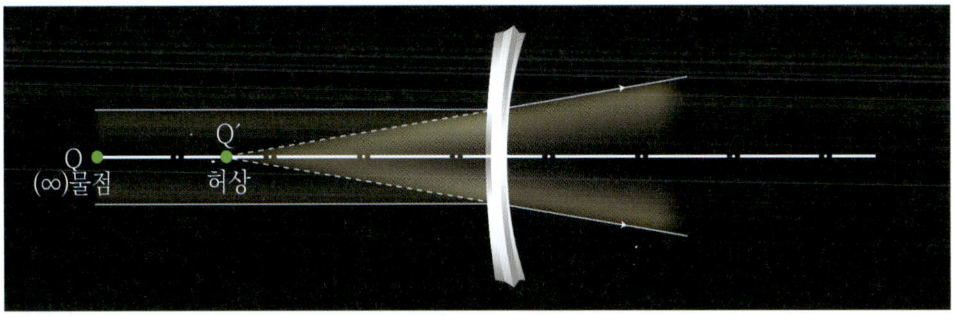


(1) 오목렌즈에 의한 발산으로 빛에너지 흩어짐과 허상

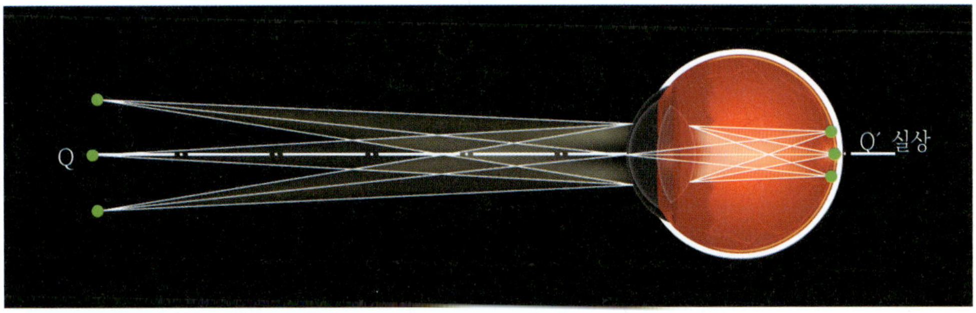


(2) 볼록렌즈인 눈에 의한 빛에너지 모임(실상)

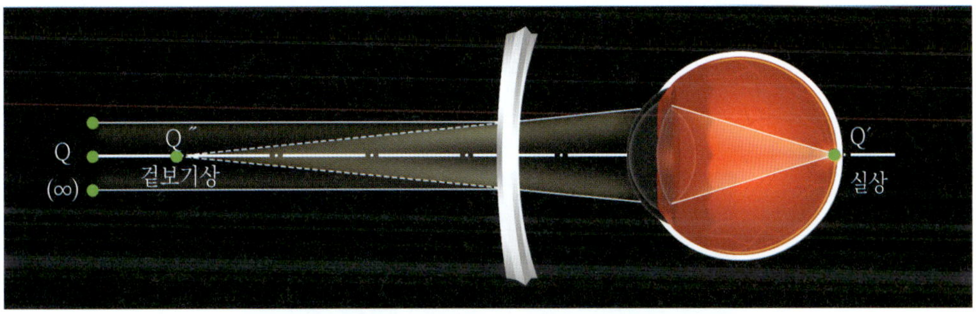


(3) 시선의 직선성에 의한 겉보기 위치

[그림 2-13] 망막의 실상과 허상 그리고 눈에 의한 겉보기 위치

2-13의 (3)에서와 같이 안경렌즈 뒤에 눈을 두게 되면 무한대에 있는 실제 위치 Q는

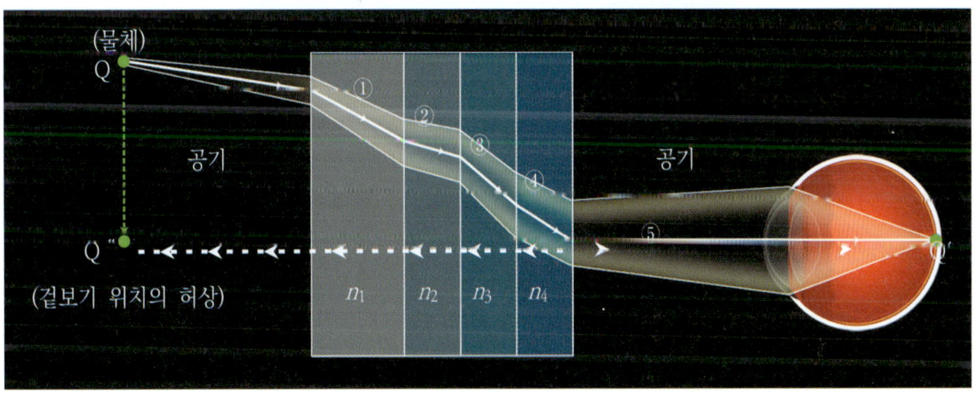


[그림 2-14] 겉보기 위치(Apparent Position)

눈앞으로 이동된 겉보기 위치 Q″에 허상으로 보이게 된다.

일상생활에서 개울물의 깊이가 얕아 보여 흔히 바지를 걷고 개울을 건너려고 했다가 의외로 깊어서 바지가 젖거나, 수영장의 깊이가 얕아 보이지만 실제로 들어가면 깊어지는 현상들은 물속에서 나온 광선이 수면에서 굴절되어 눈에 들어와 생긴 겉보기상을 보기 때문이다. 이 때는 '광학적으로 밀한'물로부터 '소한'공기로 진행된다는 것을 염두에 두고 그림 2-15의 P점에서 굴절의 법칙을 적용하면,

$$n \times sin\ i = 1 \times sin\ i' \text{ 이므로}$$

$$\because n = \frac{sin\ i}{sin\ i'} = \frac{\mathrm{PO/PQ'}}{\mathrm{PO/PQ}} = \frac{\mathrm{PQ}}{\mathrm{PQ'}} \fallingdotseq \frac{\mathrm{OQ}}{\mathrm{OQ'}} \text{ (근축광선이므로)}$$

보이는 상의 깊이는 OQ′의 길이가 되므로 OQ′에 대해서 정리하면

$$\mathrm{OQ'} = \mathrm{OQ} \times \frac{1}{\mathrm{n}} = \mathrm{OQ} \times \frac{1}{1.333} = \mathrm{OQ} \times \frac{3}{4}$$

로 실제 길이 OQ의 $\frac{3}{4}$ 길이로 줄어든 깊이로 보인다.

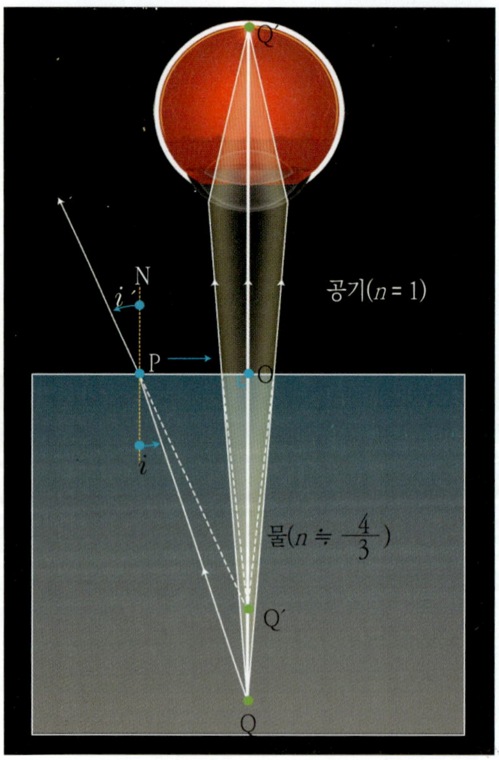


[그림 2-15] 굴절에 의한 상의 겉보기 위치

## 11 구면은 같은 곡률을 가지는 수많은 경선의 집합이다.

사람들이 생활의 편리성을 추구하기 위해 만든 많은 도구 중에는 구슬, 농구공, 베어링 등과 같이 대부분 구면 또는 그와 흡사한 표면을 가지고 있다. 특히 안경렌즈의 대부분과 눈은 그 앞면과 뒷면이 **구면**(Spherical Surface)으로 이루어져 있다.

입체 공간에 있는 어느 한 점에서 떨어진 거리가 같은 점들의 집합으로 이루어진 것을 구(Sphere)라고 하고, 그 표면의 전체 또는 일부가 **구면**(Spherical Surface)이다. 기계의 회전운동으로 쉽게 구면을 만들어 낼 수 있기 때문에 생활도구에 구면이 많게 된다.

그림 2-16의 (1)에서 구면의 일부분 $k_1 k_2$의 범위가 렌즈의 한 면을 이루는 크기라면 이 면적이 곧 유효광선속을 제한하게 된다. 구면의 중심점을 **곡률중심점**(Center of Curvature)이라고 하고 이 점을 향하여 구면이 휘어지는 정도를 나타내는 용어는 **곡률**(Curvature)이다. 반지름은 앞으로 **곡률반경**(Radius of Curvature)이라고 고쳐 부르자. 왜냐하면 그림 2-16의 (2)에서와 같이 구의 반지름, 곧 곡률반경이 $r_2 < r_3$로 짧으면 곡률은 $K_2 > K_3$와 같이 커지는 관계에 있으므로 곡률의 크기와 곡률반경과는 반비례 관계에 있기 때문이다. 이는 거리의 역수가 버젼스의 단위, 디옵터(D)의 크기가 되는 것과 닮은 형식이다. 그림 2-16의 (1)에서 구면의 일부분 $k_1 k_2$의 기하학 중심점 V를 구면중심점이라고

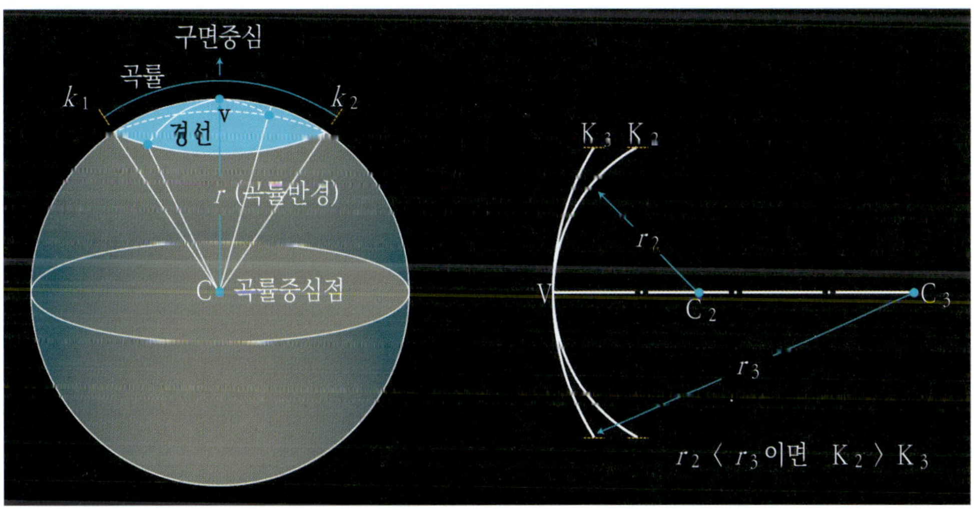


(1) (2)

[그림 2-16] 안경렌즈의 앞뒷면을 이루는 구면의 곡률

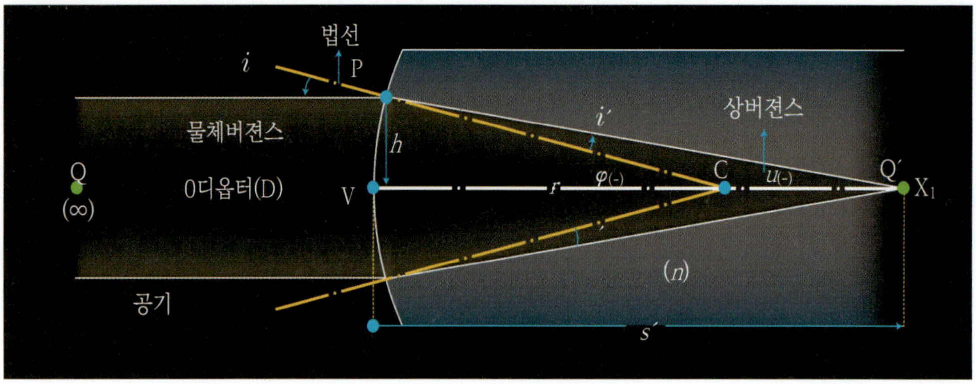


[그림 2-17] 구면의 면굴절력

하고 이 구면중심점 V를 지나는 구면 위의 모든 자오선을 **경선(Meridian)**이라고 한다.

그림 2-17에서와 같이 공기 중 근축영역의 무한대에 있는 물점 Q에서 나온 평행광선속이 굴절률 $n$의 안경렌즈 전면에서 스넬의 법칙에 의해 어떻게 진행방향을 바꿀 것인가? 즉, 공기와 렌즈재질의 경계면이 구면으로 되었을 때 광선속의 버젼스 변화를 살펴보자. 렌즈 전면의 정점 V를 기준점으로 하고, 이 점에서 아주 먼 무한대의 위치에 물점 Q가 있으니까 입사하는 광선속은 평행광선속이기 때문에 물체버젼스 크기는 0D이다. 이때 상버젼스의 크기는 전면의 기준점 V에서 상점 Q′까지를 $m$단위로 잰 상거리 s′의 역수에 렌즈 재질의 굴절률 $n$을 곱한 것이 된다. 곧, 상버젼스의 크기는 $\frac{n}{s'}$이 된다. 이 상버젼스의 크기 $\frac{n}{s'}$ 디옵터(D)는 순전히 이 구면에 의해 만들어진 것이므로 구면의 **면굴절력(Power of Spherical Surface)**이라고 한다. 그림 2-17에서 상버젼스의 크기, 즉 면굴절력 $\frac{n}{s'}$ 디옵터를 구해보면

△PCV와 △PQ′V에서 근축광선들 이므로

$(\varphi) \fallingdotseq sin(\varphi) = \frac{h}{r}$, 또 $(-u) \fallingdotseq sin(u) = \frac{h}{s'}$ 이고,

$i = (\varphi)[\because 동위각] = \frac{h}{r}$, $i' = \{(-\varphi) - (u)\} = (\frac{h}{r} - \frac{h}{s'})$가 된다.

이 $i$, $i'$의 값을 입사점 P에서 스넬법칙 $(1 \times i) = (n \times i')$에 넣으면 $(1 \times \frac{h'}{r}) = n(\frac{h}{r} - \frac{h}{s'})$가 되고, 이를 상버젼스의 크기 $\frac{n}{s'}$ 디옵터(D)로 정리하면

$$\frac{n}{s'} = (\frac{n-1}{r})$$

이 된다. 무한대에 있는 물체의 상버전스값이 구면의 면굴절력의 크기이므로 구면의 면굴절력은 $(\frac{n-1}{r})$ 이다. 안경렌즈의 앞면 또는 뒷면에 의해서 변화되는 **버전스의 크기**, 즉 **면굴절력은 렌즈를 만든 소재의 굴절률 $n$이 클수록, 또는 구면의 곡률이 클수록**(곡률반경 $r$이 짧을수록) 커진다.

## 12 보이지 않지만 아주 중요한 안경렌즈의 기준축과 주요점

전면과 후면의 2개 구면으로 된 안경렌즈를 단면으로 보면 볼록렌즈는 중심으로 갈수록 두꺼워지고, 오목렌즈는 얇아진다는 것 외에는 투명해서 특별한 점이나 축선이 눈에 띄지 않으나 실제는 아래 열거하는 아주 중요한 **주요점(Cardinal Point)**들이 있다. 그림 2-18에서

(1) **광축(Optical Axis)** : 전면(제 1면)의 곡률중심점 $C_1$과 후면(제 2면)의 곡률중심점 $C_2$를 잇는 직선 XX′

(2) **광학중심점(Optical Center)** : 광축 XX′가 렌즈를 가로 지르는 부분 O.C.

(3) **정점(Vertex Point)** : 광축과 전면과의 교점 V를 **물측정점** 또는 앞 **정점(Front Vertex Point)**이라고 하고, 후면과의 교점 V′을 **상측정점** 또는 뒷 **정점(Back Vertex Point)**이라고 한다. 이중 **상측정점**은 안경렌즈에서 거리를 재는 **기준점**이 된다.

이 외에 **상측수섬과 물측주점(Principal Point)**과 다음에 설명할 **상측초점(The 2nd Focal Point)**과 **물측초점(The 1st Focal Point)** 등이 있다. 눈도 광학적으로 아주 강한 굴절력을 가진 볼록렌즈이므로 위에서 설명한 주요점들이 있다. 렌즈는 앞과 뒷구면의 곡률중심점의 위치에 따라 양곡률중심점이 서로 반대쪽에 있는 **양볼록, 오목렌즈(Bi-Convex & Concave Lens)**와 전후면 중 한 면이 평면으로 된 **평볼록, 평오목렌즈(Plano Convex & Concave Lens)**, 같은 방향에 전후면의 곡률중심점이 있는 **볼록메니스커스와 오목메니스커스(+, - Meniscus Lens)**의 형상으로 분류하는데 **안경렌즈는 메니스커스** 형상을 가진다.

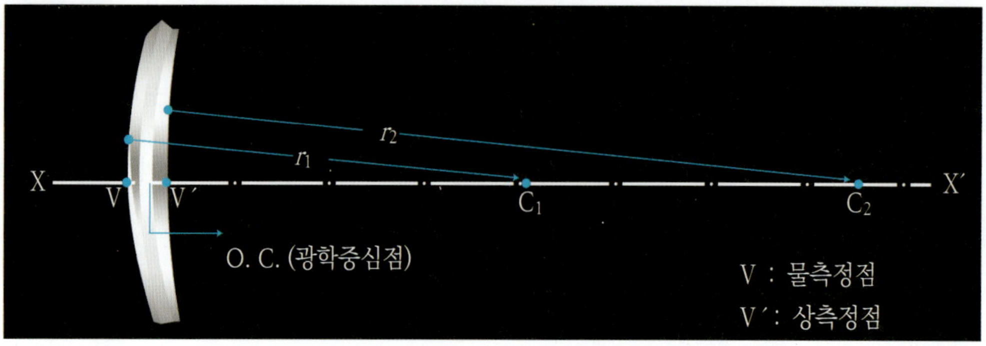


[그림 2-18] 렌즈의 주요점과 광축

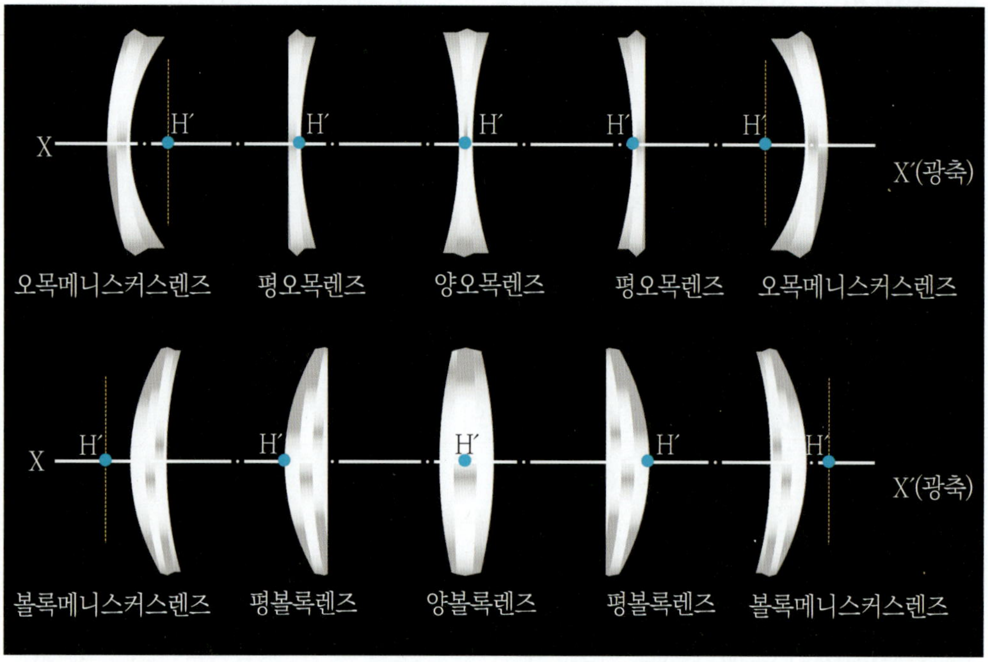


[그림 2-19] 여러 렌즈의 형상

## 13 일반 렌즈의 주점초점거리와 안경렌즈의 정점초점거리

그림 2-20의 (1)에서 무한대의 광축상에 있는 물점에서 들어온 평행광선속이 렌즈의 굴절작용으로 볼록렌즈 광축상의 상공간에 있는 어느 한 점으로 수속하는 실상의 상점(Image Point) F′과 그림 2-20의 (2)에서 무한대 광축상에 있는 물점에서 들어온 평행광선속이 오목렌즈의 발산작용으로 발산광선의 후방 연장선의 모임점인 허상의 상점(Image Point) F′를 **상측초점(Secondary Focal Point)** 또는 제 2초점이라고 한다. 렌즈의 중심에서 F′까지 거리 $f'$를 **상측초점거리(Length of Secondary Focal Point)**라고 한다. 그러니까 안경렌즈의 상측초점이란 렌즈 앞 무한대의 광축상에 있는 물점의 상인 것이다.

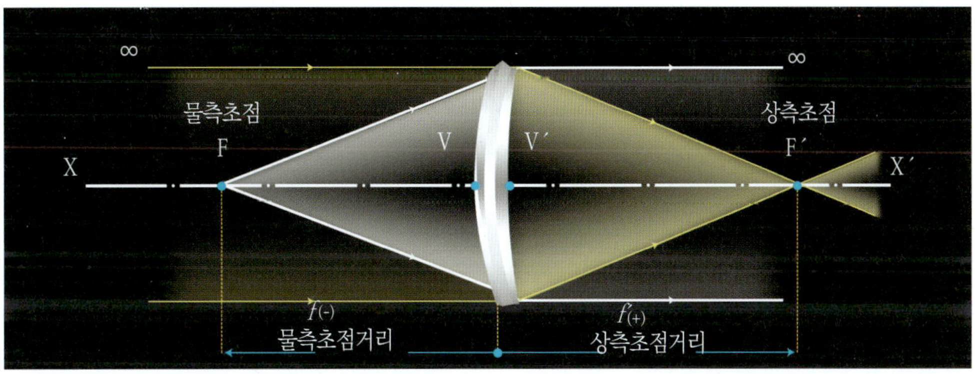


(1) 실초점인 볼록렌즈의 상측초점 F′와 물측초점 F

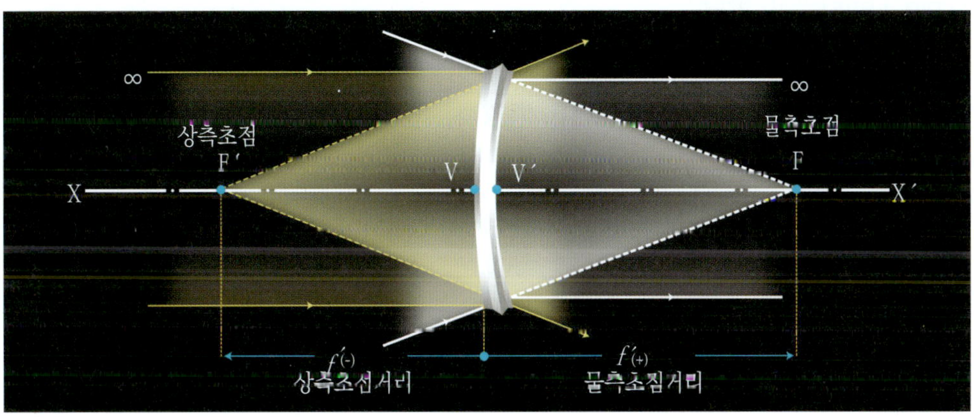


(2) 허초점인 오목렌즈의 상측초점 F′와 물측초점 F

[그림 2-20] 상측초점 F′과 물측초점 F(단, 광선은 근축광선이고 렌즈는 중심두께를 무시한 얇은 렌즈)

그림 2-20의 (1)에서 볼록렌즈 광축 위의 물체공간에 있는 물점 F에서 나오거나, 또는 그림 2-20의 (2)에서 오목렌즈 광축위 어느 한 물점 F로 수속하려는 광선속이 렌즈의 굴절작용을 받아 평행광선속이 되는 **물점(Object Point)**, F를 렌즈의 **물측초점(Primary Focal Point)** 또는 제 1초점이라고 한다. 렌즈의 중심에서 물측초점 F까지의 거리를 **물측초점거리(Length of Primary Focal Point)**라고 하고 기호는 $f$로 쓴다. 그러니까 물측초점은 무한대에 상을 만드는 물점인 것이다.

그림 2-20의 (1)은 볼록렌즈의 양초점 F′와 F를 그린 것으로 노랑색 광선 경로는 좌측 물점으로부터 평행광선에서 상측초점 F′까지이고 하얀색은 좌측 물측초점 F의 발광선속에서 렌즈를 지난 후 평행광선의 경로이다. 이 양 초점은 실제로 광선이 모이고 출발하는 곳이므로 실초점, 즉 **실상(Real Image)**과 **실물점(Real Object)**이다.

그림 2-20의 (2)에서 노란색 광선은 오목렌즈에서 좌측 무한대에서 오는 평행광선이 렌즈에서 발산된 실제 빛에너지의 진행경로와 렌즈를 지난 뒤 발산되는 광선들의 후방으로 그은 점선이 한 곳으로 모이는 **허상(Virtual Image)**의 겉보기 위치, 곧 상측초점 F′를, 하얀색 광선은 물측초점 F를 향하여 모여드는 수렴광선이 렌즈를 지나 평행광선으로 되는 실제 빛에너지의 진행경로이다. 여기서 물체공간으로 향하는 수렴광선을 렌즈 지난 후 그대로 점선으로 연장시켜 한 곳으로 모인 가상적 위치인 물측초점 F는 **허물점(Virtual Object)**인 허초점이다.

상측초점과 물측초점 양 초점 가운데 주로 사용되는 것은 **상측초점** F′이다. 렌즈의 광학중심점 부위의 두께는 물체 및 상까지 거리와 비교하면 극히 작으므로 무시하여 상측정점 V′과 물측정점 V가 똑같이 렌즈 중심점에 있다고 가정한 렌즈를 **얇은 렌즈(Thin Lens)**라고 한다.

원거리를 잘 보기 위한 **원용** 안경렌즈에서 근시 및 근시성난시 등을 교정하는 오목렌즈는 약 1 ~ 2 $mm$의 중심두께를 가진다. 이 두께는 보려는 물체까지 거리 3 ~ 5 $m$의 길이에 비하면 극히 작은 길이여서 무시하여도 좋다. 원시 및 원시성난시 등을 교정하고 또 **노안(Presbyopia)**을 보정하는데 사용되는 볼록렌즈는 그 중심두께가 3 ~ 10 $mm$ 사이여서 오목렌즈에 비하면 좀 두꺼운 편이나 큰 오차가 날 정도는 아니어서 안경렌즈는 '얇은 렌즈'로 취급한다.

망원경, 현미경 등 일반 광학기기 안에 그 위치가 고정되어 사용되는 렌즈들은 중심두께를 무시할 수 없다. 중심두께를 무시할 수 없는 렌즈를 **두꺼운 렌즈(Thick Lens)**라고 한다. 두꺼운 렌즈의 광축에 평행하게 입사한 근축광선은 전면(제 1면)과 후면(제 2면)에서 각각 1회, 그러니까 2회에 걸쳐 진행방향을 바꾸어 렌즈를 빠져 나간다. 렌즈

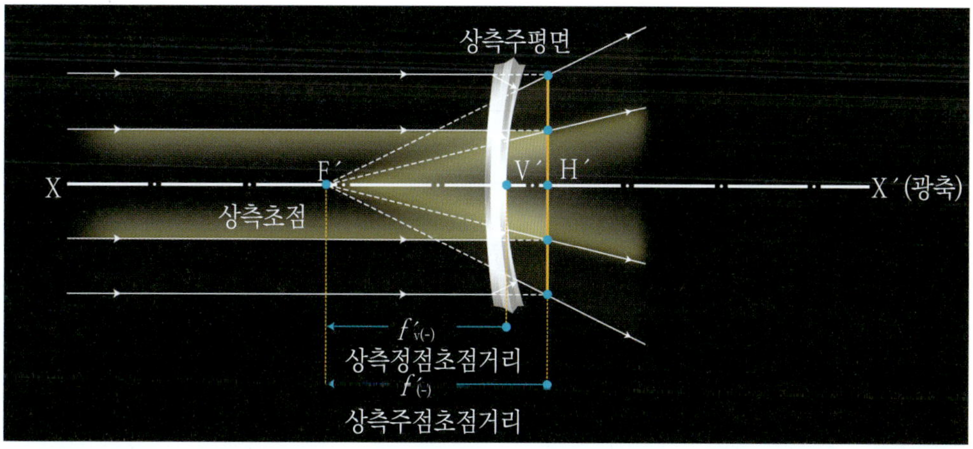


(1) 오목렌즈

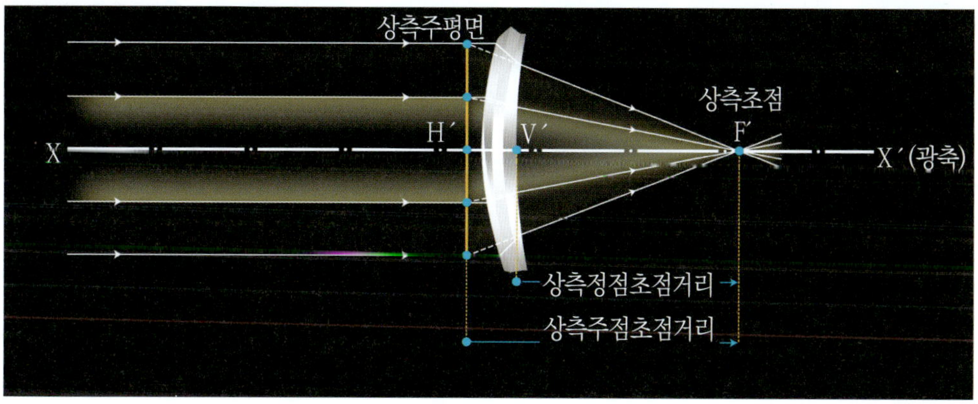


(2) 볼록렌즈

[그림 2-21] 상측정점초점거리($f'_v$)와 상측주점초점거리($f'$)

의 후면을 빠져 나가는 광선을 **사출광선**(Exit Rays)이라고 한다.

그림 2-21의 (1) 오목렌즈 전면에 입사한 평행광선들의 전방연장선과 사출광선들의 후방 연상선과의 교섬, 또는 그림 2-21의 (2)의 볼록렌즈 전면에 입사한 평행광선들의 전방 연장선과 사출광선의 후방으로의 연장선들의 교점들이 만드는 평면을 렌즈의 **상측주평면**(Secondary Principle Plane)이라고 한다.

상측주평면과 렌즈의 광축이 만나는 점 H´를 **상측주점**(Secondary Principle Point)이라고 하고, 안경렌즈를 제외한 일반렌즈에서는 이 상측주점 H´이 상공간 방향의 거리를 재는 기준점이 된다. 안경렌즈를 얇은 렌즈로 취급한다 해도 실제는 두께가 있는 것으로 상측주점은 실재하고 있다. 그러나 안경렌즈를 **두꺼운 렌즈**(Thick Lens)로 취급해도 상공간 거리를 재는 기준점은 카메라 등 일반렌즈의 기준점인 상측주점 H´이 아닌 **상측정점** V´를 기준점으로 한다.

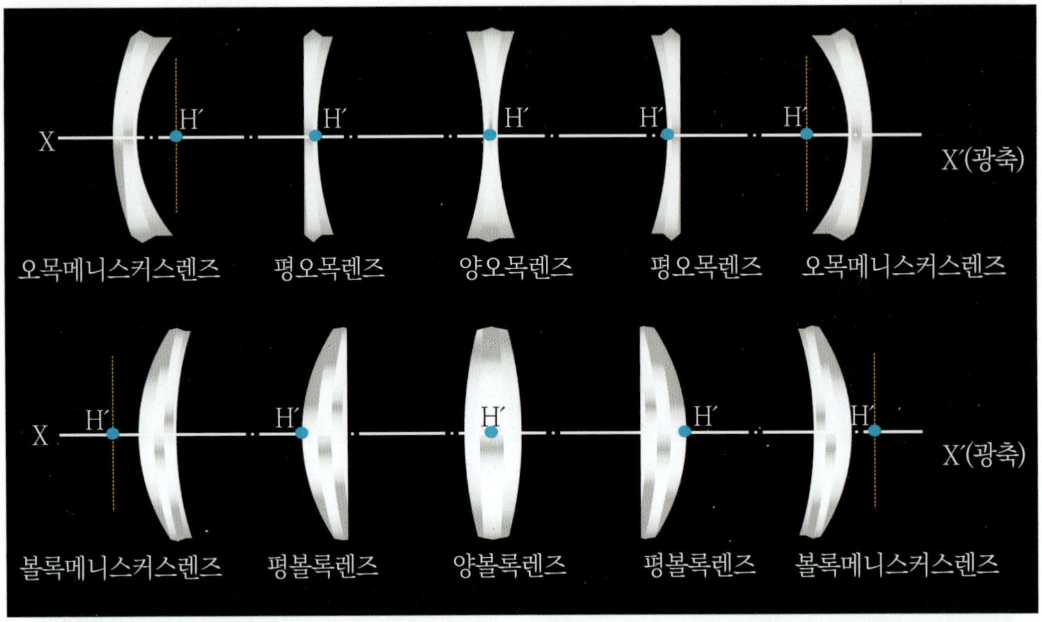


[그림 2-22] 상측주점의 이동(곡률이 큰 면 쪽으로 이동)

그림 2-21에서 렌즈로부터 상측초점 F′까지의 거리를 측정하는데 있어 상측주점 H′을 기준으로 측정하느냐 아니면 상측정점 V′를 기준으로 측정하느냐에 따라 **상측주점초점거리**(The 2nd Principal Focal Length) $f'$와 **상측정점초점거리**(Back Vertex Focal Length) $f'_v$로 나눈다. 다시 강조하지만 안경렌즈만이 **상측정점** V′가 거리측정의 기준점이 되어 상측정점초점거리 $f'_v$를 취하고, 카메라 등 모든 광학기기에 사용하는 렌즈는 상측주점초점거리 f를 취한다. 안경렌즈만 유독 상측정점 V′를 거리측정의 기준점으로 택하는 까닭은 이 상측정점 V′이 렌즈의 모양이 변해도 눈으로 확인할 수 있는 고정적인 점인 반면 상측주점 H′는 그림 2-22에서와 같이 렌즈의 형상이 다르면 그 위치가 다르게 된다. 일반렌즈는 최초 설계된 위치에 고정되어 장치로 보호되고 있다. 반면 안경렌즈는 외부에 노출되어 이동되며 서로 다른 사람들이 자주 측정해야 하므로 그 기준점은 상측정점 V′ 같은 눈에 보이는 고정된 위치에 있어야 편리하다.

## 14 '도수'는 세련되게 '굴절력'이라고 부르자.

렌즈가 유효 입사광선속의 버젼스 크기를 변화시키는 힘(Power)을 속칭, **도수로 부르는 렌즈의 굴절력(Refractive Power)**이라고 한다. 그림 2-23(1), (2)에서 광축상의 무한대에 있는 한 물점에서 나온 근축 평행광선속의 버젼스 크기는 ' 0D'이고 렌즈를 통해 각 광선들이 진행방향을 바꾸고, 이 광선들이 모여 이루어진 유효광선속은 상공간에서 오목렌즈에서는 상측초점 F′에서 나온 것처럼 발산되는 발산광선속으로 변화되고, 볼록렌즈에서는 상측초점 F′으로 모여 드는 수렴광선속으로 변화된다. 그림 2-23에서 원래 입사광선속은 '0D'로, 버젼스 크기가 없었으므로 그림 2-23의 (1)의 상버젼스 크기 -1.00D와 (2)의 +1.00D는 렌즈에 의해 변화된 버젼스 크기다. 이 크기가 곧 렌즈의 굴절력이 된다. 그러므로 공기 중에 놓인 **렌즈의 상측초점거리를 버젼스 단위인 디옵터(D)로 나타낸**

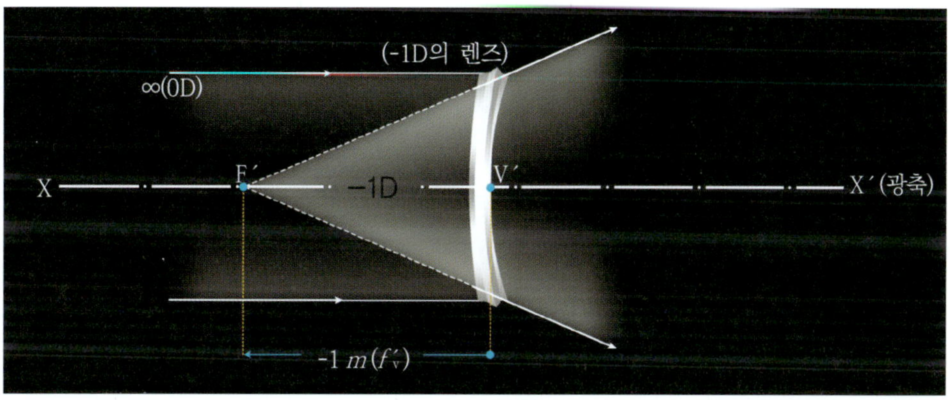


(1) 오목렌즈

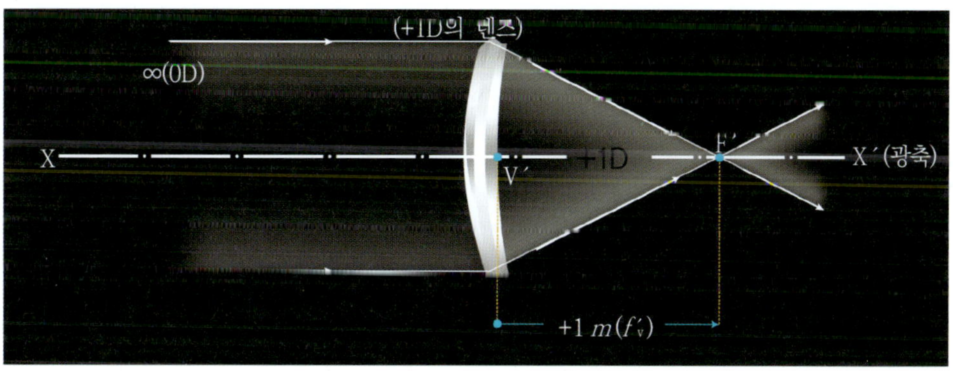


(2) 볼록렌즈

[그림 2-23] 상측정점초점거리($f'_v$)와 안경렌즈의 굴절력(D)

크기가 곧 그 **렌즈의 굴절력**이다. 이때 안경렌즈의 기준점은 상측정점 V′이다. 이와 같이 상측정점을 기준점으로 한 $m$ 단위로 측정한 상측정점초점거리의 역수로 표현되는 디옵터(D)단위의 굴절력을 정확하게는 안경렌즈의 **상측정점굴절력(Back Vertex Power)**이라고 한다. 안경사들이 가장 자주 사용하는 광학기기인 속칭 **렌즈미터(Lens meter)**는 안경렌즈의 이 상측정점굴절력을 재는 광학기기로 우리말로는 **상측정점굴절력계**이다.

상버젼스는 물체버젼스가 렌즈의 굴절력만큼의 변화를 받은 것이다. 상버젼스는 렌즈에 의해 진행방향을 바꾼 여러 광선들의 다발로 이루어진 유효광선속이다. 따라서 선명한 **허상**(Virtual Image)의 겉보기 위치와 선명한 **실상**(Real Image)이 만들어지는 위치는 이 디옵터(D)단위의 상버젼스의 크기를 거리로 환산하면 알 수 있게 된다. 물점까지 물체거리 $s(m)$의 역수인 물체버젼스를 S디옵터, 상까지의 상거리 $s'(m)$의 역수인 상버젼스를 S′디옵터, 안경렌즈의 굴절력을 $D'_V$(얇은 렌즈에서는 주점굴절력 D′과 같다.) 디옵터라고 두면 이들 사이에는 다음 관계식이 성립된다.

$$S' = S + D'$$

상버젼스 크기는 물체버젼스 가 렌즈 굴절력 의 영향을 받은 크기다.

이 식은 안광학에서 자주 쓰이는 기본공식으로 **가우스의 렌즈결상공식(Gauss' Lens Formular)**이라고 한다.

위의 '가우스의 렌즈결상공식'은 버젼스형식으로, 이를 거리형식으로 나타내보자. 다시 되짚어 보면 광축상 무한대에 있는 물점에서 나온 근축입사광선속, 즉 0디옵터의 **물체버젼스(Entrance Vergence)**가 만드는 상점을 상측초점이라고 했다. 이 상측초점을 만드는 **상버젼스(Exit Vergence)**의 크기는 상측초점거리 $f'$의 길이를 미터($m$)로 잰 크기의 역수 값이 되며, 이 때의 상버젼스의 크기, 즉 **상측초점거리의 역수 $\frac{1}{f'}$이 바로 렌즈의 굴절력 D′이다.** 이 내용을 위 가우스의 결상공식에 넣어보면 물체버젼스 S는 0디옵터가 되고, 상버젼스 S′는 초점거리를 $m$로 잰 역수가 되므로

$$S' = S + D'$$

$$\downarrow \qquad \downarrow \qquad \downarrow$$

$$\frac{1}{f'} = 0 + D' = D'$$

가 된다.

그러니까 렌즈굴절력 D′디옵터는 거리형으로 나타내면 $\frac{1}{f'}$ 로 나타낼 수 있다. 공기 중에서 물체버젼스 S는 $\frac{1}{s}$이고, 상버젼스 S′는 $\frac{1}{s'}$이므로 거리형식의 '가우스의 렌즈결상식'은 다음과 같다.

$$\frac{1}{s'} = \frac{1}{s} + \frac{1}{f'}$$

여기서 소문자 $s'$, $s$ 그리고 $f'$는 각각 일반렌즈의 기준점인 주점 H, H′에서 또는 얇은 렌즈와 안경렌즈는 상측정점 V′에서 미터($m$) 단위로 잰 상까지의 거리, 물체까지의 거리 그리고 상측초점 F′까지 거리이다. 두 가지 형식의 '가우스의 렌즈결상식'에서 위치를 구할 때는 먼저 버젼스형으로 답을 구한 다음에 거리로 바꾸는 순서로 푸는 것이 좋다.

## 15 안경렌즈의 굴절력은 렌즈 앞면과 뒷면의 면굴절력의 합이기도 하다.

렌즈와 눈의 구조는 앞면과 뒷면, 즉 전면과 후면이 구면(Spherical Surface)으로 이루어져 있다. 구면을 만드는 요소는 구의 중심점인 **곡률중심점** 그리고 구의 반지름인 **곡률반경**이다. 렌즈의 전면과 후면의 형상은 앞, 뒷면의 곡률의 크고 작음에 따라 다르게 된다. 렌즈면의 곡률은 곡률반경이 짧을수록 커지는 것은 디옵터의 정의와 같다. 안경렌즈는 그림 2-18과 같이 전면과 후면의 곡률중심점이 같은 방향에 있어 양면 모두 같은 쪽으로 휘어진 **메니스커즈(Meniscus)** 형상을 하고 있다.

렌즈의 앞면을 제 1면, 뒷면을 제 2면이라고도 한다. 그림 2-24에서 좌측에 있는 물점 Q에서의 근축발산광산속 가운데 광축과 $u$래디안의 각으로 직진하는 광선이 입사점 P에서 스넬법칙 '$1 \times i_1 = n \times i_1'$'의 식으로 결정되는 굴절각 $i'_1$래디안으로 진행 방향을 바꾸어 상공간에서 광축과 $u'$래디안의 각으로 광축상에 상점 Q′을 이루고 있을 때

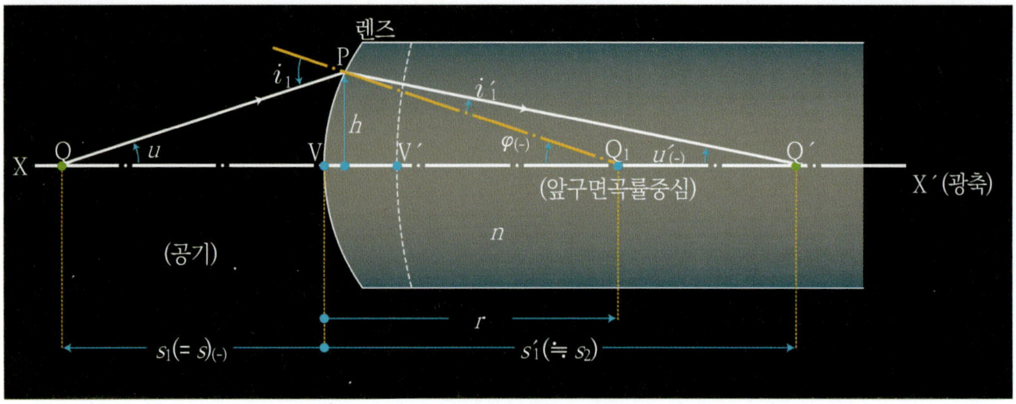


[그림 2-24] 면굴절력(Surface Power)

다음 식이 성립된다. 단 거리측정에서 기준점은 렌즈의 물측정점 V이고 곡률중심점 $C_1$과 상점 Q´은 (+)부호 방향에 있고 물점 Q는 (-)방향에 있어 물체거리 $s_1$는 (-)부호를 붙인다. 또 각은 법선 또는 광축으로부터 측정하는 작은 각의 회전방향이 시계 반대 방향이면 (+)이고 시계방향은 (-)부호를 붙인다. 따라서 각 $\varphi$와 $u'$는 $(-\varphi)$, $(-u')$로 표기한다. 근축영역에서 만드는 모든 각은 그 크기가 극히 작으므로 △VPQ와 △VPQ´에서

$$u \fallingdotseq \sin u = \frac{h}{(-s_1)} \left(\because \sin u = \frac{h}{QP} \text{이지만 근축광선이므로 } QP \fallingdotseq QV = -s_1\right)$$

$$(-u') \fallingdotseq \sin(-u') = \frac{h}{-s_1} \qquad \therefore u' = -\frac{h}{s'_1}$$

$$(-\varphi) \fallingdotseq \sin(-\varphi) = \frac{h}{r_1} \qquad \therefore \varphi = -\frac{h}{r_1}$$

$\triangle QPC$와 $\triangle Q'PC_1$에서

$$i_1 = u + (-\varphi) = \frac{h}{-s_1} + \frac{h}{r_1} = \left(\frac{h}{r_1} - \frac{h}{s_1}\right)$$

$$i'_1 = (-\varphi) - (-u') = (-\varphi) + u' = \left(\frac{h}{r_1} - \frac{h}{s'_1}\right)$$

입사점 P에서의 스넬법칙 '$1 \times i_1 = n \times i'_1$'에 윗 식의 $i_1$, $i'_1$의 우변 항을 넣으면

$$1 \times \left(\frac{h}{r_1} - \frac{h}{s_1}\right) = n \times \left(\frac{h}{r_1} - \frac{h}{s'_1}\right)$$

양변의 $h$를 소거시키면

$$\frac{1}{r_1}-\frac{1}{s_1}=\frac{n}{r_1}-\frac{n}{s'_1}$$

상거리 $s'_1$를 좌변으로 이항하여 정리하면

$$\frac{n}{s'_1}=\frac{1}{s_1}+\frac{(n-1)}{r_1}$$

이 식은 얇은 렌즈의 '거리형 가우스결상식'과 닮았다. 렌즈의 상측초점거리 $f'$을 정의할 때와 마찬가지로 물점이 무한대에 있을 때 만들어지는 상공간의 상점위치를 구면의 상측초점 F′으로 하고, 구면의 기준점 V′에서 이곳까지의 거리 V′F′를 이 단일구면의 상측초점거리 $f'_1$으로 두면 물체거리 $s_1$은 ∞이고, 상거리 $s'_1$는 $f'_1$이 되므로 윗식에 넣으면

$$\frac{n'}{f'_1}=\frac{(n'-1)}{r_1}$$

로 된다. 여기서 위의 거리형의 결상식을 버젼스형으로 바꾸면

$$\begin{array}{ccccc} \dfrac{n'}{f'_1} & = & 0 & + & \dfrac{(n'-1)}{r_1} \\ \downarrow & & \downarrow & & \downarrow \\ S'_1 & = & S_1 & + & D'_1 \end{array}$$

으로 되어 이 제 1면, 즉 앞 구면이 변화시킬 수 있는 버젼스크기 $D'_1$디옵터는

$$D'_1=\frac{(n'-1)}{r_1}\left(=\frac{n'}{f'_1}\right)$$

이 $D'_1$값을 제 1구면의 **면굴절력(Surface Power)**이라고 한다.

그림 2-25에서 제 1구면의 입사점 P에서 굴절되어진 광선은 제 1면의 상점 $Q'_1(=Q_2)$을 향해 수렴하려다 제 2면에서 다시 굴절되어 광축상의 $Q'(=Q'_2)$에 실상을 만들게 된다.

따라서 제 2면만을 생각하면 제 1면의 상점인 $Q'_1$은 제 2면에 대해서는 허물점 $Q_2$가 된다. 또 제 1면과 제 2면으로 이루어지는 이 렌즈를 '얇은 렌즈(Thin Lens)'로 두면 두께 $t$는 무시할 수 있어 제 1구면의 상거리 $s'_1$은 제 2면의 물체거리 $s_2$와 같게 된다. 여기서 제 1면과 제 2면의 거리형 결상공식을 정리하여 두 식을 합하면

$$\cancel{\frac{n'}{s'_1}} = \frac{1}{s_1} + \frac{(n'-1)}{r_1} = \frac{1}{s_1} + \frac{(n'-1)}{r_1}$$

$$+\quad \frac{1}{s'_2} = \frac{n'}{s_2} + \frac{(1-n')}{r_2} = \cancel{\frac{n'}{s'_1}} + \frac{-(n'-1)}{r_2}$$

$$\frac{1}{s'_2} = \frac{1}{s_1} + \left\{\frac{(n'-1)}{r_1} + \frac{-(n'-1)}{r_2}\right\}$$

제 1면의 물체거리 $s_1$을 렌즈에 대한 물체거리 $s$로 두고, 제 2면의 상거리 $s'_2$를 렌즈에 대한 상거리 $s'$로 바꾸면 윗 식은

$$\frac{1}{s'} = \frac{1}{s} + \left\{\frac{(n'-1)}{r_1} + \frac{-(n'-1)}{r_2}\right\}$$

버전스 형으로 바꾸면

$$S' = S + \{D'_1 + D'_2\}$$

가 된다.

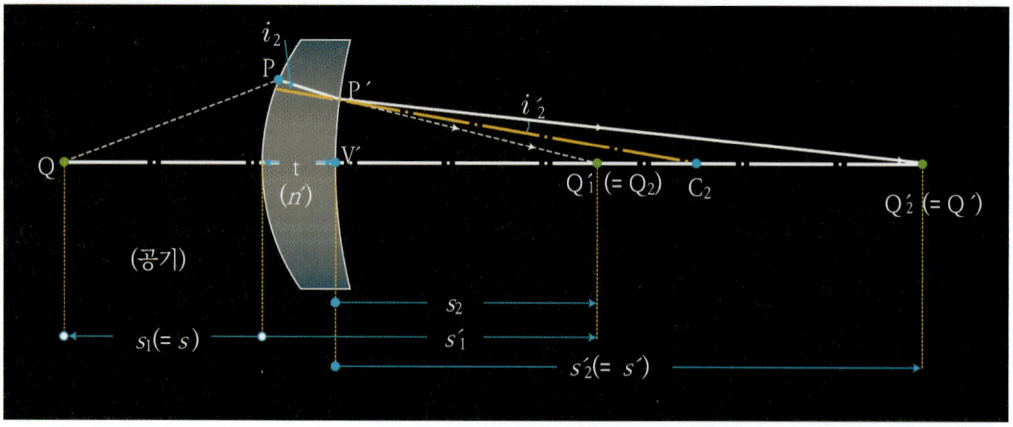


[그림 2-25] 얇은 렌즈의 굴절력 유도

여기서 $D'_1$, $D'_2$은 렌즈의 제 1면과 제 2면의 면굴절력이다. 렌즈의 가우스 결상 공식이

$$S' = S + D'$$

인 것을 상기하면 렌즈의 굴절력 $D'$은

$$D' = D'_1 + D'_2$$

로 나타낼 수 있다. 곧, 근축광선들에 대한 **얇은 렌즈의 굴절력은 앞면의 면굴절력과 뒷면의 면굴절력을 합한 값**을 가진다.

제 2면의 정확한 면굴절력식은 $\dfrac{(1-n)}{r_2}$로 나타내야 하는 것이지만 이 식을 변형하여 '$-\dfrac{(n-1)}{r_2}$'로 하자. 렌즈의 모양이 안경렌즈와 같이 메니스커스형일 때는 구면의 곡률반경 $r_2$는 부호가 (+)값을 가지고 있고, 소재의 굴절률 $n$은 언제나 1보다 큰 값을 가진다. 여기서 공기 중에 놓인 안경렌즈의 앞뒷면 모두의 면굴절력식을 $\dfrac{(n-1)}{r}$로 통일되게 약속하면, 메니스커스 형상의 안경렌즈의 앞면의 면굴절력은 (+)디옵터를 가지고, 뒷면의 면굴절력은 항상 (-)디옵터의 값을 가지게 된다.

공기 중에 놓인 안경용 메니스커스 렌즈는 앞면, 즉 제 1면은 (+)디옵터의 값을 가지며 뒷면, 즉 제 2면은 (-)디옵터 굴절력을 가지므로 **앞면을 (+)면, 뒷면을 (-)면**으로 부른다. 따라서 얇은 렌즈의 근축영역에서 굴절력은 (+)면과 (-)면의 면굴절력의 차이가 된다. (-)디옵터의 굴절력을 가진 렌즈가 되려면 (+)면보다 (-)면의 면굴절력이 커야 되는 것이고, 그렇게 되려면 (-)면의 곡률반경 $r_2$가 (+)면의 곡률반경 $r_1$보다 짧게 되어 광학중심점이 가장 얇은 오목한 형태의 오목렌즈가 된다. 같은 설명으로 (+)디옵터의 굴절력을 가진 렌즈는 광학중심점이 가장 두꺼운 볼록렌즈가 된다. 윗 식 $D' = D'_1 + D'_2$를 '**렌즈제작자 공식(Lens Maker's Formular)**'이라고 한다.

## 16 같은 굴절력을 가진 렌즈의 형상은 수없이 많다.

얇은 렌즈의 '렌즈제작자 공식'에서 -2.00D의 굴절력을 가진 렌즈를 만들려고 한다면 아래 그림 2-26의 (1)에서 (5)까지와 같이 모두 +면과 -면의 면굴절력의 차가 -2D가 되게 하면 된다. 그러니까 같은 굴절력의 렌즈를 만들 수 있는 앞구면과 뒷구면의 곡률의 조합은 무수하게 많다. 앞, 뒤 구면의 면굴절력의 값이 큰 조합으로 된 렌즈일수록 렌즈의 휘어짐(Bending)이 크게 된다. 이 수많은 형상 가운데 어느 형상을 택하여 안경렌즈를 만드는가가 광학적으로 좋은 안경렌즈가 되는 요체가 된다.

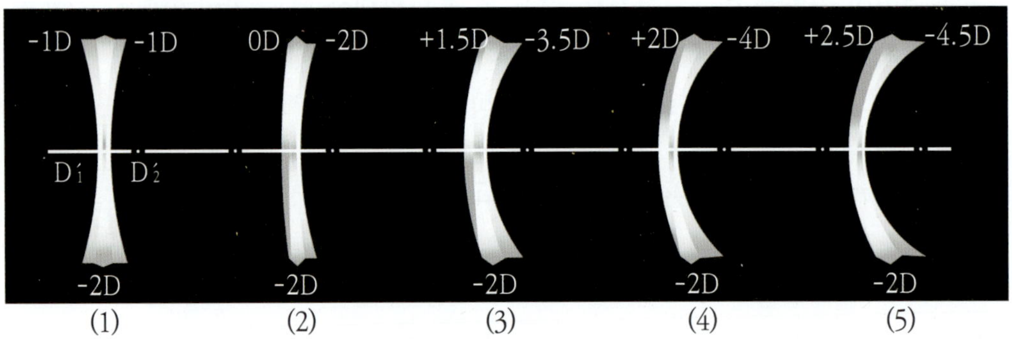


[그림 2-26] 같은 굴절력을 가진 렌즈의 여러 형상

## 17 중심두께를 고려한 정확한 렌즈굴절력

두께를 무시한 얇은 렌즈(Thin Lens)는 상측정점과 상측주점을 구별할 수 없다. 이 두 기준점이 일치된 것으로 볼 수 있어 얇은 렌즈의 굴절력은 '상측정점굴절력'도 되면서 동시에 '상측주점굴절력'이기도 한 것이다. 지금까지 설명한 것과 마찬가지로 안경렌즈는 얇은 렌즈로 취급하여도 실용적으로는 큰 문제가 없다. 그러나 아무리 중심두께를 무시하려 해도 엄밀하게 계산하여 생산하여야 하는 메이커에서는 두께가 실재하고 있는 두꺼운 렌즈로 취급하여야 한다. **두꺼운 렌즈(Thick Lens)**라면 안경렌즈에 쓰이는 굴절력인 상측정점굴절력 $D'_v$의 크기와, 일반렌즈에서 쓰이는 굴절력인 상측주점굴절력 $D'$의 크기가 다르게 된다. 이 두식의 자세한 유도과정은 기하광학에서 배우기로 하고 결과식 만을 아래에 실었다.

(1) 두꺼운 렌즈(Thick Lens)의 상측주점굴절력 $D'$

$$D' = D'_1 + D'_2 - \frac{t}{n} D'_1 D'_2$$

(이 식을 정립한 스웨덴의 Alvar Gullstrand의 이름을 따 '굴스트란드식'이라고 한다)

(2) 두꺼운 렌즈(Thick Lens)의 상측정점굴절력 $D'_v$

$$D'_v = \frac{D'}{1 - \frac{t}{n} D'_1} = \left(\frac{1}{1 - \frac{t}{n} D'_1}\right) D'_1 + D'_2$$

위 두 식에서 $t$를 0으로 두면 두 공식 모두 '$D'(D'_v) = D'_1 + D'_2$'가 되어 '얇은 렌즈의 렌즈제작자 공식'이 된다.

## 18 프리즘디옵터, △는 안경광학에서만 쓰이는 각의 단위다.

각의 크기를 재는 단위로 가장 많이 쓰이는 것은 원 둘레를 360 등분한 원호를 원의 중심점에서 바라보는 각의 크기를 기준 1로 한 도(度, °)이다. 그리고 10진법의 가감승제가 가능하게 정의한, 반지름과 같은 길이의 원호를 중심점에서 바라보는 각의 크기를 기준 1로 한 **래디안(Radian, rad)** 단위가 있다. 래디안은 십진법 단위로 수학적으로 더하고, 빼고, 곱할 수 있는 편리한 점이 있으나 기준이 되는 1래디안(rad) 각의 크기가 약 57.3°정도로 큰 값을 가지므로 근축영역의 광선들이 안경렌즈, 또는 눈에 입사하고 굴절될 때 이루는 각이 극히 작은 관계로 사용하기 불편하다. 따라서 근축광선을 다루는 안경광학에서는 극히 작은 각을 기준 1로 하는 단위가 필요하다.

이 필요성에 의해서 안경광학에서 사용하기 적합하게 생각해낸 각의 단위가 바로 **프리즘디옵터(Prism Diopter)**이다. 그림 2-27에서 반지름 $r$과 같은 길이의 원호 AB를 보는 중심각 ∠ACB가 1래디안(rad)이고 1래디안(rad) 각의 백분의 일 크기의 각 ∠PCO를 1센티래디안(Centiradian, ▽)라고 한다. 1센티래디안(ctrad, ▽)의 각의 크기는 약 0.573 °의 작은 각이고 이 각과 크기가 거의 같은 그림 2-27의 (2)의 각 $\angle PCO_1$을 1 **프리즘디옵터(Prism Diopter)**라고 하고, 기호는 △로 나타낸다. 1△는 극히 작은 각으로 반지름 1 $m$의 원에서 1 $m$ 원호의 백분의 일인 1 $cm$의 현(弦)을 바라보는 각이 되어 1센티래디안(ctrad)의 각보다는 약간 크지만 거의 같다고 볼 수 있다. 프리즘디옵터(Prism Diopter), △는 광선 하나 하나의 꺾임각 단위이고, 디옵터(Diopter) D는 전

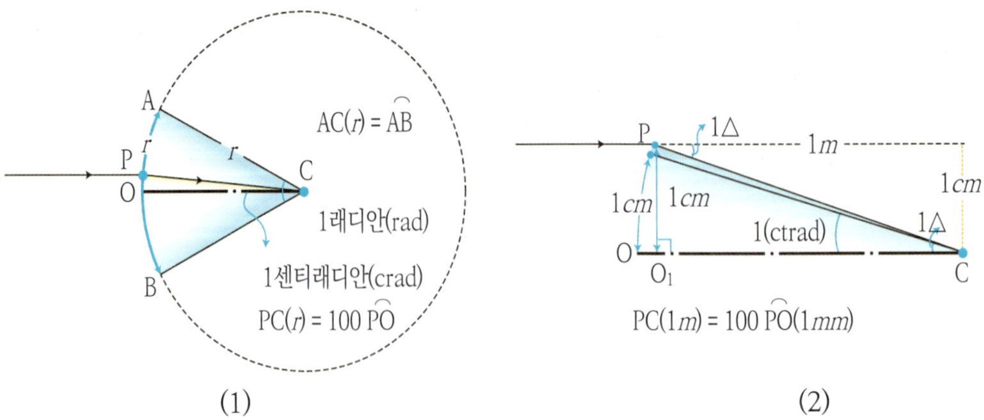


[그림 2-27] 래디안, 센티래디안, 프리즘디옵터

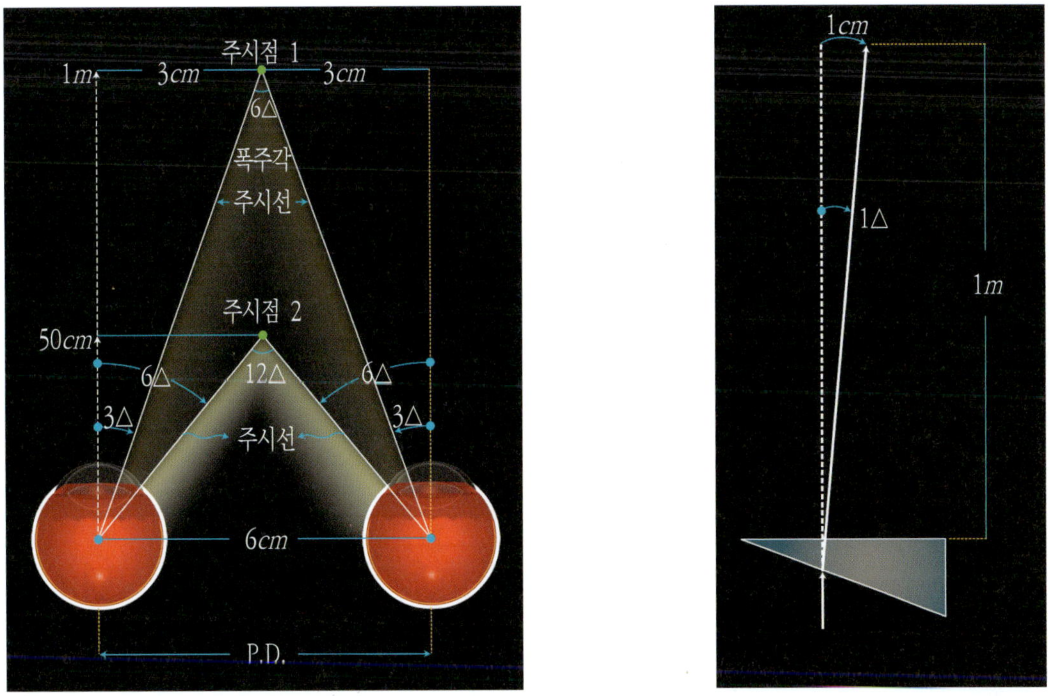


(1) 양주시선의 폭주　　(2) 단순프리즘렌즈의 꺾임각

[그림 2-28] 프리즘디옵터의 사용예

체 유효광선속의 버젼스 단위이다.

프리즘디옵터는 안경광학에서 광선의 입사각, 굴절각 그리고 프리즘렌즈의 꺾임각(De-viation angle) 뿐만 아니라, 그림 2-28에서와 같이 좌우 눈의 **주시선**(Fixation Axis)이 보려는 물체의 **주시점**(Fixation Point)에서 이루는 **폭주각**(Angle of Convergence) 또는 안구회전각 등의 크기에도 쓰인다.

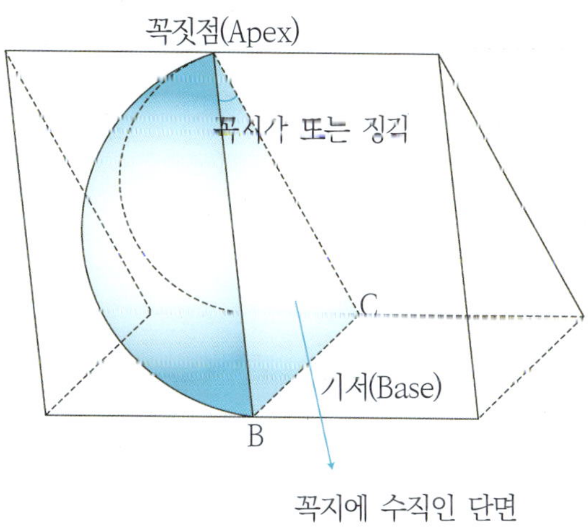


[그림 2-29] 단순프리즘의 구조와 명칭

그림 2-29와 같이 꼭짓점에서 일정한 각도를 이루고 2면 이상의 연마된 평면을 가진 삼각기둥, 또는 그 일부분의 투명체를 **프리즘(Prism)**, 정확하게는 **단순프리즘렌즈**라고 한다. 안경광학의 검사 분야에서 좌우 두 눈의 폭주력과 사위검사 등에 사용되고 있으며, 광학기기의 구성에 없어서는 안 될 기본요소이다. 안광학에 관련된 단순프리즘은 삼각기둥보다는 원형 모양의 형상이 많다. 그림에서 가장자리가 가장 얇은 윗부분을 **꼭짓점(Apex)**, 또는 정점이라고 하고 가장 두꺼운 아래 부분을 **기저(Base)**, 또는 바닥이라고 한다. 꼭짓점에서 앞뒷면이 이루는 각을 **꼭지각(Angle of Apex)**, 또는 정각이라고 한다.

프리즘에 입사하는 광선과 프리즘에서 나가는 사출광선이 이루는 각을 프리즘의 **꺾임각(Angle of Deviation)**이라고 한다. 그림 2-30에서 각 $\delta$가 프리즘의 꺾임각이 된다. 굴절률 $n$의 투명체로 기저의 두께를 얇게 한 그래서 꼭지각 $\alpha$의 크기가 극히 작은 프리즘이 공기 중에 놓여 있다. 꼭지각의 크기가 극히 작으므로 제 1면과 제 2면의 입사각 $i_1$, $i_2$와 굴절각 $i'_1$, $i'_2$도 작은 각이 된다. 제 1면과 제 2면의 입사점 B와 C에서 스넬법칙을 적용하면

$(1 \times i_1) = (n \times i'_1)$, $(n \times i_2) = (1 \times i'_2)$이고

□ABFC에서

∠ABF + ∠ACF = 180°이고

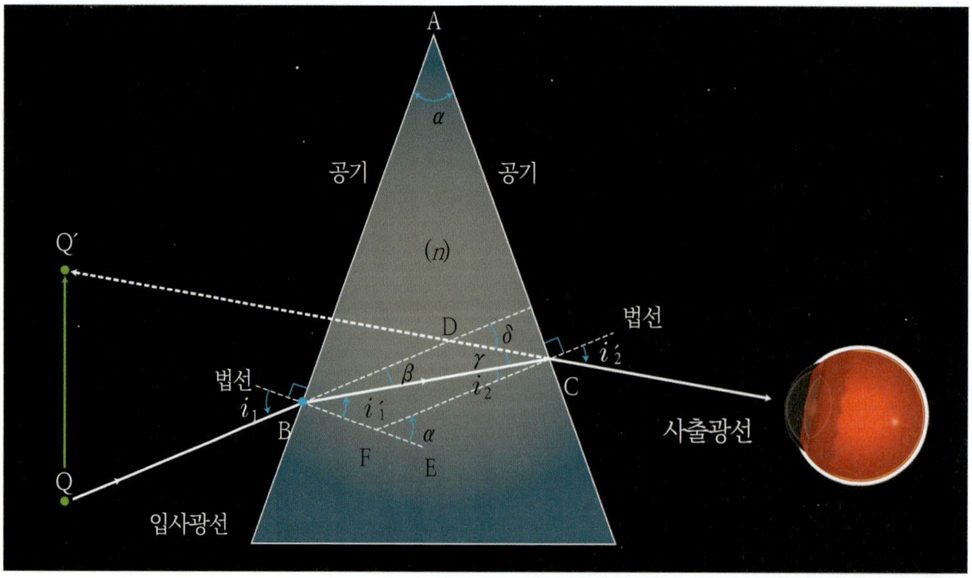


[그림 2-30] 프리즘에 의한 광선의 꺾임각 크기

$\alpha$ + ∠CFB = 180°이므로 ∠CFB = $\alpha$

△CBF에서

$$\alpha = i'_1 + i_2$$

이고 입사점 B에서 각 $\beta = (i_1 - i'_1)$이다.

또 △BCD에서

$$\delta = \beta + \gamma = (i_1 - i'_1) + (i'_2 - i_2)$$
$$= i_1 + i'_2 - (i'_1 + i_2)$$
$$= i_1 + i'_2 - \alpha$$

이 식과 그림에서 알 수 있는 중요한 내용은 공기 중에 놓인 단순프리즘렌즈에 들어오는 광선속은 버젼스 크기의 변화는 없이 **기저 쪽으로** 꺾이고, 따라서 꺾인 광선의 후방 연장선상에 겉보기 상이 보이므로 이 프리즘렌즈를 통하여 물점 Q를 보면, 꺾임각 **크기만큼 꼭짓점 방향으로 이동된 겉보기 위치에 상** Q´이 보인다는 사실이다.

꼭지각(Apical Angle)이 아주 작은 프리즘면에 거의 수직으로 입사한 광선은 입사각과 출사각이 극히 작아지므로 간략하게 된 스넬법칙의 식을 적용하면 제 1면에서는 $i_1 = n \cdot i'_1$ 이고, 제 2면에서 $n' \cdot i_2 = i'_2$이다. 윗 식에서 꺾임각은 $\delta$는 $(i_1 + i'_2 - \alpha)$이므로, 이 식에 $i_1 = ni'_1$, $i'_2 = ni_2$를 대입하면

$$\delta = ni'_1 + ni_2 - \alpha = n(i'_1 + i_2) - \alpha$$

또 $i'_1 + i_2 = \alpha$이므로

$$\delta = n\alpha - \alpha = \alpha(n-1)$$

이 된다.

이 식 $\delta = \alpha(n-1)$에서 다음의 중요한 내용을 알게 된다. 즉, 단순프리즘에 의한 광선의 꺾는 힘(Power)을 크게 하려면 꼭지각을 크게 하든지, 굴절률이 큰 소재로 프리즘렌즈를 만들어야 한다. 주의할 것은 꼭지각, 꺾임각은 가감승제의 계산이 가능한 단위인 래디안, 또는 프리즘디옵터로 나타내야 한다.

어느 단순 프리즘렌즈에 입사한 입사광선이 렌즈를 나간 후 사출광선이 입사점 뒤 1 $m$ 지점에서 기저방향으로 수직거리 1 $cm$꺾여 진행방향을 바꿨다면 꺾임각은

1프리즘디옵터(△)가 된다. 이 단순프리즘렌즈를 1△의 굴절력(Power)을 가졌다고 한다. 만일 수직거리 10 cm의 꺾임이 있으면 10△의 프리즘렌즈라고 한다.

거듭 말하지만 안경광학에서 자주 사용되는 단위로 렌즈 등에 의해서 변화되는 유효광선속의 단위는 '디옵터(Diopter, D)'이고, 유효광선속을 이루고 있는 요소인 광선 하나 하나의 꺾임각 단위는 '프리즘디옵터(Prism Diopter, △)'이다.

## 19 특정한 점과 선의 위치는 해석기하학적 방향각의 크기로 나타낸다.

안경렌즈 또는 눈에서 어느 특정한 점 위치를 나타내는 데는 각 크기로 그 방향을 나타내도록 한다. 그림 2-31에서 좌우 눈의 동공중심에서 직상방에 위치하는 점 $U_R$, $U_L$은 90°로, 직하방에 있는 $D_R$, $D_L$은 270°로 나타내도록 한다.

이러한 방향각 크기는 평면 해석기하학의 극좌표 표기와 같다. 독일의 아우겐옵티커(Augenoptiker)들이 안경렌즈와 눈 부위의 특정위치를 지정하는데 극좌표식의 방향각 정의를 취했다. 정의된 구체적인 내용은 다음과 같다.

첫째, 방향각을 정하는 안경사(측정자)와 안경을 쓰거나, 눈의 처방검사를 받는 손님(피측정자)은 서로 마주 보는 위치를 가진다.

둘째, 각의 크기를 재기 시작하는 출발위치, 즉 기준점은 좌우 똑같이 동공중심점, 또는 렌즈의 광학적 중심점이고 측정기선은 기준점을 지나는 수평선상의 오른쪽 임의점이다.

셋째, 기준점에서 나타내려는 특정한 점까지 시계침반대 회전방향(수학적으로 +각

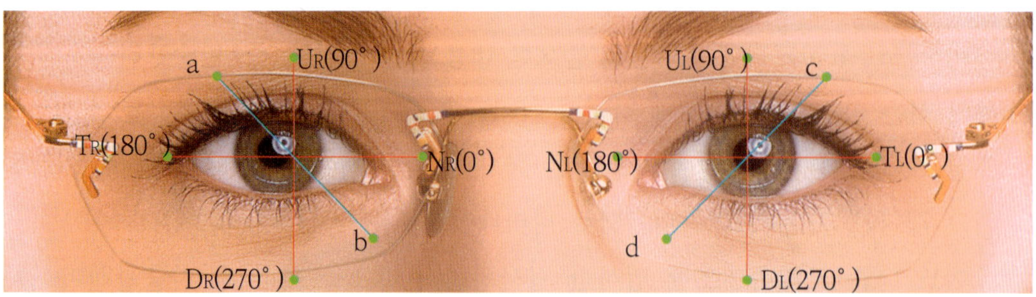


[그림 2-31] 안경과 눈의 여러 위치의 T.A.B.O.식 방향각

방향이다.)으로 잰 각의 크기로 위치를 나타낸다.

위와 같이 방향을 나타내는 정의각을 **타보(T.A.B.O., Technicher Ansammlung für die Brillen Optik)식 방향각**이라고 한다. 안경광학에서 그 위치를 밝혀야하는 것으로는 난시교정용 토릭렌즈(Toric Lens)를 검사하고 조제할 때, 토릭렌즈의 기준경선의 위치와 실린더렌즈(Cylindrical Lens)의 축경선(Ax)의 위치 그리고 프리즘렌즈의 기저(Base) 위치이다.

따라서 그림 2-31에서 점 $U_R$, $U_L$은 수평기준선에서 반시계침 회전방향으로 90°로 표기하고 $D_R$, $D_L$은 역시 좌우 모두 270°로 표기하게 된다. 점 $a$, $b$, $c$ 그리고 $d$는 각각 135°, 315°, 45°그리고 225°방향에 있다고 나타내게 된다.

그런데 표기방향을 귀와 코방향으로 하면 수평기준선에서 좌우 똑같이 **코방향(Nasalward)**에 있는 오른쪽의 $N_R$과 왼쪽의 $N_L$은 타보식방향으로는 $N_R$은 0°로, $N_L$은 180°로 서로 다르게 표기된다. 마찬가지로 좌우 똑같이 **귀방향(Temporalward)**에 있는 $T_R$은 180°로, $T_L$은 0°로 다르게 표기된다.

프리즘렌즈처방에서 기저방향은 수평방향으로 코, 귀방향과 수직방향인 위, 아래방향이 가장 많다. 오른쪽에서 기저를 타보식 방향각 90°에 있게 하라는 '기저 90°'또는 'Base 90°'의 처방표기는 **기저상방 또는 Base Up(약어 B.U.)**으로 간단하게 표기한다. 같은 설명으로 '기저 270°' 또는 'Base 270°'는 **기저하방 또는 Base Down(약어 B.D.)**으로 간단하게 표기한다. 오른쪽의 수평방향에서 '기저 0°' 또는 'Base 0°'의 코방향은 **기저내방, 또는 Base In(약어 B.I.)**으로, 그리고 '기저 180°' 또는 'Base 180°'는 **기저외방 또는 Base Out(약어 B.O.)**으로 간단히 표기한다. 오른쪽이든지, 왼쪽이든지 'B.U.'과 'B.D.'은 방향이 같다. 그러나 오른쪽의 'B.I.'과 'B.O.'은 왼쪽의 그것들과 똑같이 각각 '코방향'과 '귀방향'을 가르키고 있어도, 타보(T.A.B.O.)식 방향각 정의로는 방향이 반대인 것에 주의해야 한다. 또 수평방향과 수직방향을 제외하고는 측정 위치가 앞과 뒤로 다르면 방향각의 크기가 다르게 된다. 즉, 타보식 정의각 45°는 측정자의 위치가 정의대로 마주 본 위치가 아니고 피측정자의 뒤에서 측정하면 135°가 된다는 점에 유의하여야 한다.

## 20 렌즈는 광학중심점에서 모든 방향으로 벽돌 쌓듯이 단순프리즘을 쌓은 것이다.

그림 2-32에서와 같이 같은 재질로 만든 몇 개의 단순프리즘의 일부분을 꼭지각의 크기가 큰 순서로 주변 쪽에 놓고, 광축상의 한 물점에서 나온 여러 광선이 서로 다른 입사각으로 각각의 프리즘에 입사하면, 그림 2-33에서와 같이 각각의 기저방향으로 꺾여 다른 방향, 즉 그림에서는 광축 쪽으로 진행해 나간다. 물론, 큰 꼭지각을 가진 주변부의 단순프리즘에 입사한 광선이 많이 꺾인다. 이제 꼭지각의 크기를 보다 많이 세분한, 많은 단순프리즘을 그림 2-34와 같이 연속적으로 쌓았다면, 광축상의 한 물점에서 나온 발산광선속은 상공간의 또 다른 광축상의 한점으로 모이는 수렴광선속으로

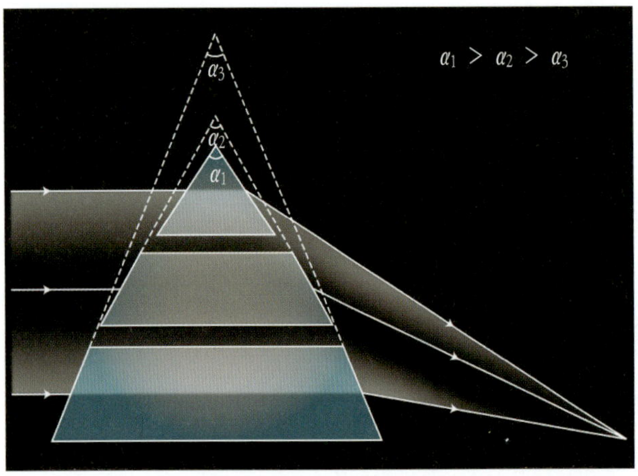


[그림 2-32] 서로 다른 꼭지각을 가진 프리즘 렌즈의 모임

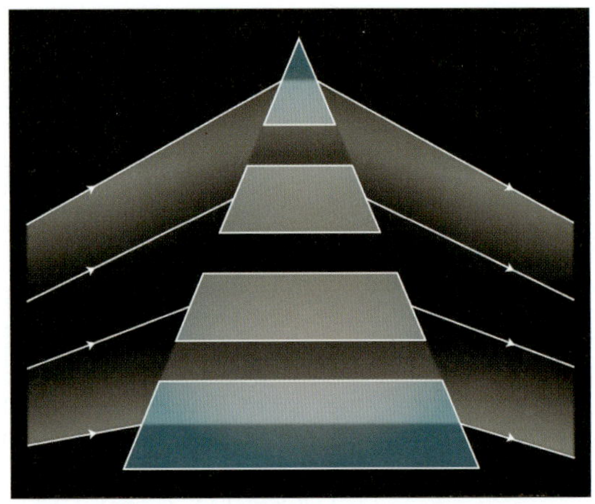

[그림 2-33] 기저방향으로 꺾이는 사출광선

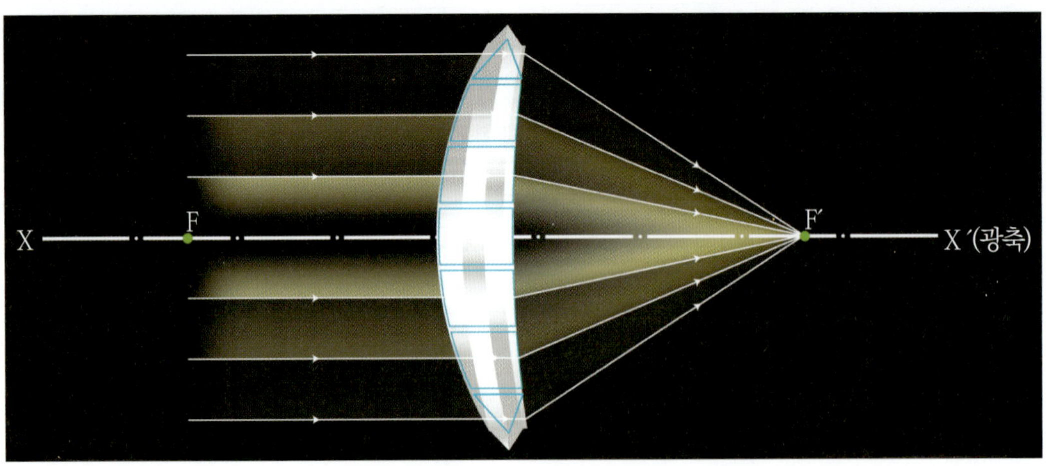


[그림 2-34] 꼭지각 연속적 변화의 무한집합체의 볼록렌즈

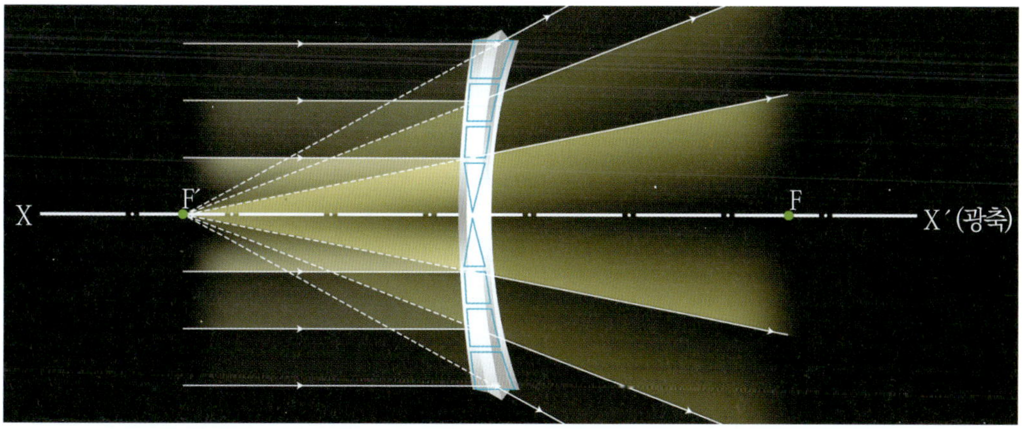


[그림 2-35] 프리즘의 무한집합체로 오목렌즈

변하는 버젼스 변화를 일으킨다.

단순프리즘을 무한개의 수로 늘리면 그림 2-35와 같이 볼록렌즈가 될 것이다. 광축을 따라 광학중심점을 지나는 광선은 단순프리즘을 지나는 것이 아니고, 평행평면판을 지나는 꼴이 되어 어느 쪽으로도 꺾이지 않고 직진한다.

볼록렌즈는 광학중심점에 기저(Base)를 맞대고, 주변부로 갈수록 꼭지각의 크기가 연속적으로 커지는 단순프리즘의 무한집합체이고 오목렌즈는 광학 중심점에 꼭짓점(Apex)을 맞대고, 주변부로 갈수록 꼭지각이 연속적으로 커지는 단순프리즘의 무한집합체이다.

중요한 사실은 굴절력이 있는 안경렌즈에서 광학중심점을 뺀 다른 점들은 프리즘렌즈의 구실을 할 수 있다는 것이다. 광학중심점은 오목렌즈에서는 꼭짓점, 볼록렌즈에서는 기저가 되며 프리즘굴절력은 광학중심점에서 먼 곳에 있는 입사점 일수록 크다.

## 21 렌즈의 기본구조인 프리즘은 전형적인 벡터량이다.

'광학중심점을 기저에 맞대고 꼭지각의 크기가 연속적으로 변하는 단순프리즘의 무한집합체'가 볼록렌즈라고 했다. 볼록렌즈는 광학중심점이 프리즘의 기저방향이 되고, 오목렌즈는 꼭짓점 방향이 된다고 했다. 그림 2-36의 왼쪽의 원은 오른쪽 그림의 +1.00D의 굴절력을 가진 볼록렌즈를 전면에서 본 그림으로 화살표의 시작점은 보는 방향에서 렌즈에 수직으로 들어오는 평행광선의 입사점이고, 화살표의 끝점은 각각의 입사점을

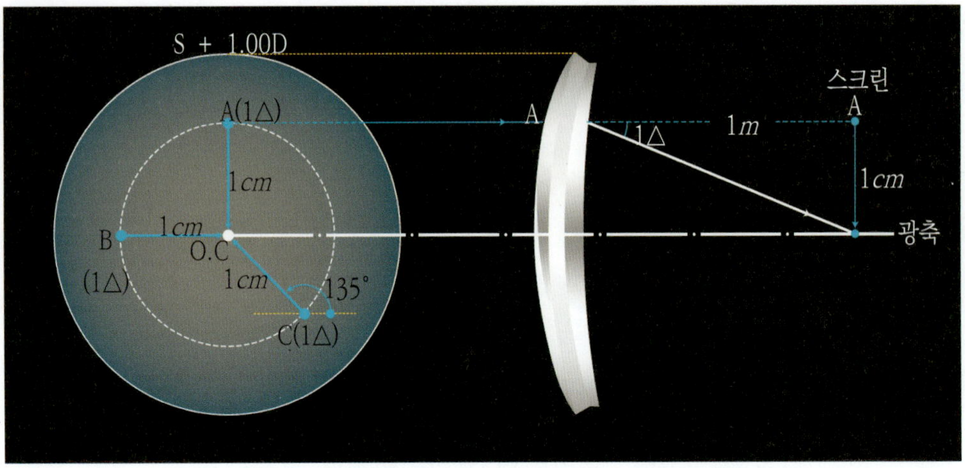


[그림 2-36] 볼록렌즈의 임의점에서 프리즘굴절력

지난 광선이 프리즘의 영향으로 꺾인 다음, 이 볼록렌즈 뒤 1 $m$ 떨어진 곳에 있는 스크린에 부딪친 점을 전면에서 본 것으로 화살표의 길이가 수직으로 편향된 길이이고 수평선에서 특정한 타보(T.A.B.O.)식 방향각은 기저방향이 된다. 그림을 보면 알 수 있듯이 화살표의 길이를 센티미터 $cm$단위로 표기하면 그 길이의 수치는 곧 입사점에서의 광선의 꺾임각의 크기인 프리즘디옵터, △의 값이 된다.

그림 2-36에서 A, B 그리고 C점 모두 1프리즘디옵터의 굴절력의 크기를 가진다. 크기만을 놓고 보면 1△로 모두 같은 양이지만 꺾인 방향이 A점은 수직아래로, B점은 타보식정의각 0 °방향으로 그리고 C점은 135 °방향으로 꺾이고 있어 이 세 점의 프리즘량은 전혀 다른 것이 된다. 그러니까 프리즘량은 크기만을 나타내서는 안되고 방향까지 함께 나타내어야 완전하다. 즉, 프리즘량은 크기와 방향을 가진 전형적인 벡터량이다. 이를 **프리즘벡터(Prism Vector)**라고 한다. 광선은 프리즘의 기저방향으로 꺾이므로 기저의 위치를 표시하여 프리즘벡터의 방향값을 알게 된다. 따라서 A점에서의 프리즘벡터량은 '1프리즘디옵터, 기저하방, 즉 표기 '1△, B.D.'으로 나타낸다. B점의 프리즘벡터의 표기는 '1△, Base 0 °'그리고 C점은 '1△, Base 135 °'로 표기한다.

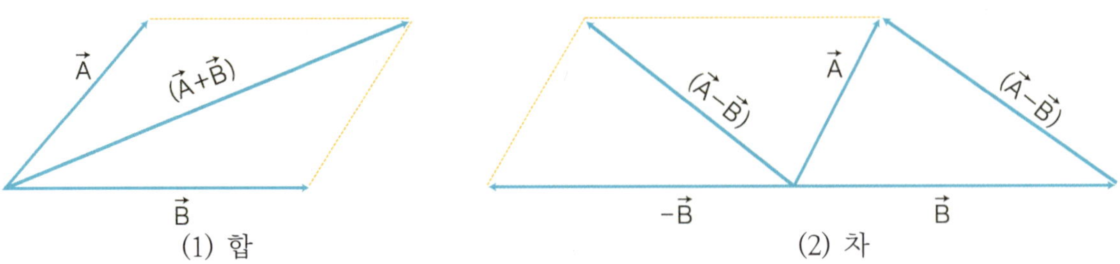


[그림 2-37] 프리즘벡터의 합과 차

두 프리즘벡터의 합벡터와 차벡터는 그림 2-37에서와 같이 **선벡터의 작도**로 값을 구할 수 있다.

유효광선속의 버젼스 변화도 결국 그 광선속을 이루고 있는 수많은 광선의 프리즘벡터가 합성된 결과이다. 벡터량의 풀이는 **계산식**에 의한 것과 **작도**로써 그 합과 차의 값을 알 수 있듯이 프리즘의 집합체로서 렌즈에 의해 만들어지는 상의 위치를 아는 방법도 앞서 정리한 **가우스결상식**(Gaussian Lens Equation)을 이용하여 상거리, 물체거리를 계산하는 방법과 그림을 그려서 개략적으로 알 수 있는 작도로 풀어가는 방법이 있다.

안경광학에서 신속한 문제 해결을 위해서는 작도에 의한 해석방법이 좋다. 렌즈 또는 구면거울에 의한 상과 물체의 상호 위치관계는 물론, 실상인지 허상인지 하는 상의 종류와 정립과 도립의 구별 그리고 배율 등을 작도로 간단하고 신속히 구할 수 있다. 그림 2-38에 그린 화살표 물체 $Q_1$, $Q_2$의 끝단의 대표 물점 $Q_2$에서 나오는 유효광선속 안에 있는 수많은 광선들 가운데 반드시 포함되어 있을 다음과 같은 **대표광선**을

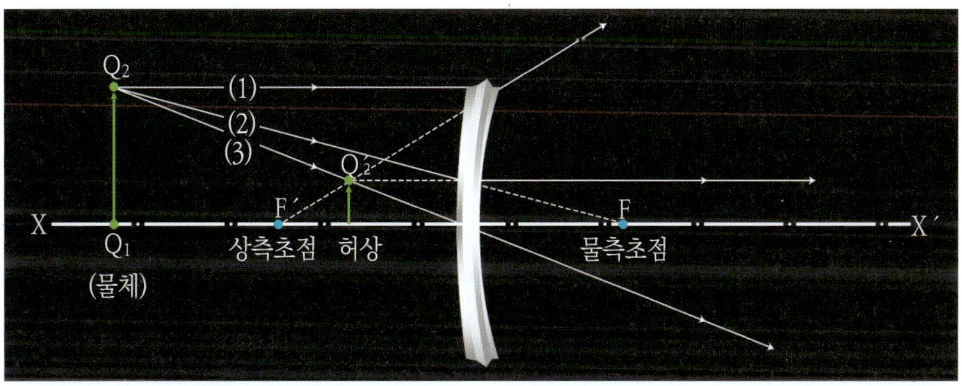


(1) 마이너스 렌즈

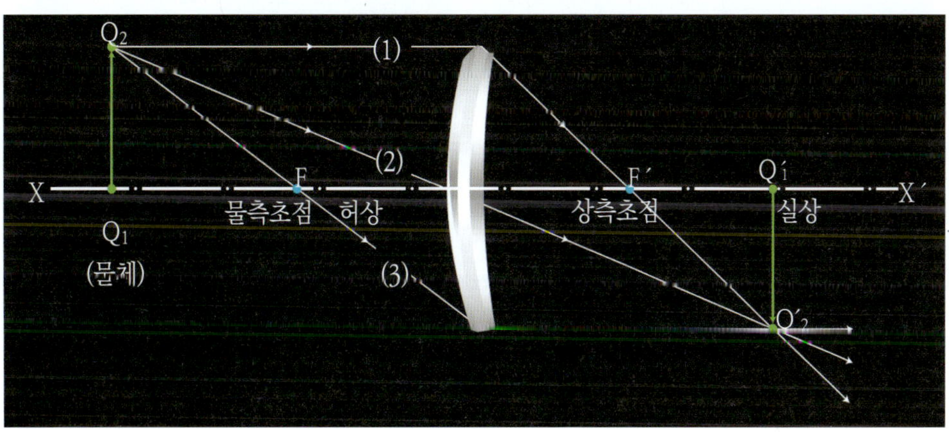


(2) 플러스 렌즈

[그림 2-38] 대표광선에 의한 상의 작도

추적하여 작도한다. 물론 모든 광선은 근축영역 안에 있다.

첫째, 광축과 평행한 **평행광선**으로, 굴절 후 상측초점 F′을 지나도록 그린다.

둘째, 물측초점을 지나는 **초점광선**으로, 굴절 후 광축과 평행하게 그린다.

셋째, 광학중심점을 지나는 **중심광선**으로, 진행방향을 바꾸지 않고 그대로 직진하도록 그린다.

대표광선 중 두 개 이상이 만나는 교점(실상) 또는 렌즈를 지난 후 발산되는 때는 후방 연장선의 교점(허상)을 구하여 상의 위치와 크기 그리고 방향을 그릴 수 있다.

물체의 위치가 변하면 상의 위치와 종류 그리고 크기가 변하게 된다.

다시 반복하지만 버젼스형의 가우스 결상식 'S′=S+D′'을 이용하면 상의 위치와

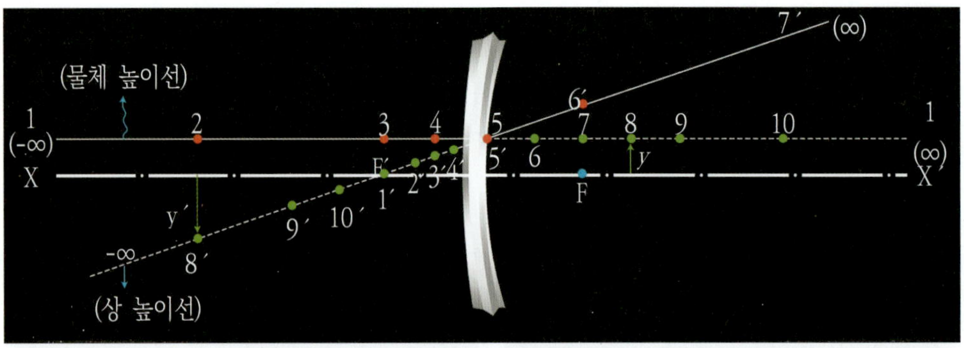


(1) 오목렌즈

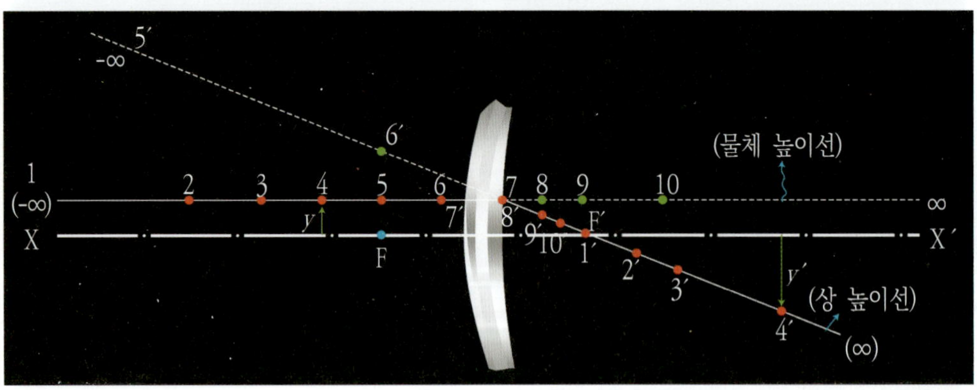


(2) 볼록렌즈

[그림 2-39] 렌즈에 의한 물체와 상의 조견도

(1, 2, 3과 같이 ●점 위치가 여러 물체의 위치이고 광축으로부터 점까지 길이 $y$가 물체 길이이다. 1′, 2′, 3′와 같이 연두색점 ●에 위치의 숫자에 프라임을 붙인 것은 같은 번호 물체와 공액인 상의 위치이며 $y'$는 상의 길이다. 실선상에 있는 점은 실물체와 실상이고 점선상에 있는 점은 허물체와 허상을 나타낸다.)

종류 그리고 크기를 정확하게 구할 수 있고, 대표 광선을 이용하여 작도하면 아주 정확하지는 않지만 일목요연하게 그리고 빠르게 상과 물체의 관계를 파악할 수 있다. 그림 2-39에 공기 중에 놓인 렌즈의 전 공간에 물체를 위치시켰을 때 그에 대응되는 상의 위치, 종류 그리고 대략적 크기를 알기 쉽게 그려 놓았다.

광학중심점이 일직선상에 놓여 있어 광축이 일치된 2개 이상의 렌즈 및 거울 등의 조합을 **공심광학계**(Coaxial Lens System)라고 한다. 공심광학계에서도 입사광선속과 출사광선속만을 생각하면, 한 개의 렌즈와 마찬가지로 상측과 물측공간에 각각 하나씩의 상측초점 F′과 물측초점 F, 상측수점 H′과 물측주점 H, 상측초점거리 $f'$ 물측초점거리 $f$ 그리고 상측굴절력 D′와 물측굴절력 D를 가지게 된다.

2개 이상의 렌즈로 구성된 공심광학계의 초점과 주점 및 초점거리는 계산식 혹은 실험 측정값으로 구할 수가 있다. 공심광학계와 같은 굴절력을 가진 한 장의 단렌즈를 공심광학계의 '**등가렌즈**(Equivalent Lens)'라고 한다.

그림 2-40에서 공심광학계의 상측주점초점거리 $f'$ 이 20 ㎝라고 하면 +5D의 상측주점굴절력을 가지고 있는 한 장의 구면렌즈가 이 두 장의 볼록렌즈로 된 공심광학계의 등가렌즈(Equivalent Lens)가 된다.

밀착된 얇은 렌즈들로 이루어진 공심광학계의 등가렌즈 굴절력은 각각의 렌즈의 굴절력, 더 구체적으로 설명하면 같은 방향의 경선들의 굴절력을 합한 값을 가진다. 그림 2-41과 같이 얇은 +1D 구면렌즈 2개와, -2D 구면렌즈 2개 그리고 +2D의 구면렌즈 1개 모두 합친 5개의 구면렌즈계의 등가렌즈 굴절력은 '(1D × 2) + (-2D × 2) + (2D × 1) = 0D'가 된다.

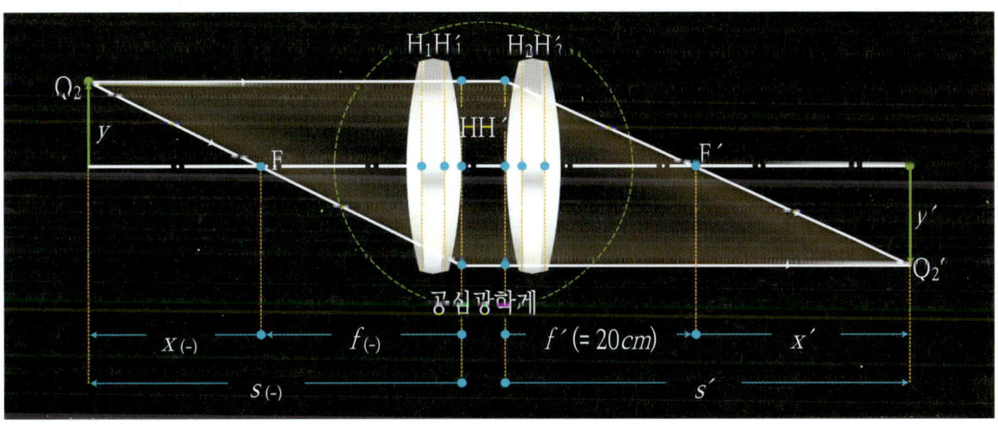


[그림 2-40] 공심광학계의 작도

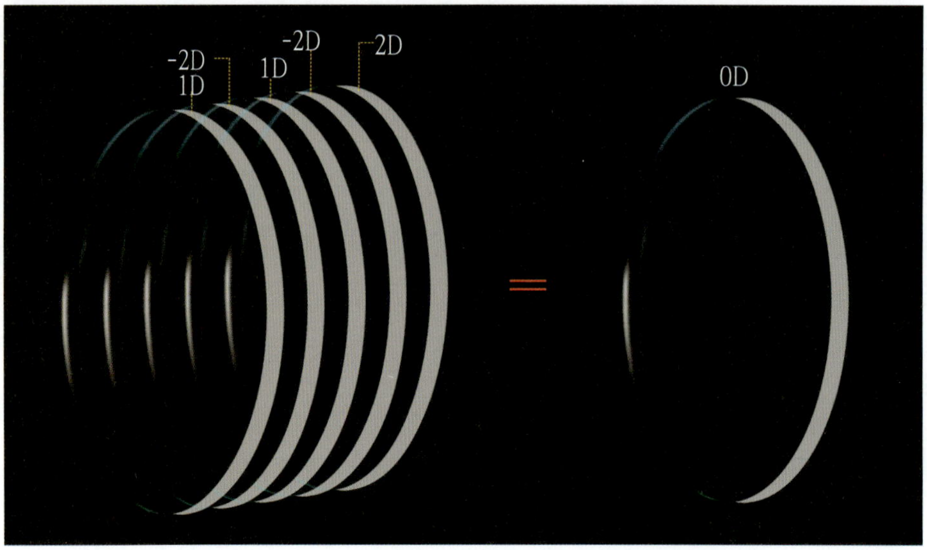


[그림 2-41] 구면렌즈 공심광학계의 등가렌즈

## 22 근시와 원시교정용 구면렌즈의 처방표기는 간단하다.

정상적인 눈이 먼 곳을 보고 있을 때 약 +59D의 굴절력을 가진 한 개의 등가렌즈로 본다. 그리고 보려는 모든 물체의 가장 선명한 상이 맺혀야 하는 곳은 언제나 시세포가 있는 **망막(Retina)** 부위여야 한다. 또 시야 내 가장 관심을 가지고 조준선을 대는 주시점(注視點, Fixation Point)의 선명상은 망막 부위 가운데 **중심와(Fovea)**에 맺혀야 한다. 눈 안의 광선들이 지나는 공간의 매질은 굴절률이 1.336인 초자체이다. 따라서 먼 곳을 볼 때 눈의 굴절력은

$$\text{먼 곳을 볼 때 눈의 굴절력}(58.64\text{D}) = \frac{\text{상공간 매질의 굴절률}}{\text{상측주점초점거리}(\text{m})}$$

이므로 먼 곳을 볼 때 눈이라는 렌즈의 상측주점초점거리 $f'$는

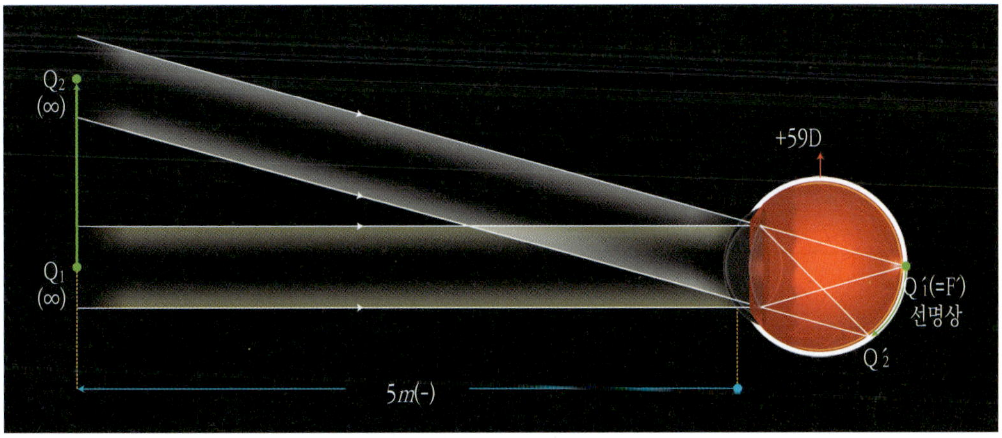


[그림 2-42] 정시에 의한 원거리 물체의 선명상

$$\frac{\text{상공간 매질의 굴절률}}{\text{눈의 굴절력}} = \frac{1.336}{59} \fallingdotseq 0.0228(m)$$

로 약 22.8 밀리미터($mm$)이다.

이 길이는 눈의 상측주점에서 중심와까지의 길이이다. 그림 2-42에서와 같이 무한대의 먼 곳에 있는 물체를 볼 때 그 물체의 선명상 위치인 상측초점 F′이 시세포가 기다리고 있는 눈의 중심와와 일치되어 있으면 단위 시세포에 가해지는 빛에너지의 자극이 커지고 그 결과 먼 곳의 물체를 선명하게 인식한다.

이와 같이 원거리의 물체가 정확히 눈의 상측초점의 위치인 중심와에 상을 맺게 되면 원거리에 관한 한, 정상적인 광학적 상태에 있는 눈으로 **정시(Emmetropia)**라고 한다. 어느 눈이 안축길이는 정상이고 먼 곳을 볼 때 눈의 굴절력이 +59D보다 많거나 적은 량을 그 눈의 **굴절이상도**라고 한다. 2D가 많은 +61D이면 그림 2-43과 같이

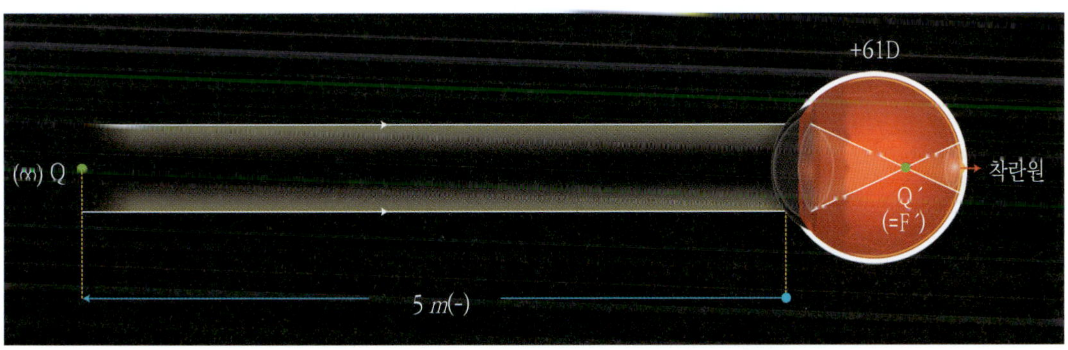


[그림 2-43] 원거리 물체의 근시에 의한 흐린 상

디옵터수치 2디옵터만큼 상측주점초점거리가 짧아져 빛에너지가 집중적으로 모이는 상측초점 F′은 중심와 보다 앞에 위치하여 시세포가 있는 중심와와 망막 부위에는 빛에너지가 분산되는 **착란원**(Circle of Confusion)상이 만들어져, 한 개의 시세포에 가해지는 자극 정도가 약해진다. 그 결과 먼 곳의 물체가 흐리게 보인다. 이러한 광학적 상태에 있는 눈을 **근시**(Myopia or Near Sighted Eye)라고 한다.

근시를 정상적인 정시의 눈으로 **교정**(Correction)하려면 그림 2-44에서와 같이 61D의 눈에 약 -2D의 굴절력을 가진 구면안경렌즈를 가하므로써 정상굴절력 59D가 되게 하여 상측초점 F′을 중심와에 오도록 하는 것이다.

근시의 경우와는 반대로 눈의 굴절력이 2D 작은 +57D이면 그림 2-45와 같이 상측주점초점거리가 길어져 빛에너지가 집중적으로 모이는 상측초점 F′이 중심와보다 뒤에 위치하여 시세포가 있는 중심와 망막에는 역시 빛에너지가 분산되는 찬락원상이 만들어져 먼 곳의 물체가 흐려 보이게 된다. 이러한 광학적 상태에 있는 눈을 **원시**(Hyperopia or Far Sighted Eye)라고 한다. 그러나 원시 가운데 **조절작용**의 관여로 먼 곳을 선명하게 볼 수 있는 **수의성원시**(Facultative Hyperopia)가 많아 원거리 나안시력이 좋다.

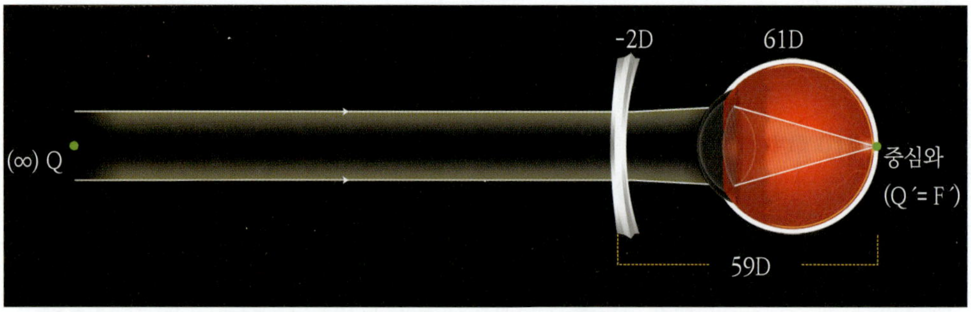


[그림 2-44] (-)구면렌즈로 근시의 교정

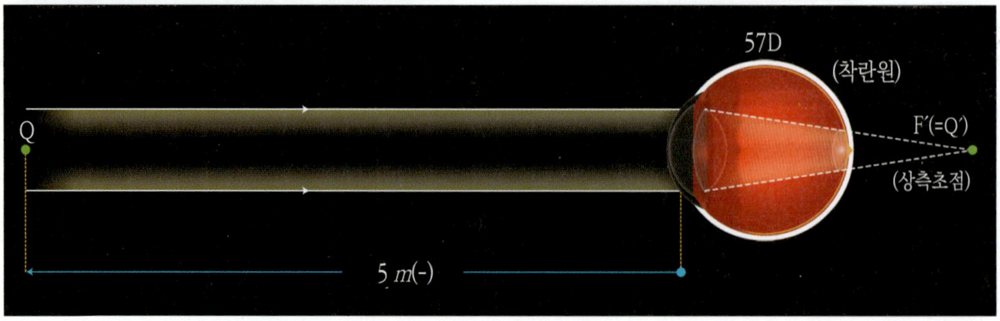


[그림 2-45] 원거리 물체의 원시에 의한 흐린 상

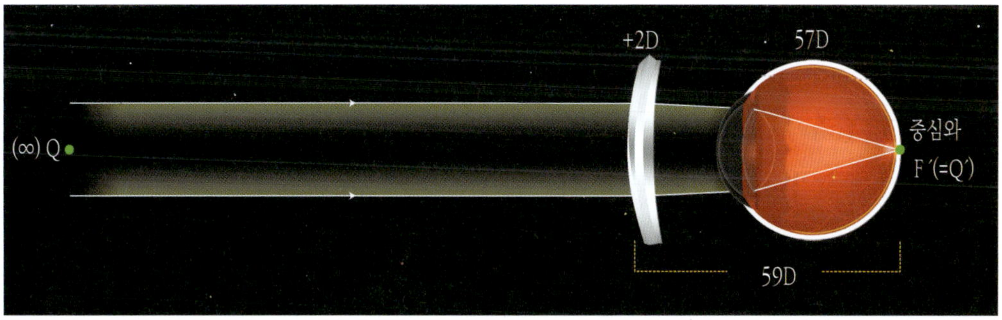


[그림 2-46] (+)구면렌즈로 원시의 교정

원시를 정상적인 **정시**(Emmetropia)의 눈으로 **교정**(Correction)하려면 그림 2-46에서와 같이 +57D의 원시에 +2D의 굴절력을 가진 구면 안경렌즈를 쓰면 정시의 굴절력 +59D가 되고, 상측초점 F′이 중심와에 오게 되어 원거리에 있는 물체를 선명하게 볼 수 있도록 교정되는 것이다.

예를 든 -2.00D 또는 +2.00D의 구면 안경렌즈로 교정되는 근시 또는 원시에게 광학적으로 **적정한 교정굴절력을 검출**하고 그 **처방**(Prescription)을 작성하여 **조제 가공**하는 것이 안경사의 일상적인 업무다. 그런데 처방서에는 약속된 기호를 사용하게 된다.

구면렌즈의 기호는 S, 또는 Sph로 표기한다. 위에서 예로 든 경우는 S-2.00D와 S+2.00D로 표기하게 된다. 따라서 이와 같이 표기된 처방을 받으면 '근시이구나! 따라서 모든 경선이 -2.00D의 굴절력을 가진 구면렌즈로 조제하라는 것이구나'또는 '원시이구나! 모든 경선의 굴절력이 +2.00D인 구면렌즈로 조제하라는 것이구나'로 뜻을 읽어야 한다.

S는 구면렌즈를 뜻하는 영문자 Spherical Lens의 첫자이고 ±2.00D는 **모든 경선의 굴절력**을 뜻하는 것이다. 구면안경렌즈는 0.00D, ±0.25D, ±0.50D …… ±1.25D와 같이 0.25D 단위로 만들고 있으며 약한 굴절력인 ±2.00D 이하에서는 0.125D 단위로 세분하는 수도 있다. 렌즈메이커에서는 그림 2-47과 같이 렌즈 종류별 제작범위표를 만들어 배포하고 있다. 참고로 안경의 구면렌즈의 제작범위는 일반적으로 -10D에서 +7D까지가 스톡(Stock)형으로 제작되고 그 중 약 +2D에서 -6D 범위의 굴절력렌즈가 수요의 70% 가까이 차지하고 있다. 토릭렌즈는 구면렌즈 제작범위에서 약 'C ± 4.00D'까지가 스톡형으로 생산된다.

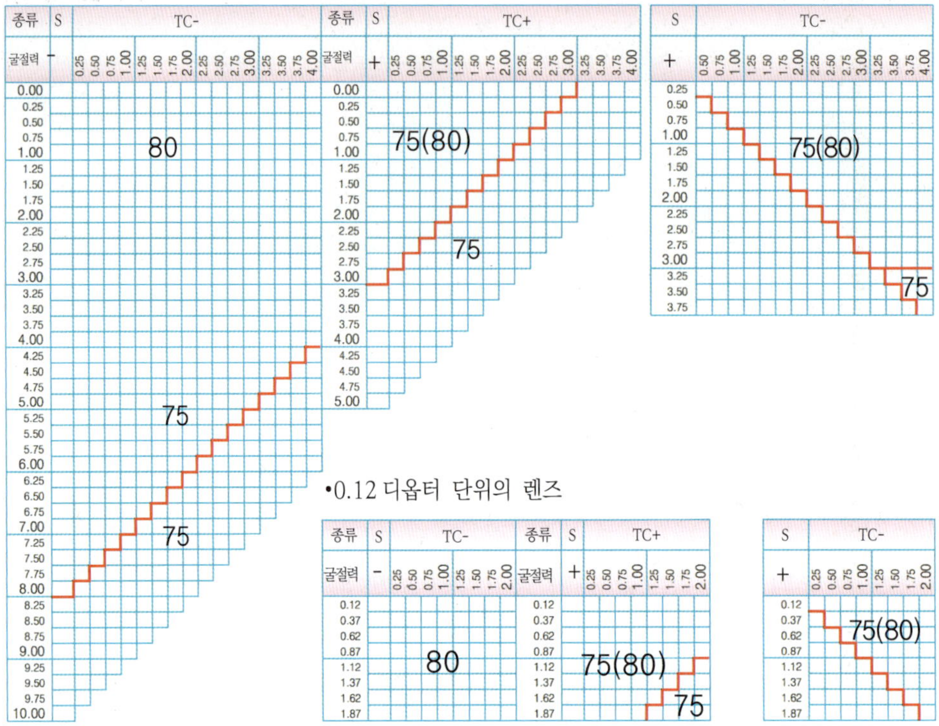


(80, 75는 렌즈직경이 80 *mm*, 75 *mm*임을 나타냄)

[그림 2-47] 안경렌즈 주문, 제작범위, 재고 등에 사용하는 정리표

## 23 난시교정용 토릭렌즈의 경선들은 굴절력이 서로 다르다.

그림 2-48의 오른쪽 구(球)에서, 그 일부분 S를 근시 및 원시교정용 구면렌즈의 한 면으로 취하면 경선 HH′, VV′, OO′를 비롯한 모든 경선의 곡률은 같다. 왜냐하면 그림 2-48의 왼쪽의 원에서와 같이 곡률반경 $r$을 가진 원을 원의 중심점 C를 지나는 임의의 회전축 XX′를 축으로 하여 한바퀴 회전된 궤적이 구면이 때문이다.

구면 만들기와는 다르게 그림 2-49와 그림 2-50에서와 같이 원의 중심점을 지나지 않는 회전축 YY′를 중심으로 회전한 궤적의 표면은 스푼, 럭비공, 그리고 술병 등의 표면과 같게 된다. 이러한 표면 가운데 렌즈면이 되는 일부분 S면의 경선에서 VV′경선과 HH′경선의 곡률반경이 각각 $r_1$, $r_2$로 그 곡률이 다른 것 같이 모든 경선의 곡률이 서로 다르다. 이러한 면을 **토릭면**(Toric Surface) 또는 토러스(Torus)라고 한다.

구면과 토릭면으로 이루워진 안경렌즈를 난시교정용 **토릭렌즈**(Toric Lens)라고 한다.

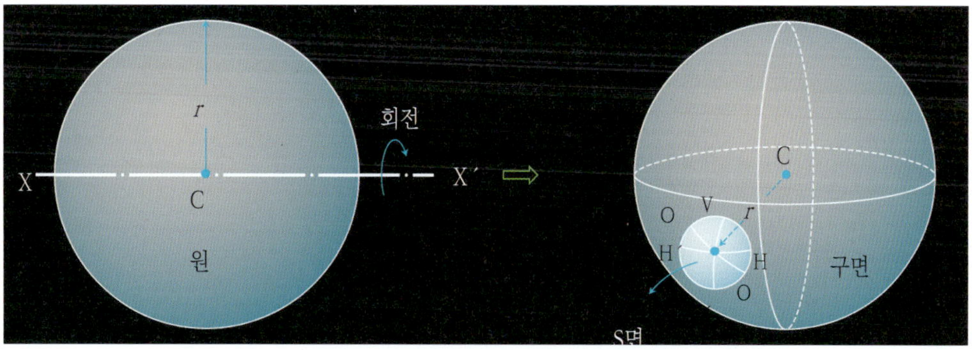


[그림 2-48] 구면 만들기(렌즈로 이용되는 S면의 모든 경선의 곡률반경은 *r*로 같다)

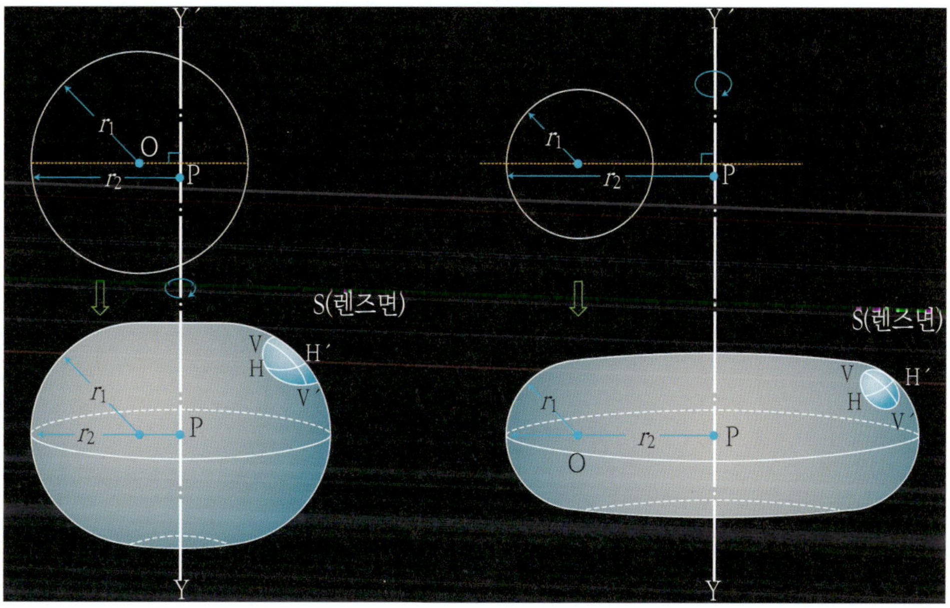


(1) OP 〈 $r_1$ 〈 $r_2$　　　(2) $r_1$ 〈 OP 〈 $r_2$

[그림 2-49] 도넛형(Doughnut Type) 토릭면 만들기

앞면이 토릭면이고 뒷면은 구면으로 된 것을 외면토릭렌즈, 그 반대의 배치인 것을 내면토릭렌즈라고 한다. 내면토릭렌즈가 외면토릭렌즈보다 좋은 상을 만들므로 현재 생산되고 있는 난시교정용 토릭렌즈는 거의가 내면토릭렌즈이다. 그림 2-51에서와 같이 지면에 올려놓아 내면토릭렌즈인지 외면토릭렌즈인지를 간단히 구분할 수 있다

토릭면을 가진 눈을 **난시**(Astigmatism)라고 한다. 토릭면 또는 토릭렌즈의 경선가운데 곡률이 가장 큰 경선과 가장 작은 경선을 **주경선**(Principle Meridian)이라고 하고, 곡률이 큰 경선을 **강주경선**(The Strongest Principal Meridian), 작은 경선을 **약주경선**(The Weakest Prinicipal Meridian)이라고 한다. 이 두 주경선은 서로 직각을 이루고

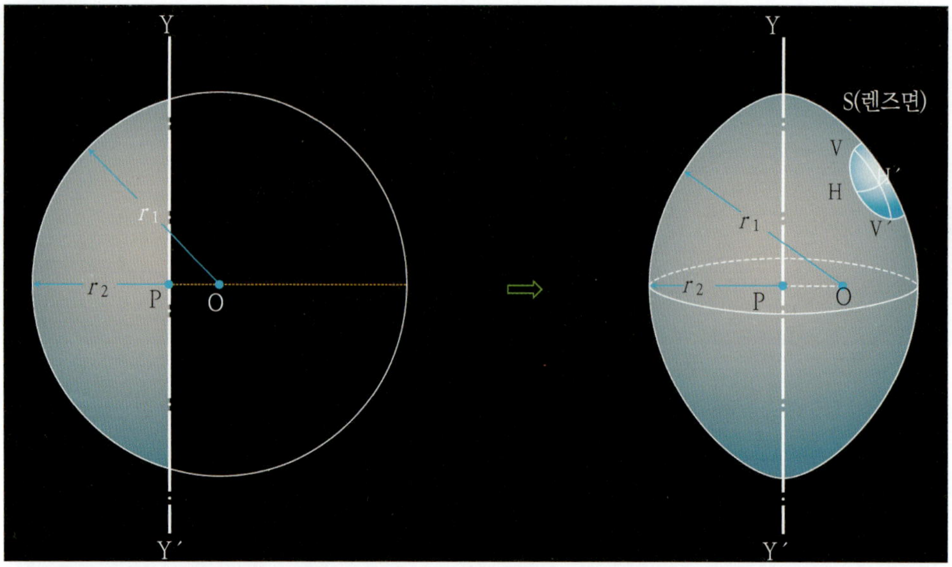


$r_2 < r_1$, $OP < r_1$

[그림 2-50] 술통형(Barrel Type) 토릭면 만들기

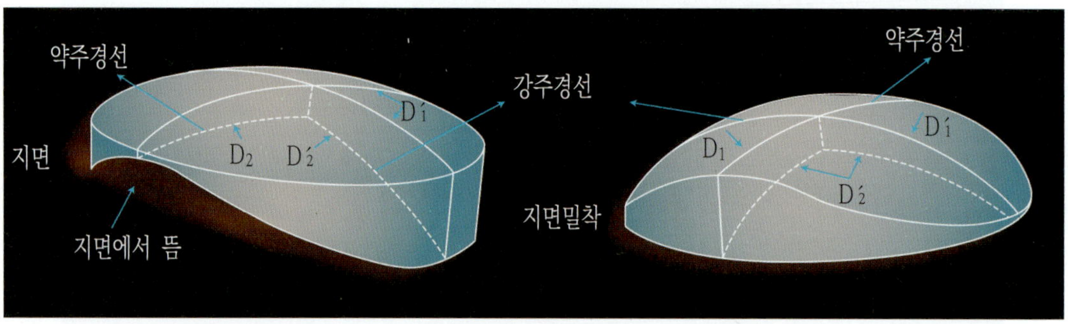


(1) 내면토릭렌즈(앞면은 구면)　　(2) 외면토릭렌즈(뒷면은 구면)

[그림 2-51] 난시교정용 토릭렌즈(Toric Lens)

있다. 따라서 어느 토릭면의 강주경선이 타보식방향 정의각 '90°-270°'선에 있다고 하면 그것은 곧 약주경선이 '180°-0°'선 방향에 있다는 것이고, 역으로 약주경선의 위치만을 밝혀도 강주경선의 위치까지 알 수 있다. 강주경선과 약주경선의 사이에 있는 경선들의 곡률은 강주경선의 곡률보다 작고, 약주경선의 그것보다는 큰 범위 안에 있으면서 규칙적으로 변한다.

앞서 배운 구면렌즈의 면굴절력의 공식은 그대로 토릭면(Toric Surface)의 각 경선의 굴절력을 구하는데 이용할 수 있고 구면렌즈에서 사용한 렌즈제작자 공식 역시 그대로 토릭렌즈(Toric Lens)의 각 경선의 굴절력을 구하는 데 사용할 수 있다.

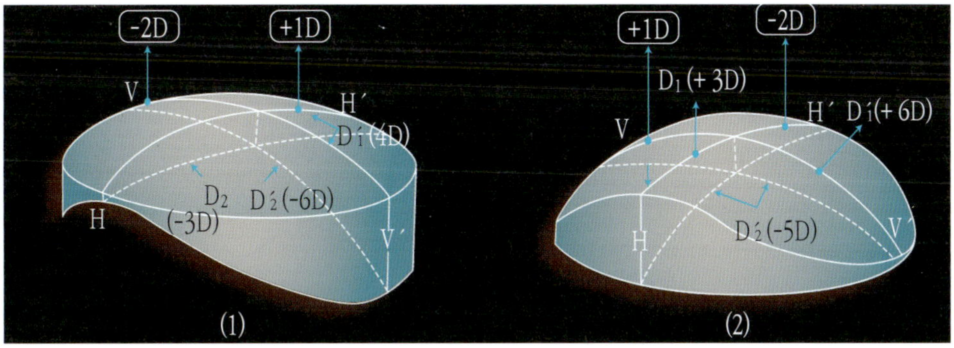


내면토릭 경선 HH′인 굴절력
$D' = D'_1 + D_2 = 4D + (-3D) = +1.00D$
경선 VV′의 굴절력
$D' = D'_1 + D'_2 = 4D + (-6D) = -2.00D$

외면토릭 경선 HH′인 굴절력
$D' - D_1 + D'_2 = 3D + (-5D) = -2.00D$
경선 VV′의 굴절력
$D' = D'_1 + D'_2 = 6D + (-5D) = +1.00D$

[그림 2-52] 내면과 외면 토릭렌즈의 양주경선의 굴절력

그림 2-52의 (1)의 내면토릭렌즈에서 앞면은 구면이므로 모든 경선의 앞면의 면굴절력 $D'_1$는 +4D이다. 뒷면은 토릭면으로 강주경선인 VV′방향의 면굴절력은 $D'_2$은 -6.00D이므로 이 VV′경선이 토릭렌즈의 강주경선이 된다. VV′방향 경선의 렌즈 굴절력은 렌즈제작자공식을 인용하면, $D'_1 + D'_2 = (+4.00D) + (-6.00D) = -2.00D$이고, 같은 설명으로 약주경선인 HH′방향 경선의 굴절력은 +1.00D이다. 구면렌즈는 앞, 뒷면 모든 경선의 면굴절력이 같고, 따라서 그 차이값 역시 모두 같아서 렌즈 전 경선의 굴절력은 하나의 값으로 나타낼 수 있었지만 토릭렌즈는 토릭면의 면굴절력이 경선마다 다르므로 각 경선별로 앞면과 뒷면의 면굴절력의 차이를 구하여 토릭렌즈의 경선별 굴절력을 구하여야 한다.

따라서 난시교정용 토릭렌즈의 굴절력을 나타내는데 구면렌즈에서와 같이 하나의 수로 통일하여 표기할 수 없다는 것을 알 수 있다. 또, 토릭렌즈의 모든 경선의 굴절력을 다 표기하거나 나타내는 것도 물리적으로 불가능할 뿐만 아니라 안경광학에서는 그렇게 할 필요도 없다.

왜냐하면 토릭렌즈의 굴절력은 강주경선과 약주경선의 두 경선의 굴절력만 표기하도록 약속하였기 때문이다. 그런데 그림 2-52의 (1), (2)의 두 주경선의 굴절력이 +1.00D와 -2.00D인 토릭렌즈를 표기하는데 '강주경선이 -2.00D이고, 약주경선은 +1.00D인 토릭렌즈입니다.'하고 길게 서술하는 것이 아니라 간단하게 기호로 표기하도록 약속하였다.

그림 2-53에 전형적인 안경처방서를 실었다. 바로 이 안경처방서 표기형식으로 난시교정 토릭렌즈 처방의 두 주경선의 굴절력을 나타낸다. 이를 스페리컬(S)·실린더(C) 조합인 'S·C 표기 방법(Spherical Cylinder Form)'이라고 한다. 그 내용은 다음과 같다.

NO. PRESCRIPTION

귀하

(P.D. mm)

| | SPH | CYL | AXIS | PRISM | BASE |
|---|---|---|---|---|---|
| O.D. | D | D | ° | △ | |
| O.S. | D | D | ° | △ | |
| | Add | D | P.D. | mm for reading | |

(1)

NO. PRESCRIPTION

귀하

For Dist. P.D. mm Oh : mm

| | S | C | Ax | P | B |
|---|---|---|---|---|---|
| R | D | D | ° | △ | |
| L | D | D | ° | △ | |

For Reading P.D. mm Oh : mm

| | S | C | Ax | P | B |
|---|---|---|---|---|---|
| R | D | D | ° | △ | |
| L | D | D | ° | △ | |

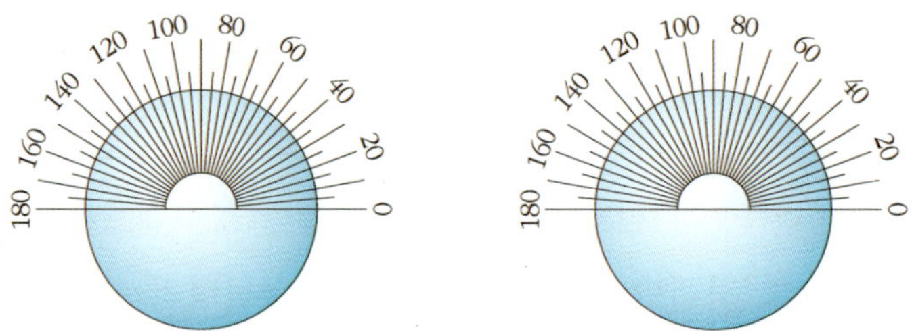


(2)

[그림 2-53] 안경처방서

첫째, 스페리컬인 기호 S 또는 Sph를 쓴 다음 강주경선과 약주경선 두 주경선의 굴절력의 수치 가운데 어느 쪽이든 하나를 골라 쓴다. 그림 2-52의 토릭렌즈에서는 S+1.00D이거나 S-2.00D 둘 중 어느 쪽을 택하여도 좋다. 둘 중에 아무거나 S값으로 할 수 있으므로 'S·C 표기 방법'은 같은 토릭렌즈를 두고 표기법이 둘 있다.

둘째, 또 다른 나머지 주경선의 굴절력은 앞서 S로 표기된 굴절력인 S+1.00D 혹은 S-2.00D에 연이어 조합표기, '◯'를 하고 다시 C 또는 Cyl 표기를 한 다음, 나타내려는 또다른 주경선의 굴절력값에서 S로 표기된 주경선의 굴절력값을 뺀 수치, 곧 두 주경선의 차이값을 부호를 포함하여 쓴다. 그림 2-51의 예 같으면 'S+1.00D ◯ C-3.00D'또는 'S-2.00D ◯ C+3.00D'로 표기하게 된다.

결국 첫 번째 S의 값으로 나타내는 주경선의 굴절력은 실제의 값이고, 나머지 주경선의 굴절력은 실제의 굴절력 값으로 나타내는 것이 아니고 두 주경선의 굴절력의 차로 나타내게 된다. 따라서 처방 'S-2.00D ○ C+3.00D'의 표기를 보면 즉시 표기된 S-2.00D에서 한 주경선의 굴절력이 -2D이고 나머지 또 한 주경선의 굴절력은 S값 -2D로부터 표기된 C+3.00D에서 C의 부호가 +이므로 +방향으로 3D만큼 차이가 나는 +1D이구나 하고, 바로 두 주경선의 굴절력을 알아야 한다. 똑같은 토릭렌즈의 또 다른 표기인 'S+1.00D ○ C-3.00D'도 두 주경선의 굴절력이 +1D와 -2D인 것을 보는 즉시 알아차려야 한다.

## 24 토릭렌즈는 180° 이외의 방향으로 회전되면 눈에는 전혀 다른 렌즈가 된다.

그림 2-54는 타보식 방향각 90°, 곧 수직경선의 굴절력은 +1D로 약주경선이고, 180°경선, 곧 수평경선은 +2D로 강주경선인 토릭렌즈를 나타내고 있다.

이 렌즈 앞 무한대 위치에 있는 물점에서 나온 평행광선속 가운데 수직평면 평행광선속은 그림 2-55의 (1)과 같이 렌즈의 수직경선들에 입사하여 렌즈 뒤 1 $m$의 위치에 **수평방향으로 초선**(Focal Line)을 만들고, 수평평면 평행광선속은 그림 2-55의 (2)와 같이 렌즈의 수평경선들에 의해서 렌즈 뒤 50 $cm$에 **수직방향의 초선**을 만들게 된다.

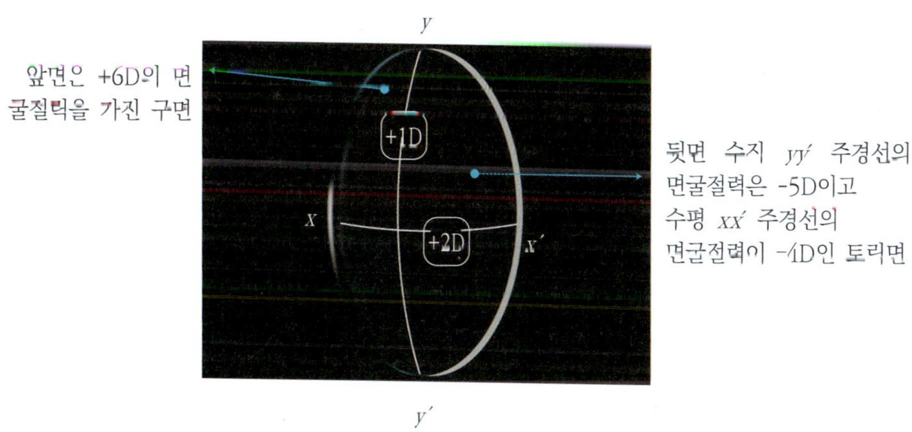


[그림 2-54] 얇은 (-) 내면토릭렌즈의 두 주경선의 굴절력

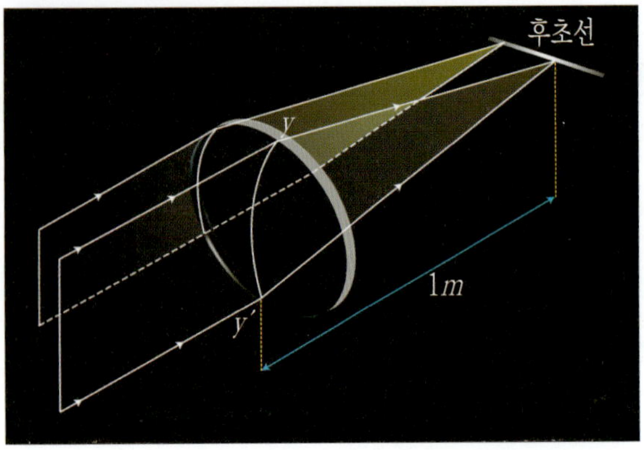


(1) +1D의 수직주경선이 만든 수평방향의 후초선상

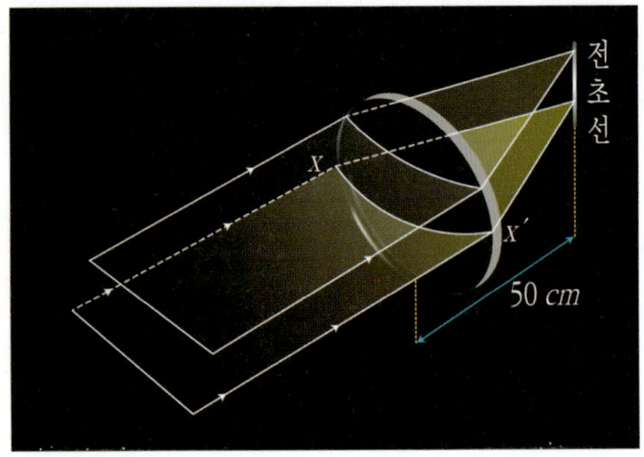


(2) +2D의 수평주경선이 만든 수직방향의 전초선상

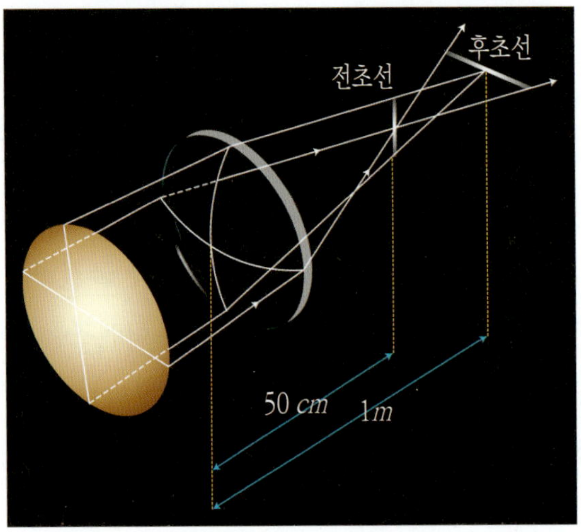


(3) 양주경선이 만든 점물점의 초선상

[그림 2-55] S + 1.00D ○ C + 1.00D 토릭렌즈의 초선상

이 토릭렌즈의 두 주경선의 굴절력을 나타내는 'S · C조합' 표기는 'S+1.00D ○ C+1.00D' 또는 'S+2.00D ○ C-1.00D'이다.

구면처방렌즈를 'S+2.00D'로 표기한 뜻은 '모든 경선의 굴절력이 +2.00D인 구면렌즈'라는 것이어서 그림 2-56의 (1)에서와 같이 눈앞의 이 렌즈를 동공중심점을 축으로 회전시켜도 동공의 모든 경선에 미치는 렌즈의 굴절력의 크기에는 변함이 없다.

즉, 구면렌즈를 안경렌즈로 사용할 때는 렌즈 회전에 따른 눈의 교정효과에는 변화가 없다. 그러나 난시의 눈을 교정할 토릭렌즈는 모든 경선의 굴절력이 다르므로 같은 굴절력 갖는 똑같은 토릭렌즈라고 해도 그림 2-56의 (2)에서와 같이 회전하게 되면 눈에는 전혀 다른 효과가 나타나게 된다. 단 토릭렌즈의 처방에서 Ax, 축방향의 유효값인 180°의 회전만 같은 효과를 가진다. 따라서 난시를 교정하는 토릭처방렌즈는 반

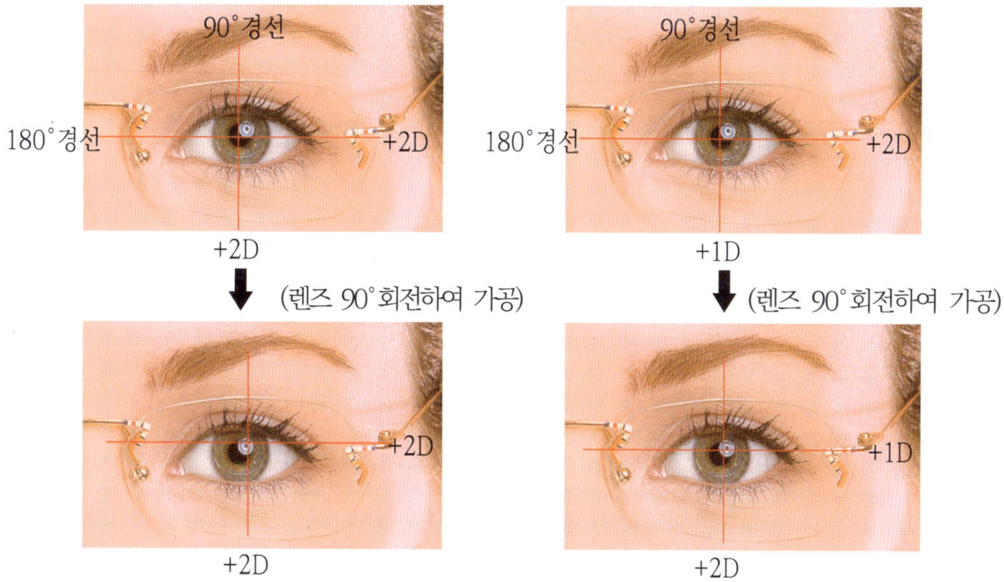


(1) 구면렌즈 (2) 토릭렌즈

[그림 2-56] 토릭렌즈의 주경선 위치를 밝혀야 할 필요성

드시 양주경선의 위치를 타보식방향각으로 밝혀야 한다. 그런데 두 주경선 가운데 한 주경선의 위치만 정하면 나머지 주경선의 위치는 따로 표기하지 않아도 90°반대방향에 있게 되므로 'S·C조합 표기'의 처방서에서는 두 주경선 가운데 S로 표기된 굴절력을 갖는 경선, 즉 기준경선의 위치만 밝히도록 약속했다. 이 **기준경선**의 위치를 나타내는 표기방법은 Ax의 기호 다음에 **타보식 방향각** 크기로 나타낸다.

수직주경선이 +1D이고, 수평주경선이 +2D의 경선위치를 갖는 그림 2-54의 토릭렌즈 표기는 수평주경선을 기준경선으로 하면 'S+2.00D ○ C-1.00D, Ax 180°'로 표기되고, 수직주경선을 기준경선으로 하면 'S+1.00D ○ C+1.00D, Ax 90°'로 표기된다. 위 두 표기는 수학적으로 비교하면 전혀 다른 수를 가지고 있어 처방서에 쓰인 표기만 보고서는 두 주경선의 위치도 같고, 같은 굴절력을 지니는 토릭렌즈라고 받아들이기가 좀 거북하겠지만 2개 표기 모두 '타보식 90°방향경선, 즉 수직주경선은 +1디옵터(S+1.00D ○ C+1.00D, Ax 90°)이고 타보식 180°방향의 경선, 즉 수평주경선은 +2디옵터(S+2.00D ○ C-1.00D, Ax 180°)인 난시교정용 토릭렌즈'를 뜻하고 있다.

따라서 안경처방서 'S+1.00D ○ C+1.00D, Ax 180°'또는 'S+2.00D ○ C-1.00D, Ax 90°'를 조제 및 가공을 하라고 했다면 두 주경선의 굴절력이 +1D와 +2D의 토릭렌즈를 렌즈 보관상자에서 꺼내어 렌즈미터로 두 주경선의 굴절력을 확인한 다음, 렌즈를 회전하여 수평방향에 +1D의 주경선이 오도록 하든지 또는 수직방

향에 +2D의 주경선이 오도록 방향을 잡아서 안경테에 정확하게 위치하도록 깎아 넣으라는 것이다. 즉,

S+1.00D ○ C+1.00D, Ax 180°

기준경선

의 내용으로 암기하면 이해하기가 쉽다.

난시(Astigmatism)는 먼 곳 물체를 볼 때 눈에 들어오는 평행평면광선속들이 부딪치는 눈의 각 경선이 +59D 근처의 서로 다른 굴절력을 가진 토릭렌즈와 같다고 할 수 있다. 원용구면렌즈로 근시 및 원시의 눈을 교정할 때, 정시 +59D보다 모자라거나 많은 차이 만큼의 반대 부호 굴절력을 지닌 구면렌즈를 처방한 것과 같은 방법으로 난시를 교정한다. 단, 난시에서는 주경선 별로 따로 교정한다.

그림 2-57과 같이 토릭면을 가진 난시의 각 경선을 대상으로 정상굴절력 +59D보다 모자라는 눈의 주경선에는 부족분 만큼의 (+)굴절력을 가진 원용 토릭렌즈의 주경선을 위치시키고, +59D보다 강한 굴절력을 가진 주경선에는 +59D보다 많은 만큼의 (-)굴절력을 가진 주경선의 토릭렌즈를 일치시켜 난시의 모든 경선을 +59D로 만들어

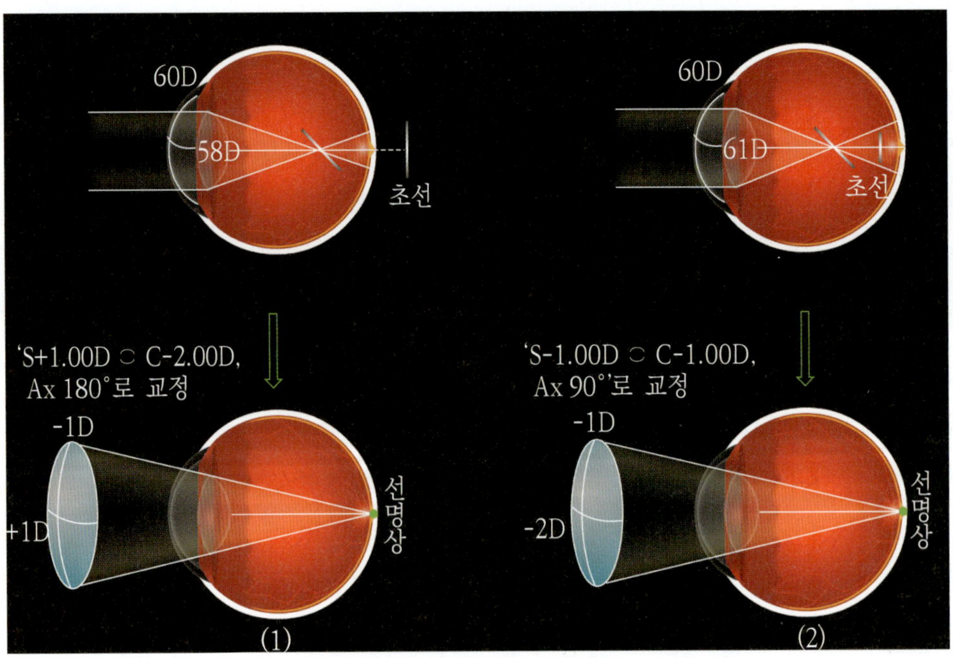


[그림 2-57] 토릭렌즈로 난시의 각경선 교정

먼 곳을 볼 때 정시의 광학상태로 교정하는 것이다.

난시는 토릭면을 가진 렌즈와 같으므로 난시의 경선들 가운데는 반드시 강주경선과 약주경선이 있다. 이 난시를 교정할 토릭렌즈의 경선의 위치는 다음과 같아야 한다. **(−)방향으로 작은 굴절력을 가진 토릭렌즈의 주경선이 난시눈의 약주경선의 위치에** 오도록 하고, (+)방향으로 작은 굴절력을 가진 토릭렌즈의 주경선은 난시눈의 강주경선에 위치하도록 한다.

## 25 난시검사용 실린더렌즈에만 '축'이 있다.

그림 2-58에서 보는 바와 같이 투명한 재질로 만든 원기둥을 중심축 YY′와 평행하게 안쪽에서 사르거나, 바깥쪽에서 붙인 부분을 각각 볼록원주렌즈(+Cylinder Lens) 또는 오목원주렌즈(Concave Cylinder Lens)라고 부른다. 원주렌즈보다는 **실린더렌즈**라고 부르는 경우가 많다. 실린더렌즈의 경선 가운데 원기둥의 중심축 YY′와 평행한 경선 $yy'$를 실린더렌즈의 **축경선(Axial Meridian)** 또는 간단히 **축(Axis)**이라고 한다. 모든 실린더렌즈의 축경선의 굴절력은 앞, 뒷면 모두 같은 면굴절력을 갖는 경선으로, 굴절력이 0D가 되므로 **약주경선**이 된다. 실린더렌즈의 강주경선의 굴절력은 원기둥의

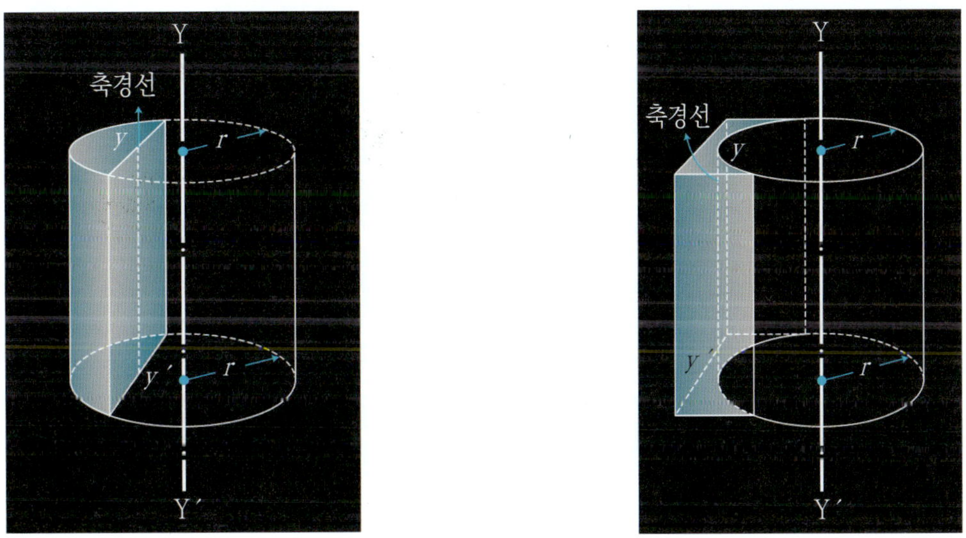


(1) +실린더렌즈　　(2) -실린더렌즈

[그림 2-58] 실린더렌즈의 창출

곡률반경 $r$이 짧을수록, 즉 곡률이 클수록 커진다.

모든 실린더렌즈에는 굴절력이 0D인 약주경선이 반드시 존재하므로 이 **약주경선이 실린더렌즈의 축경선**이 된다. 실린더렌즈의 축경선의 표기는 Axis 또는 Ax로 나타낸다.

그림 2-59에서 보는 바와 같이 실린더렌즈의 축경선 방향인 '90°- 270 °'의 수직경선에 입사하는 평행평면 광선속은 버젼스 변화없이 그대로 평행평면 광선속으로 사출되어 나가고 축경선과 직각을 이루는 수평경선 '0°- 180 °'의 강주경선은 앞면, 즉 (+)면의 면굴절력이 이 경선의 굴절력이 된다. 그림 2-59의 (1)의 평행 평면광선속은 좌우로 수렴되어 +2D의 상버젼스를 만든다. 주의 할 것은 '0°- 180 °'의 수평방향으로 입사하는 평행 평면광선속은 그림 2-59의 (1)의 제일 아래 그림에서와 같이 무수히 많다. 이들 모든 평면광선속들도 좌우로 수렴되어 렌즈 뒤 50 $cm$ 후방에 렌즈 강주경

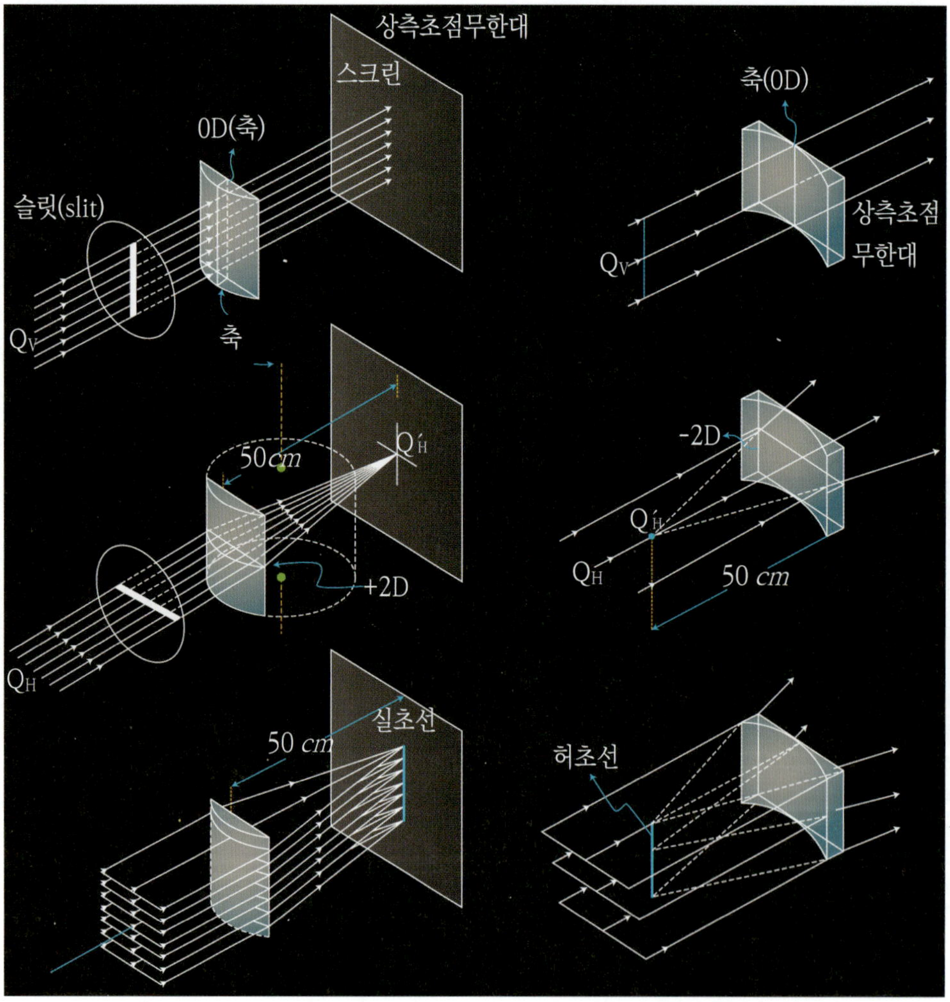


(1) +실린더렌즈와 실초선 (2) -실린더렌즈와 허초선

[그림 2-59] 실린더렌즈가 만드는 초선

선의 방향(수평)과 직각을 이루는 수직선상에 빛에너지를 집중시킨다. 이 수직선상을 이 실린더렌즈의 강주경선이 만드는 **전초선**(Anterior Focal Line)이라고 한다. 전초선은 강주경선의 초점이라고 생각하면 된다.

실린더렌즈에 의해 만들어지는 상의 모양은 물체의 모습과 같지 않다는 것을 알 수 있다. 그림 2-59의 (1)의 플러스 실린더렌즈(Cylinder Lens)의 물점은 무한대에 있는 점광원으로 스크린을 렌즈 후방 50 $cm$에, 즉 강주경선의 상측초점인 전초선 위치에 놓으면 수직방향의 초선상이 선명하게 생긴다. 즉, 원모양의 물점의 상의 전체 선명도기 타보식 방향각 90°- 270 °의 수직방향은 선명하게, 0°- 180 °의 수평방향은 흐리게 나타난다. 왜냐하면 렌즈의 수직경선인 축경선의 초점이 50 $cm$가 아니라, 렌즈 뒤 무한대에 있으므로 이곳 50 $cm$ 위치에는 수평방향의 직경이 큰 타원착란원이 생겨 수평으로는 흐린 상이 만들어 진다. 축경선과 평행한 수직 평행평면 광선속은 렌즈 후방 무한대의 위치에 수평선 방향의 초선을 만든다. 그림 2-60의 렌즈미터의 물점인 타깃(Target) 모양은 많은 점으로 된 점원(◌)인데, 실린더렌즈의 주경선의 상측초점에 점원 물점이 오도록 하면 각점들은 선명초선들로 변하여 스크린상에 원통 모양의 상을 이룬다. 실린더렌즈의 강주경선이 만드는 상공간의 초선을 **전초선**(Anterior Focal Line)이라고 하고 약주경선에 의한 초선은 **후초선**(Posterior Focal Line)이라 한다. 토릭렌즈의 **주경선**과 이 주경선이 만드는 **상공간의 초선의 선방향은 직각**을 이룬다는 것을 유념해야 한다.

글자의 뜻대로라면 실린더렌즈는 원통(Cylinder)을 평면으로 자른 형태이지만 실제

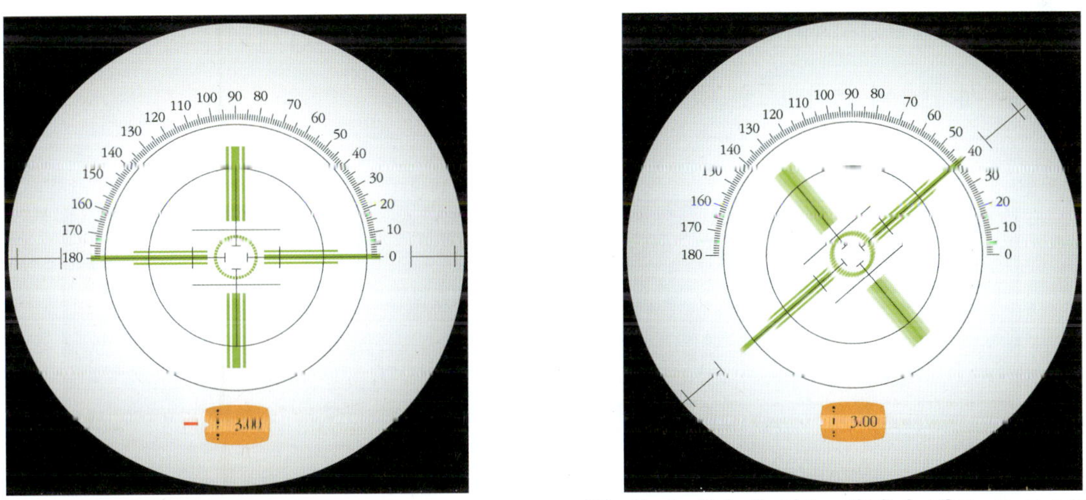


(1) 구면렌즈 S-3.00D의 점원상

(2) 축이 40° 에 있는 실린더 렌즈 C-3.00D의 초선상

[그림 2-60] 렌즈미터의 점원상과 초선상

검사용 렌즈 및 안경렌즈에서 원통형 렌즈는 거의 사용하지 않는다. 실제 이들 렌즈는 약주경선이 직선평면의 형태를 취하지 않고 휘어진 토릭렌즈로 약주경선의 굴절력이 0D인 토릭렌즈를 실린더렌즈라고 부르는 것으로 굳어졌다. 0D의 굴절력을 갖는 경선을 실린더렌즈의 축이라고 했으니까 **축(Ax)**이라는 용어, 곧 **축경선은 실린더렌즈에만** 있는 것이다.

그림 2-59의 (1)과 (2)와 같이 강주경선의 굴절력이 각각 +2.00D와 -2.00D인 실린더렌즈를 처방서 형식대로 표기하면 'S0.00D ⊂ C+2.00D 또는 S+2.00D ⊂ C-2.00D'및 'S0.00D ⊂ C-2.00D 또는 S-2.00D ⊂ C+2.00D'로 표기하게 되는데, 대부분 S0.00D는 생략하고 'C+2.00D 또는 Cyl+2.00D'및 'C-2.00D 또는 Cyl-2.00D'로 표기한다.

## 26 조제용 토릭렌즈는 구면검사렌즈와 실린더검사렌즈의 등가렌즈이다.

S-1.00D의 구면렌즈 한 장과 타보(T.A.B.O) 방향각 90°경선이 축경선이고, 180° 경선은 C-1.00D인 한 장의 실린더렌즈로 합성된 **공축광학계(Coaxial Optical System)**의 등가렌즈는 그림 2-61과 같이 'S-1.00D ⊂ C-1.00D, Ax 90°'로 표기되는 토릭렌즈가 된다. 'S·C조합'표기로 정의했던 **1매의 토릭렌즈**는 구면렌즈 'S-1.00D' 1매와 축경선이 90°에 있는 실린더렌즈 'C-1.00D, Ax 90°'1매를 공심으로 밀착한 두 개 렌즈의 등가렌즈인 것이다.

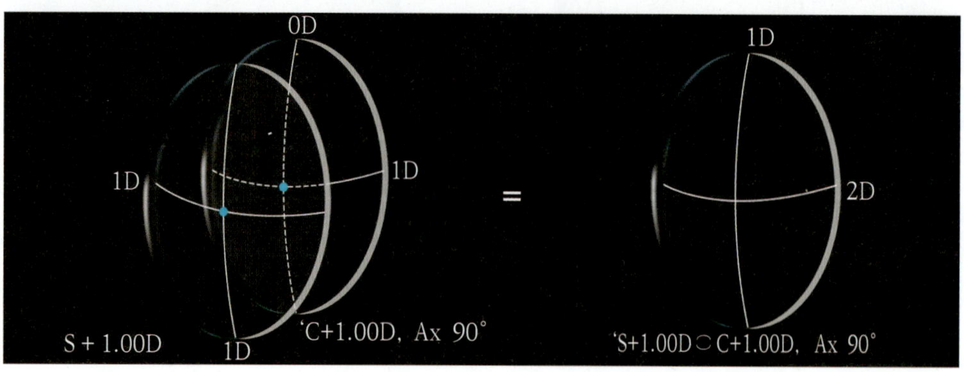


[그림 2-61] 구면 및 실린더검사렌즈의 조합이 조제가공용 토릭렌즈

토릭렌즈의 S·C 표기의 구체적인 해석은 다음과 같다. 위 'S-1.00D ○ C-1.00D, Ax 90°'을 예로 하면, 검사실에서 안경이나 콘택트렌즈의 처방검사를 위해 피검사자의 맨 눈에 먼저 구면검사렌즈 S-1.00D를 대었더니 처음 검사 때보다 시력이 개선되었고, 이 단계에서 난시가 있는 것이 발견되어 이 구면렌즈에 C-1.00D의 실린더검사렌즈의 축경선을 수직으로 위치시킨 'C-1.00D, Ax 90°'를 더하여 완전교정되었으니 이것과 같은 효과를 가진 한 장의 등가토릭렌즈로 조제하라는 것이다.

검사실에서는 두장의 검사렌즈, 즉 **구면검사렌즈(S)**와 **실린더검사렌즈(C)** 조합으로서 뜻을 나타내는 것이고, 조제 가공시에는 **한 장의 토릭렌즈**의 두 주경선의 굴절력과 S에 표기된 기준주경선의 타보식 방향각 위치(Ax)를 나타내는 것이다.

난시교정용 토릭렌즈의 S·C표기에서 수많은 경선 중 대표적으로 두 주경선의 굴절력과 그 위치만을 나타낸 것처럼 상공간에서는 이 **두 주경선**에 의해 만들어지는 **두 초선(Focal Line)**과 물체와 같은 모양으로 나타나는 전후초선의 사이에 위치하는 **최소착란원(Circle of Least Confusion)**상 만을 생각한다. 점원의 모양을 가진 물체로부터 나온 광선속들이 토릭렌즈의 각 경선 별로 다른 굴절력의 영향을 받게 되면, 상공간에서는 빛에너지의 흩어짐 뿐만 아니라 그림 2-62에서 보듯 상을 비춰는 스크린의 위치에 따라 타원꼴의 점상, 점원상, 초선상 등으로 바꾸어진다. 이 가운데 양초선상 사이에 있는 점원상은 점원물체의 모양과 같으므로 **최소착란원상(Circle of Least Confusion)**이라고 한다.

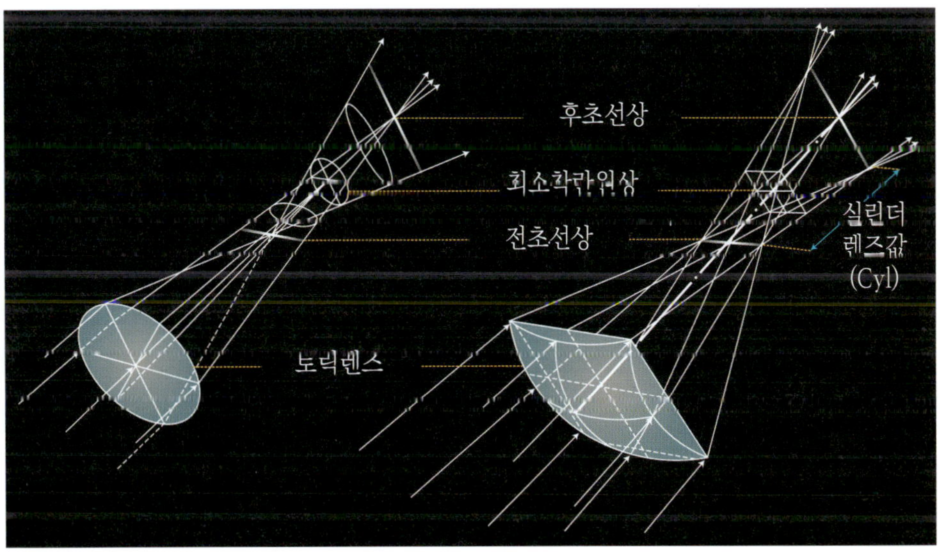


[그림 2-62] 토릭렌즈에 의한 상의 위치 배열

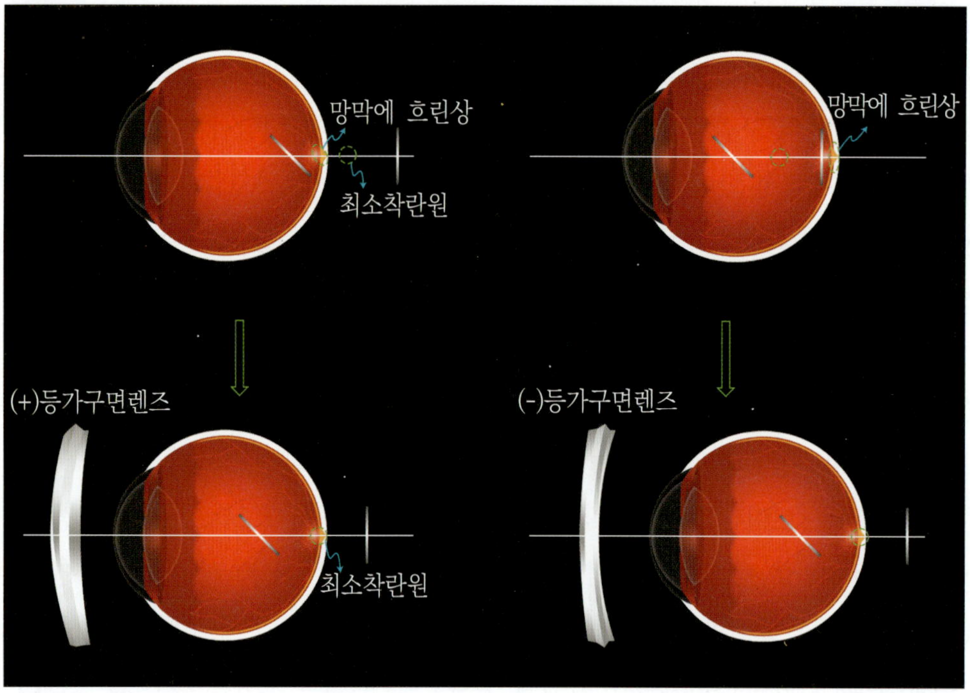


(1) (2)

[그림 2-63] 등가구면굴절력 렌즈로 난시현상 제거

따라서 스크린이 최소착락원상의 위치에 오면 상이 약간 흐릴 뿐 특정 방향으로 늘어나거나 줄어드는 변형된 형태로 나타나지 않아서 토릭렌즈 또는 난시의 눈에 의해 만들어지는 상의 위치 중 가장 좋은 곳이 된다. 특히 난시눈에 의해 망막부근에 만들어지는 상의 형태가 초선상, 타원상 그리고 점원상 등 여러 가지 가운데 그림 2-63과 같이 망막의 중심와에 정확히 난시눈의 최소착란원상이 오면 가장 좋은 상을 얻을 수 있다.

난시의 눈을 토릭렌즈로 완전교정하지 않고 구면렌즈로 난시눈의 전체경선에 같은 굴절력만큼 영향을 주어 최소착란원을 앞 또는 뒤로 이동시켜 망막의 중심와에 위치하도록 하면 난시 현상을 느끼지 않게 된다. 이 구면렌즈를 난시눈을 완전교정 할 토릭렌즈의 **등가구면렌즈**(Equivalent Sjpherical Power Lens) 또는 검사시에는 **최적구면굴절력**(Best Vision Sphere)라고 한다. 난시교정용 토릭렌즈의 두 주경선의 굴절력의 산술평균값의 굴절력을 가진 구면렌즈가 이 토릭렌즈의 등가구면렌즈가 된다. 등가구면렌즈는 난시안 교정을 위한 **정확한 실린더렌즈의 축방향과 굴절력검사에 유용**하게 쓰인다.

## 27 구면과 토릭렌즈의 설계점은 광학중심점, 프리즘렌즈의 설계점은 프리즘굴절력 작용점

안경광학적으로 좋은 안경이란

첫째, 한쪽 눈을 기준으로 하면 좌우안으로 흐리게 보였던 사물이 또렷이 보이고,

둘째, 눈이 쉬 피로하였던 것이 안경을 쓴 후 피로하지 않으며, 마지막으로 두 눈 동시 사용시에 눈의 피로가 많았는데 안경을 쓰고 난 후에는 이 피로감을 덜어주는 안경을 말한다.

그러니까 **선명하게 보이고, 편하며, 어울리는** 안경이 좋은 안경이다. 근시와 각종 난시를 위한 잘 보이는 안경, 또는 잘 보이기는 하지만 눈의 안정피로가 있는 원시 및 각종 원시성 난시를 위한 안경은 눈의 각 경선별로 표준되는 정시와의 차이값의 굴절력을 갖는 안경렌즈로 보정한다. 두 눈을 동시에 사용할 때 생기는 안정피로를 덜어주는 안경, 즉 사위교정 프리즘처방 안경을 만드는 것과 정위이면서 비정시의 교정안경을 잘못 조제하여 인위적으로 사위를 만드는 안경 등에서는 안경렌즈의 광학중심점 이외의 주변부의 **프리즘굴절력의 영향**이 대단히 크다.

안경렌즈와 콘택트렌즈는 꼭지각이 연속적으로 변하는 단순프리즘의 무한 집합체라고 했다. 따라서 '프리즘처방이 없는 대부분의 안경 만들기에서 동공중심과 일치시킬

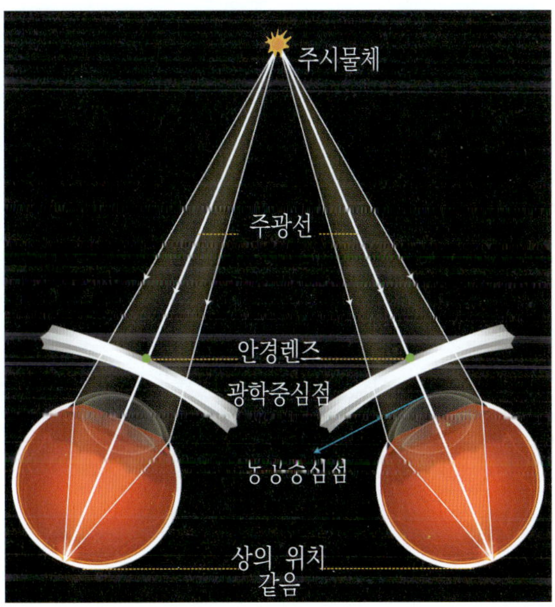


[그림 2-64] 양안동공중심점과 안경렌즈의 광학중심점 일치

**설계점**은 좌우 두 안경렌즈의 광학중심점이 되어야 한다. 피검사자가 전면의 주시점을 봤을 때 피검사자 두 눈의 동공중심점과 좌우 두 교정렌즈의 광학중심점을 일치시켜, 안경을 포함한 눈 전체의 안광학계가 공심광학계가 되도록 하면 좌우 망막상의 위치가 균형 잡히어 하나의 상으로 합쳐보는 양안시가 자연스럽다. 이렇게 만들면 양안시의 균형뿐만 아니라 각종 수차가 최소가 되는 **조제 및 가공**(Opthalmic Dispensing)을 한 것이 된다.

좌우 렌즈의 광학중심점이 올바른 위치에 오도록 조제가공을 하기 위해 피검사자의 좌우동공중심점간 수평거리를 측정하게 되는데 이를 P.D.(Pupillary Distance), 곧 동공간거리라고 한다. 정확하게는 설계점 P.D.이다. P.D.는 검사실에서 안경사에 의해 **피디미터**(P.D. Meter)라고 불리는 동공거리계로 측정한다. 또 하나 수직요소로는 **광학중심점높이**($Oh_F$ 또는 $Oh_N$, Optical Center Height)가 있는데 이것은 선택된 안경테의 하부림(Rim)에서 동공중심점까지 높이를 말하는 것이다. 동공중심에 프리즘을 가하는

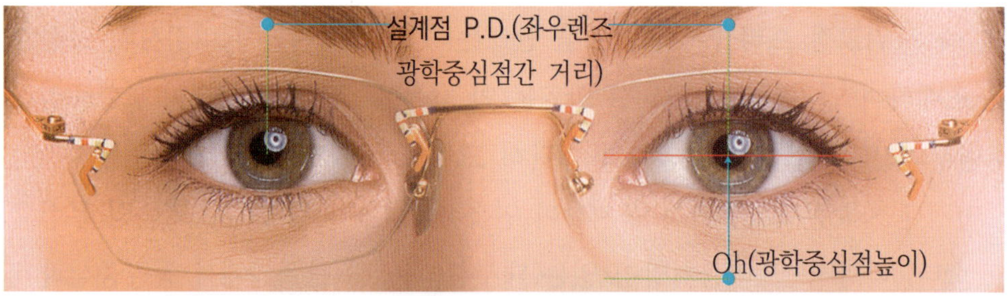


[그림 2-65] 프리즘처방 이외의 설계점 P.D.와 Oh

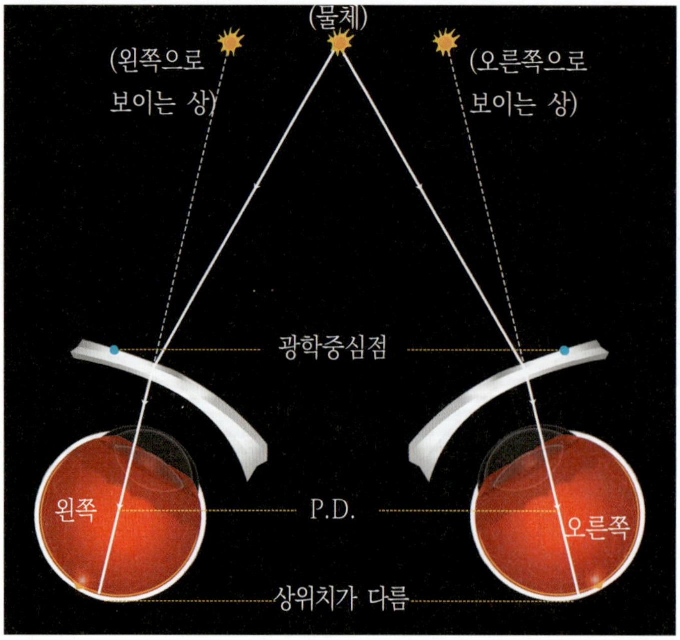


[그림 2-66] 렌즈의 광학중심점과 동공중심점의 불일치 가공시 두 개의 상

프리즘처방을 제외하고 대부분의 안경은 이 수평요소인 P.D.와수직 요소인 Oh의 교점이 곧 안경렌즈의 광학중심점이 와야 될 **설계점**(Major Reference Point)이 된다. 조제 및 가공은 이 설계점과 광학중심점을 일치시키는데 오차가 나지 않도록 안경렌즈의 가장자리를 깎아 테에 끼우는 일에 다름이 아니다.

렌즈의 광학중심점과 동공중심점이 일치되지 않은, 즉 조제 및 가공의 오차가 생기면 어떻게 될까? 비공축계가 되어 광학적으로도 뒤에서 설명할 **수차**(Aberration)가 크게 되는 것은 물론이고 그보다는 그림 2-66에서와 같이 기저외방으로 교정받을 인위적 내사위를 만들어 눈에 피로를 주게 된다. 또 물체는 우리 눈에 마시막 들어오는 광신의 연장선에서 보인다는 것을 기억하면서 그림을 보면 좌우 눈의 주시 물체 상의 위치가 다르게 되고 그 결과 양안단일시의 융합기능이 발휘되기 전의 두 눈으로 보면 한 물체가 좌우안 따로따로 두 개로 보이는 **복시**(Diplopia) 현상이 나타나게 된다. 우리 눈은 이것을 교정하는 자체 능력이 있어 어느 한계까지는 하나로 보이도록 하는 노력을 한다. 그러나 그만큼 힘을 들여야 하므로 눈이 피로하게 된다. 따라서 조제 및 가공은 이러한 P.D.와 Oh의 오차가 없도록 만들어야 한다. 잊지 말아야 할 것은 사위 및 사시를 보정할 프리즘처방 렌즈의 **설계점**은 광학중심점이 아닌 프리즘굴절력 작용점이다.

## 28 반사도 굴절이다.

빛이 서로 다른 매질의 경계면에 도달하여 빛의 일부 혹은 전부가 처음의 매질 중으로 되돌아가는 것을 빛의 **반사**(Reflection)라고 한다. 반사에는 정반사와 난반사가 있다.

정반사는 두 매질의 경계면이 매끄럽고 평평하거나 규칙적인 형상으로 된 평면 또는 구면 등에서의 반사이며 난반사는 두 매질의 경계면이 불규칙한 요철(凹凸)일 경우의 반사이다.

빛의 반사현상을 취급하는데 기본이 되는 **반사의 법칙**은 다음과 같다. 그림 2-68에서 AP는 입사광선, PA′는 반사광선, $i$는 입사각 그리고 $i'$는 반사각으로 각각 입사점 P에서 세운 법선 NN′와 이루는 각으로 두면 반사의 법칙은 '입사광선과 입사점에서 세운 경계면 법선과 반사광선은 동일평면에 있고, 입사각과 반사각은 같다'

로 정의한다.

거리의 부호와 각의 부호를 앞에서 약속한대로 해석기하학의 정의로 붙이면 이 반사의 법칙도 굴절에서 배운 스넬법칙으로 풀이된다. 평면, 구면거울에서의 반사는 앞서 배운 굴절현상에서 굴절광선이 제 2매질로 진행해 나가는 대신 진행해왔던 제 1매질로 되돌아가는, 즉 방향이 반대로 돌아서는 굴절광선을 반사광선으로 부르는 것에 지나지 않는다. 따라서 반사는 제 2매질의 굴절률과 제 1매질의 굴절률이 같다. 다만 제 2매질의 굴절률을 굴절광선의 방향이 입사광선과 반대이므로 (-)부호를 붙여 굴절에서의 가우스 결상식, 또는 면굴절력식을 사용한다. 제 1매질이 공기이고 제 2매질의 굴절률이 $n$일 때의 스넬법칙 '$1 \times \sin i = n \times \sin i'$'에서 반사의 법칙을 유도해 본다. 제 2매질의 굴절률 $n$을 -1로 바꾸면 '$\sin i = -\sin i'$'가 된다. 이것을 다시 '$\sin i = (\sin i')$'로 바꾸면 '$i = (-i')$'가 된다. 이 식의 뜻은 그림 2-67에서 나타낸 것과 같이 **입사각 $i$와 반사각 $(-i')$이 같다**는 반사의 법칙이다.

그림 2-69의 (1)의 평면거울 위에 있는 물점 Q에서 나온 광선은 거울면에서 반사의

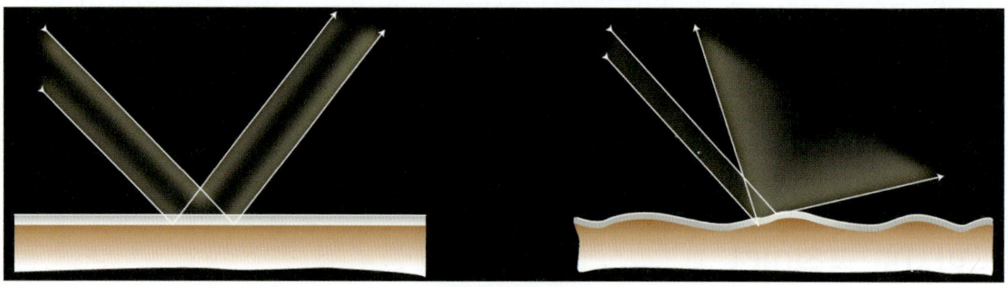

(1) 정반사 (2) 난반사

[그림 2-67] 반사면의 규칙성과 불규칙성

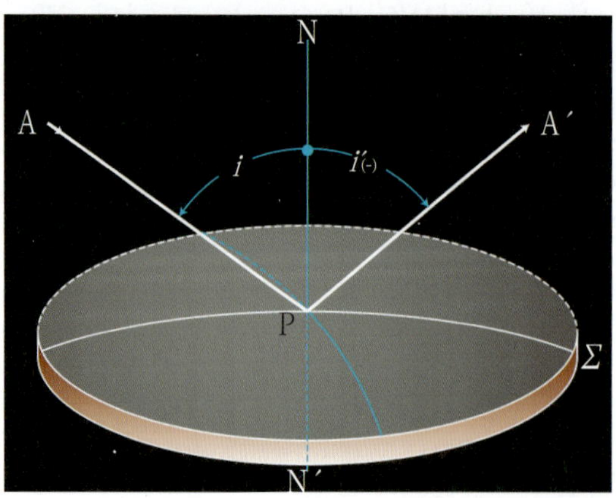


[그림 2-68] 반사의 법칙

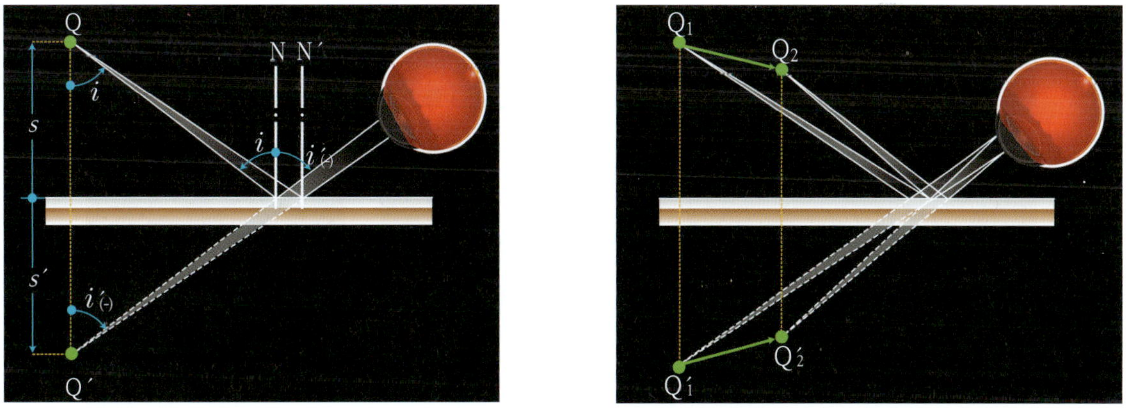


(1) (2)

[그림 2-69] 평면거울에서의 반사상

법칙에 따라 겉보기 위치 Q′점에서 나온 것처럼 반사한다. E의 위치에 있는 눈은 '과거의 광선의 길'은 인식하지 못하고 단지 마지막으로 눈에 들어오는 광신의 후방 연장선상의 겉보기 위치에 물점이 있는 것처럼 인식한다. 곧, 점 Q′는 물점 Q의 허상이다. 입사각과 반사각의 크기가 같으므로 물체와 대칭으로 정립허상이며 같은 크기로, 그리고 같은 거리에 위치한다. 이를 굴절에서 배운 구면의 면굴절력식 '$D' = \frac{n-1}{r}$'에서 평면거울은 곡률반경이 무한대인 구면으로 볼 수 있으므로 '$0 = \frac{n-1}{\infty}$'이 되어 0D이다. 다시 앞의 굴절에서 사용한 가우스결상식 'S′ = S + D′'을 평면거울에 적용하면 'S′ = S + 0'으로 S′ = S이다.

S′ = S를 거리형으로 나타내면 '$\frac{n}{s'} = \frac{1}{s}$'이다. $n$은 -1이므로 '$\frac{-1}{s'} = \frac{1}{s}$'가 되어 '$s' = -s$'가 된다. 즉, 이 식은 상거리와 물체거리는 같고 위치는 거울을 두고 서로 반대 방향에 있다는 것을 뜻한다

구면의 안쪽이 반사면으로 되어있는 거울을 **오목거울**이라고 하고, 바깥쪽이 반사면으로 되어있는 거울을 **볼록거울**이라 한다. 이 둘을 합쳐 **구면거울**이라고 한다.

그림 2-70에서 구면거울의 면적중심점 M을 **거울중심** 또는 경심이라고 하고 거울중심과 구면의 곡률 중심점을 있는 직선을 구면거울의 **광축**이라고 한다.

공기 중의 무한대의 광축위에 있는 물점에서 광축에 평행하게 구면거울에 입사한 평행광선속은 거울면에서 제 1매질인 공기로 되돌아 굴절되어, 즉 반사하여 오목거울에서는 거울 앞 점 F′에 모이고, 볼록거울에서는 거울 뒤 점 F′에서 나온 것같이 반사

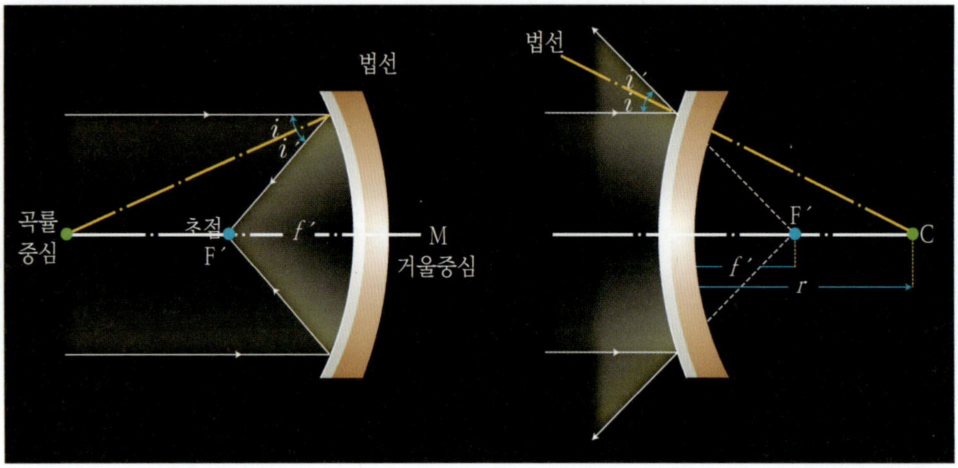


(1) 오목거울　　　　　　　　　　(2) 볼록거울

[그림 2-70] 구면거울의 주요점

한다. 이 점 F′를 구면렌즈에서 정의한 상측초점과 같이, **거울의 상측초점**이라고 한다. 그런데 광선 역행의 원리에 따라 오목거울의 상측초점 F′에서 출발한 근축광선속과 볼록거울의 상측초점 F′로 향하는 근축광선속은 거울면에서 반사된 후 각각 광축에 평행하게 진행하게 되므로 물측초점 F의 정의에도 부합된다. 따라서 구면거울은 상측초점 F′와 물측초점 F를 구별할 필요가 없어 모두 **거울의 초점** F′이라고 한다.

구면거울에서 반사현상을 굴절의 한 형태로 생각하여 거리형 가우스결상식에 적용하여 보자. 거울이 공기 중에 놓여 있으므로 제 2매질의 굴절률은 제 1매질과 같으며 입사광선과 반대방향으로 반사하니까 -1이다. 따라서 $\frac{(-1)}{s'}=\frac{1}{s}+\frac{(-1)}{f'}$이 되고 버젼스형으로 정리하면 '$-S' = S - D'$'가 된다. 상버젼스 S′로 정리하면 **거울의 결상식은**

$$S' = -S + D'$$

이 된다.

구면의 면굴절력식 '$D' = \frac{n-1}{r} = \frac{-n}{f'}$'에서도 제 2매질의 굴절률 $n$에 공기굴절률 -1을 넣으면 '$\frac{1}{f'} = \frac{-1-1}{r} = \frac{-2}{r}$'가 되어 $2f' = r$로 정리된다. 공기중에 놓인 **구면거울의 초점거리 $f'$는 곡률반경 $r$의 반이 된다.** 이 사실은 기하학적으로도 증명할 수 있다. 그림 2-71의 (1)의 △Q′PQ에서 기하학 정리에 따라

$$\frac{\text{PQ}}{\text{PQ}'} = \frac{\text{CQ}}{\text{CQ}'} = \frac{-(s-r)}{-(r-s')} \text{ 다.}$$

P점이 근축광선이어서 PQ´ ≒ MQ´ = $-s'$, PQ ≒ MQ = $-s$가 되므로

$$\frac{s}{s'} = \frac{(s-r)}{(r-s')}$$

∴ $rs - ss' = ss' - rs'$이고 $ss'$로 정리하면

$$rs' + rs = 2ss'$$

양면을 $rss'$로 나누면

$$\frac{1}{s} + \frac{1}{s'} = \frac{2}{r}$$

반사결상식이 유도되었다.

또 그림 2-71의 (2)에서 각 $\alpha$, $\beta$, $\gamma \ll 0$이므로

$$\alpha = \beta(\because \text{엇각}) = \frac{\text{MP}}{r}(\text{rad})$$

이다.

그림 2-71의 (2)의 △PFC에서 $\gamma$는 $(\alpha + \beta)$이고 $\gamma$의 각 크기가 극히 작으므로 FP는 곧 초점거리 $f'$이다. 그러므로 $\gamma = 2\alpha$, $\gamma = \frac{\text{MP}}{f'}$이고

$$\therefore 2\alpha = \frac{\text{MP}}{f'} = 2\left(\frac{\text{MP}}{r}\right)$$

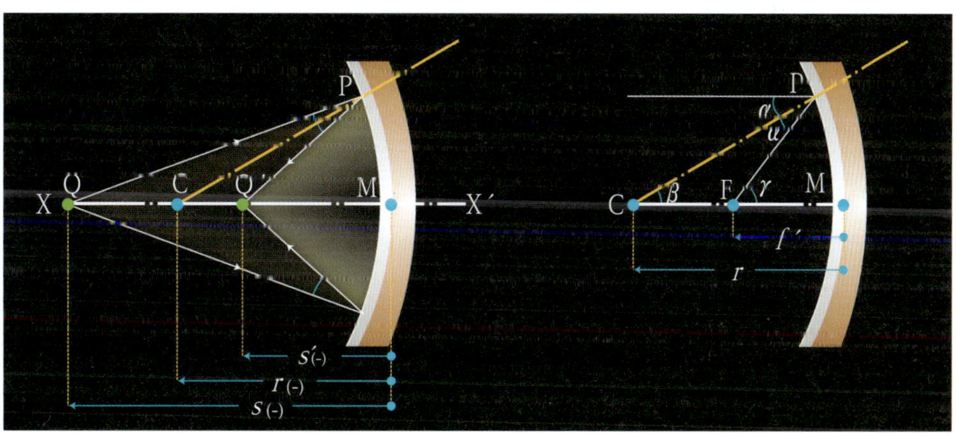


(1) (2)

[그림 2-71] 구면거울의 결상식

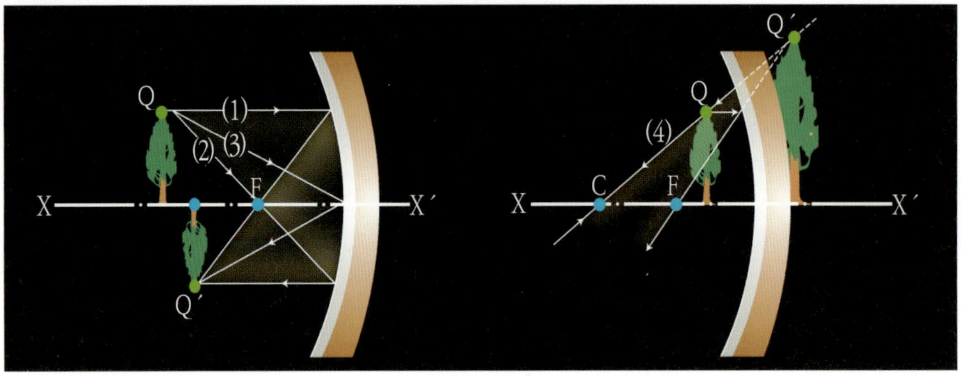


(1) 실상 (2) 허상

[그림 2-72] 대표광선으로 오목구면거울의 실상과 허상의 작도

$$\therefore\ 2f' = r$$

이다.

구면거울이 만드는 상도 구면렌즈에서와 같이 유효광선속 가운데 대표광선만을 이용하여 작도로 구할 수 있다. 거울에서는 대표광선은 그림 2-72와 같이 4개가 있다.

(1) 평행광선 : 광축에 평행으로 입사한 광선은 반사한 다음 초점을 통과하거나 마치 초점에서 나온 것처럼 반사한다.
(2) 초점광선 : 초점을 향하거나 통과한 광선은 반사한 후에는 광축에 평행하게 진행한다.
(3) 거울중심광선 : 거울중심으로 입사한 광선은 반사한 후에 입사광선과 광축에 대칭인 경로로 반사한다.
(4) 곡률중심광선 : 구면의 곡률 중심을 향하거나, 통과한 광선은 반사 후 입사광선과 같은 경로로 반사한다.

렌즈에서와 같이 물체 위치 이동에 따른 상의 위치와 종류 및 크기를 대략적으로 알려면 작도에 의하는 것이 결상식에 의한 계산보다 월등하게 빠르다. 그림 2-73에 구면거울의 전 물체공간에 대응하는 상의 위치와 종류, 크기를 한눈에 알 수 있는 조견표를 실었다.

안경광학에서 반사현상을 이용하는 경우는 굴절현상에 비하면 극히 적다. 안경광학의 주체가 되는 안경렌즈, 각종 검사렌즈 그리고 눈 모두 빛의 굴절을 이용하고 있기 때문이다. 빛의 반사현상을 이용하는 경우는 렌즈 표면에 은은한 초록 색깔의 반사색

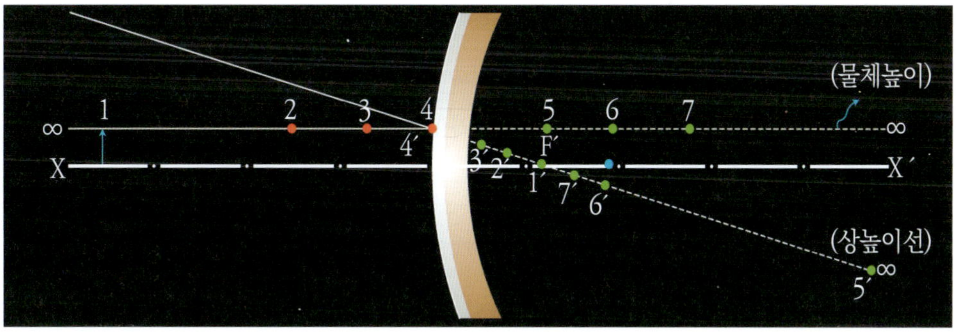


(1) 볼록거울의 경우

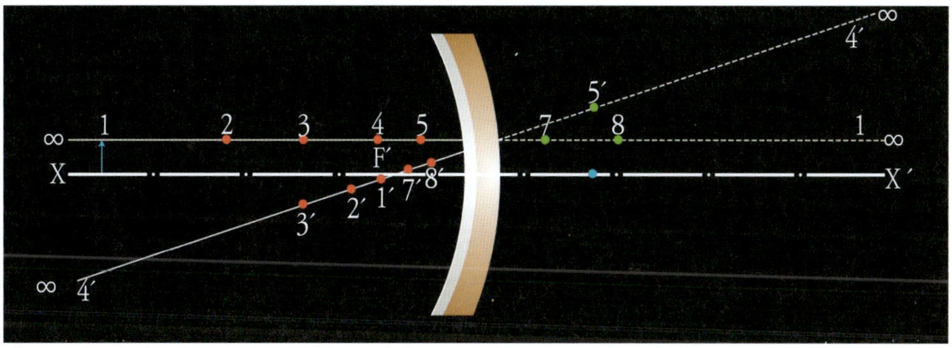

(2) 오목거울의 경우

(점선과 ●로 표시된 것은 허상 및 허물체이고 실선과 ●로 된 것은 실상과 실물체이며 아라비아 숫자로만 된 것은 물체 위치이고 프라임이 붙은 것은 그 번호의 상위치임)

[그림 2-73] 구면거울의 물체와 공액상의 일람도

을 나타내는 **반사광선 억제박막처리렌즈**(Antireflective Coated Lens) 즉, **코팅렌즈**(Coating Lens)이다. 그리고 안경렌즈의 표면반사광에 의한 **유령상**(Ghost Image) 정도가 관련이 있다.

안경렌즈도 완전한 투명체는 아니어서 보려는 물체로부터 온 빛에너지 대부분은 렌즈에서 굴절, 투과되어 눈에 들어가지만 일부 적은 양의 광선들은 렌즈 표면에서 반사되어 눈으로 들어오는 빛에너지가 줄어든다. 또 안경렌즈 앞, 뒷면에서 반사된 광선이

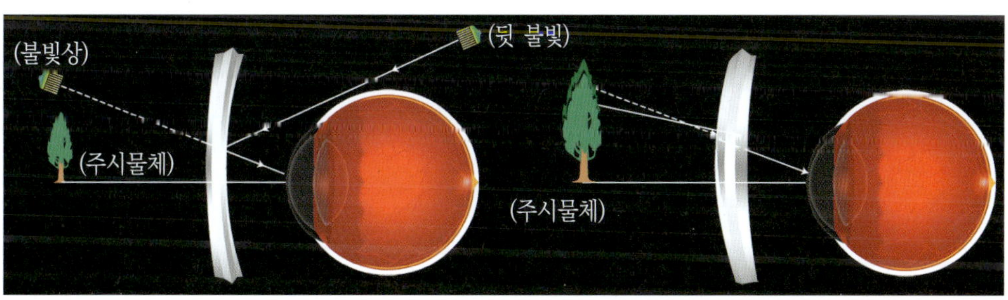


[그림 2-74] 안경렌즈에 의한 고우스트상

그림 2-74에서와 같이 눈으로 들어가 눈의 망막에 상을 만들게 되면 원래 보려고 했던 눈 앞에 있는 물체의 둘레에 반사광선에 의한 다른 물체의 모습이 보이게 된다. 이를 유령상, 즉 **고우스트상**(Ghost Image)이라고 한다. 고우스트상의 종류는

(1) 전방물체에 의한 고우스트상

(2) 후방물체에 의한 고우스트상

(3) 각막반사에 의한 재진입 광선이 만드는 고우스트상

강한 굴절력의 렌즈에서는 굴절이 큰 관계로 원래의 보려는 물체의 상과 고우스트상 사이의 거리가 많이 떨어져 생긴다. 그러나 0.50D ~ 1.00D 사이의 약한 굴절력의 렌즈에서는 보려는 물체와 겹쳐 보이거나, 시야에 2개 상이 보이는 문제를 일으킬 수 있다. 위 유령상이 생기는 경우 가운데 (2)의 후방 물체에 의한 유령상이 제일 강하다.

반사광선을 억제하여 눈에 들어오는 광선의 양을 높이고 고우스트 상(Ghost Image)을 제거하는 목적으로 안경렌즈에 속칭 코팅이라고 하는 **반사억제박막**(Anti Reflective Coating, A.R.Coating)처리를 한다. 코팅렌즈의 상세한 내용은 뒤에 있는 '안경재료학'을 참고하기 바란다.

## 29 상의 선명도와 모양에 영향을 주는 것들

특정한 거리에 있는 물체의 크기에 대한 상의 크기의 비를 그 상을 만드는 렌즈, 거울, 광학기기의 **배율**(Magnification)이라고 한다. 일반 광학기기의 배율에는 광축과 수직으로 선 크기의 비를 나타내는 **횡배율**, 광축상으로 늘어나는 두께 및 폭 크기의 비를 나타내는 **종배율** 그리고 유효광선속의 각크기의 비를 나타내는 **각배율** 등이 있다. 그러나 가장 많이 쓰는 것은 횡배율이다. 그냥 배율이라 칭할 때는 이 횡배율을 뜻한다. 횡배율을 $m$으로 두면 앞의 그림 2-40에서

$$m = \frac{y'}{y} = \frac{s'}{s}$$

안경렌즈는 위의 일반광학기기의 배율과는 정의가 다른 **안경배율**(Spectacle Magnifi-cation)을 사용한다. 안경렌즈의 안경배율은 안경을 쓰고 보았을 때와 나안으로 보았을 때의 비율을 말한다.

그림 2-75에서와 같이 우리 눈으로 보는 물체 크기는 시각 $\omega$에 비례한다. 그림에서 $y'$를 망막상의 크기로, $f'$를 눈의 상측초점거리로 두면, 망막에 맺힌 상의 크기는 식 $y' = f' \tan \omega$으로 나타낼 수 있다. 일상에서 경험한대로 같은 크기의 물체라도 눈으로부터 멀어지면 작게 보이는 것은 시각 $\omega$가 작아지기 때문이다. 두 점광원 또는 작은 물체의 양 끝을 구분하면서 바라보는 시각의 최소값을 그 눈의 **최소시각**이라고 한다.

광학계에 위치하여 광선의 일부를 차단하는 장치를 **조리개**(Stop, Diaphragm)라고 한다. 우리 눈의 홍채와 같이 광학계 전면, 중간 내부 그리고 뒤에 위치하여 이 조리개의 개폐 작용으로 광학계에 통과하는 광량을 제한하여 상의 밝기에 관여하는 조리개를 **구경조리개**(Aperture Stop)라고 하고 카메라의 필름 크기, 망막 넓이 그리고 안경테의 렌즈 삽입부와 같이 상면 또는 중간의 상면 그리고 전면에 위치하여 상의 범위를 제한하는 것을 **시야조리개**(Field Stop)라고 한다.

구경조리개 앞에 있는 렌즈들을 통해 본 구경조리개의 상을 **입사동**(Entrance Pupil), 뒤에 있는 렌즈들을 통해서 본 구경조리개의 상을 **사출동**(Exit Pupil)이라고 한다. **동공**(Pupil)은 우리 눈의 구경조리개인 홍채 안 쪽 가장자리의 입사동이다. 조리개의 위치와 크기는 상의 밝기와 질을 결정하는데 중요한 역할을 한다.

입사동으로 들어가는 광선은 모두 광학계 안으로 들어가며 사출동을 통과하는 광선은 전부 광학계를 빠져나간다. 안경은 안경렌즈 자체가 구경조리개, 시야조리개, 입사동, 그리고 사출동이 된다.

근축영역에서는 물체공간의 한 점에서 나온 모든 광선은 상공간의 한 점으로 모이거나

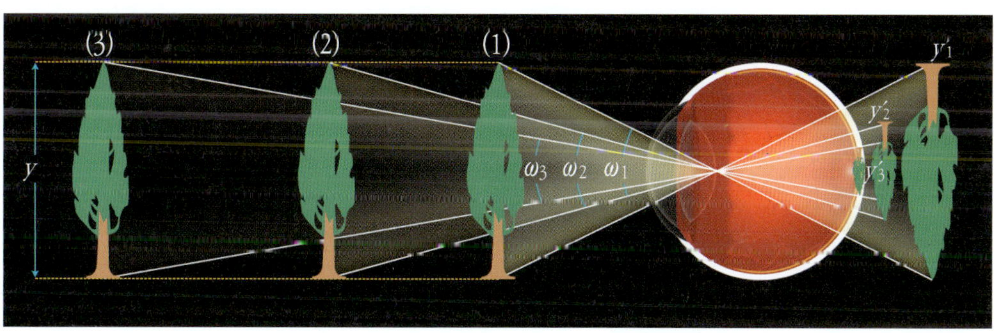


(1), (2), (3) 위치에 있는 물체 크기 y는 모두 같으나 이 물체의 양끝을 보는 시각은 $\omega 1 > \omega 2 > \omega 3$로 작아지고 망막상도 이에 따라 $y'_1 > y'_2 > y'_3$ 로 작아져 작게 보인다.

[그림 2-75] 시각과 물체의 겉보기 크기

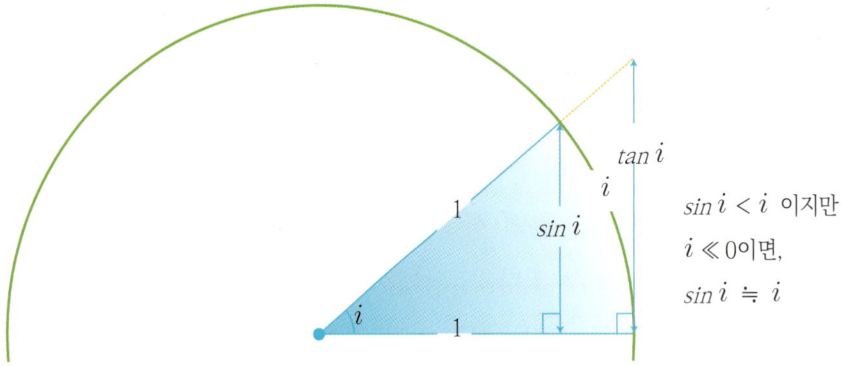


[그림 2-76] 호도법(Radian)에 의한 $i ≒ sin\ i$

한 점에서 나온 것처럼 발산하면서 실상과 허상을 만든다. 지금까지는 배율에 따라 시야의 변화가 있어도 선명도와 모양의 변화는 없는 것으로 했다. 그러나 렌즈에 입사하는 실제 광선들을 근축광선들만 있는 것이 아니므로 일반 주변광선에 대해서 근축광선의 결상공식을 적용시키면 당연히 오차가 생긴다. 이 오차를 기하광학에서는 **수차**(Aberration)라고 한다.

한 장으로 된 안경렌즈에서는 각종 수차로 인한 상의 흐림, 물체 주위에 무지개 색이 나타남, 왜곡 등이 눈이 뜨일 정도는 아니다. 또한 눈에서는 이러한 수차를 거의 무시해도 된다. 왜냐하면 안경광학에서는 보려는 물체의 크기와 물체까지의 거리에 비해 동공의 직경이 극히 작아 근축광학이론을 그대로 적용시켜도 무방하기 때문이다. 입사각이 극히 작아질 때는 그림 2-76에서와 같이 $sin\ i ≒ i$로 볼 수 있다.

광선의 결상공식을 근축영역에서 가까운 주변광선으로 범위를 약간 확대적용하면 굴절에서 가장 기본이 되는 스넬법칙 $ni = ni'$은 '$n(i - \frac{i^3}{3!}) = n'(i' - \frac{i'^3}{3!})$'으로 된다.

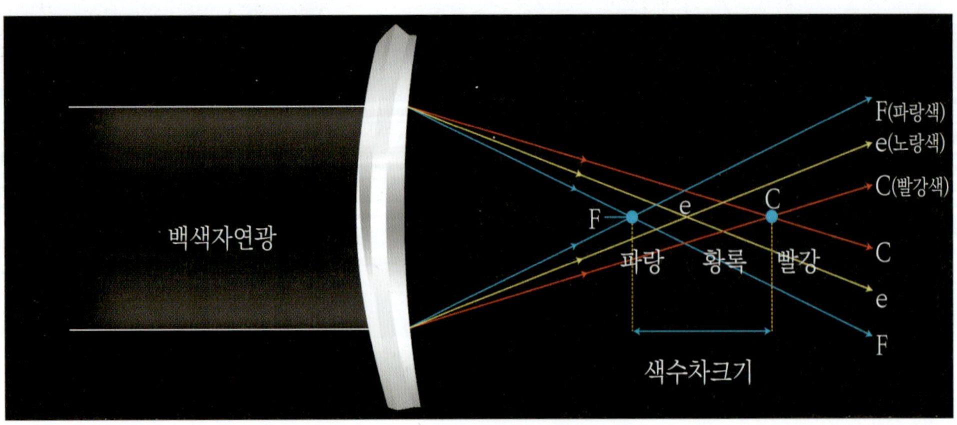


[그림 2-77] 색수차

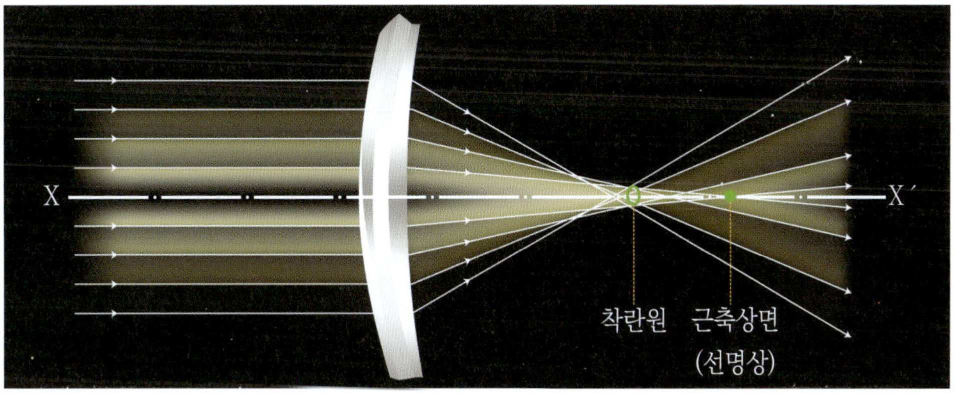


[그림 2-78] 구면수차

이는 *sin* 함수의 전개식의 우변에서 제 1항까지만 취한 $sin\ i \fallingdotseq i$ 가 아니라 제 2항까지 취해서 $sin\ i \fallingdotseq (i - \frac{i^3}{3!})$으로 한 것이다.

전개식의 2항까지를 넣은, 즉 3차항까지의 영역을 **자이넬(Seidel)의 영역**이라고 한다. 한 물점에서 나온 빛은 자이델의 영역에서는 여러 곳으로 흩어져 선명한 점으로 상을 만들지 않고 흐리게 하는 여러 가지 수차가 있다. 자이델 영역의 수차는 다섯 종류로 **구면수차, 코마수차, 비점수차, 상의 만곡** 그리고 **왜곡수차**이다. 이들을 **자이델의** 다섯 가지 **단색광수차**(Achromatic Aberration)라고 한다. 자이델의 다섯 수차가 단색광 파장의 빛에 의한 광학계의 수차인데 비해서 앞에서 설명한 색분산에 의하여 상이 파장별로 흩어지는 것을 가시광선의 모든 파장이 섞인 백색광의 **색수차**(Chromatic Aberration)라고 한다.

광축 위에 있는 물점에서 나와 광축에 평행하게 입사한 광선들 가운데 광축으로부터 입사점까지 거리가 먼 입사광선일수록 그림 2-78에서와 같이 보다 큰 굴절력의 영향으로 굴절의 정도가 심해지며, 그 결과 한 곳의 점으로 상이 맺히지 않고 빛에너지가 흩어져서 그 중 많이 모이는 곳에 아주 작은 원모양의 상이 되어 그만큼 선명도가 떨어진다. 이 원을 **착란원**(Circle of Confusion)이라고 한다. 착란원상이 생겨 선명도가 떨어지는 것은 렌즈가 구면을 이루고 있어 발생되는 것이므로 이를 **구면수차**(Spherical Aberration)라고 한다.

위 구면수차와는 다르게 광축에 있지 않고 광축으로부터 벌어진 곳에 있는 물점으로부터 광축에 경사되게 들어온 광선속은 그림 2-79의 (1)과 같이 한 점으로 모이지 않고 흩어져서 그 상은 그림 2-79의 (2)와 같이 서로 다른 크기의 원의 모임으로 혜성과 같은 모양의 상이 나타내게 된다. 이를 **코마수차**(Comma Aberration)라고 한다.

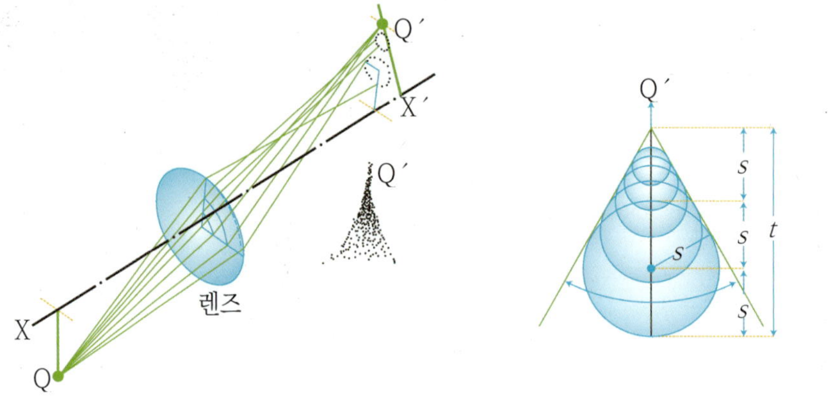


(1) 혜성모양의 코마상 형성　　　(2) 코마상의 형태

[그림 2-79] 코마수차

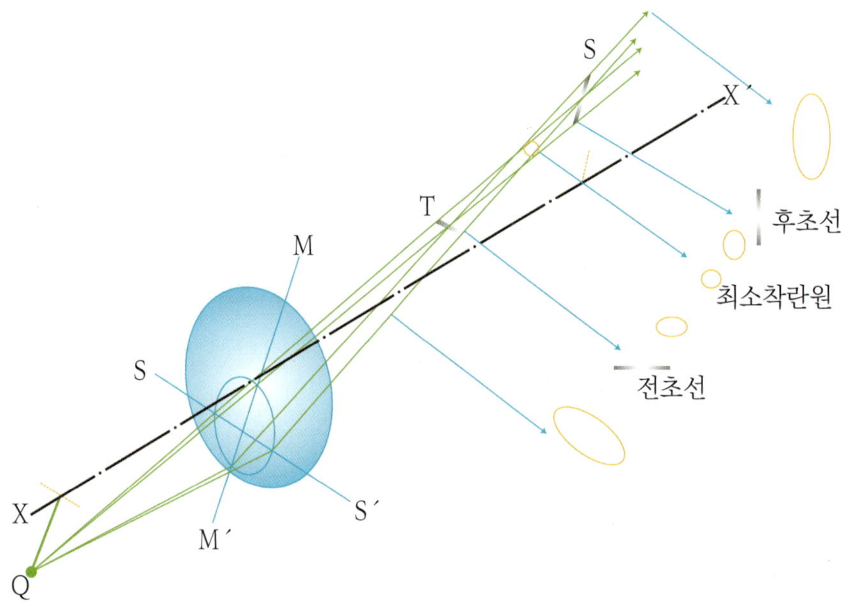


[그림 2-80] 구면렌즈의 비점수차

광축으로부터 떨어진 위치에 있는 물점에서 렌즈의 앞면에 큰 경사각을 가지고 들어오는 사광선속은 그림 2-80에서와 같이 **자오면**(Meridional Surface)에 있는 광선들, 즉 수직경선 MM´에 평행한 평면에 부딪히는 광선들은 굴절된 후 T선상에 모인다. 또 **구결면**(Sagittal Surface)인 수평경선 SS´에 평행한 평면에 부딪치는 광선은 S선상에 모인다. 이와 같이 한 점의 상이 T, S의 2개의 서로 수직되는 선 모양의 상으로 흩어지는 것을 **비점수차**(Astigmatism)라고 한다. 간격 TS를 **비점격차**라고 하며 비점수차의 크기를 나타낸다. 안경렌즈에서 이 비점수차만은 무시할 수 없다. 광학적으로 좋

은 렌즈의 일차적 조건은 이 비점수차가 최소화 된 설계를 한 렌즈를 말한다. 이 수차를 제거하지 않은 구면렌즈를 쓰고, 시선을 위 또는 아래로 하여 비스듬하게 물체를 보면 비점수차로 인하여 구면렌즈가 토릭렌즈로 역할하게 되는 것이다.

위에서 든 구면수차, 비점수차 그리고 코마수차와는 다르게 상의 선명도를 떨어뜨리는 수차는 아니지만 그림 2-81에서와 같이 상의 모양이 주변부로 갈수록 휘어져 맺는 수차로 **상의 만곡**(Curvature of Field)이 있다. 상의 만곡은 우리 눈의 망막이 구형으로 되어 있어 어느 정도 극복할 수 있다.

끝으로 그림 2-82에서와 같이 정사각형의 물체를 오목렌즈, 즉 (-)렌즈로 보면 주변으로 갈수록 배율이 그 만큼 더 줄어들어 그림 2-82의 (3)의 술통 모양의 상이 만들어진다. 볼록렌즈, 즉 (+)렌즈로 보면 주변부로 갈수록 굴절력이 커지며 따라서 배율이 크게 되어 그림 2-82의 (2)의 실패모양의 상이 만들어진다. 이와 같이 물체와는 다른 변형된 상이 만들어지는 수차를 **왜곡수차**(Distortion)라고 한다. 왜곡수차도 상의 만곡과 같이 상의 선명도에는 영향을 끼치지 않는다. 주변부로 갈수록 굴절력의 크기가 커지므로 이에 따라 구면수차의 크기가 커진다. 구면수차가 크면 중심쪽과 주변부배율차도 커지므로 비례하여 왜곡수차가 커지게 된다.

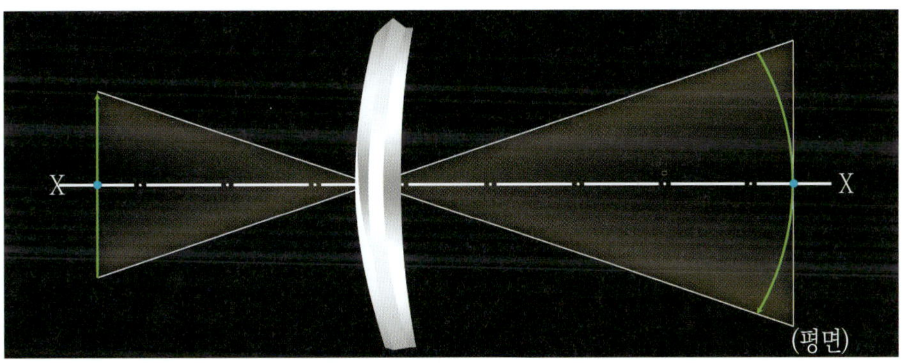


[그림 2-81] 상의 만곡

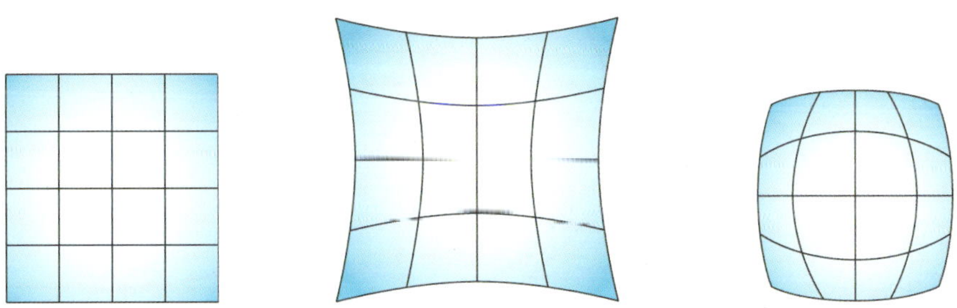

(1) 원물체 (2) 실패형(Pin-Cushion) 왜곡 (3) 술통형(Barrel) 왜곡

[그림 2-82] 왜곡수차

## 30 안경광학에 이용되는 빛의 파동성

그림 2-83에서와 같이 어느 장소에서 두 개 이상의 광파가 겹쳐지면 서로 영향을 주어 새로운 진폭의 광파가 발생한다. 같은 진동수의 두 개의 광파가 만나면 두 개 광파는 합성되어 새로운 파동을 이룬다. 이를 빛의 물리광학적 성질 가운데 **간섭**(Interference)이라고 한다. 같은 두 개 광파의 골과 골, 마루와 마루가 겹치면 대수합의 크기의 진폭을 갖는 새로운 합성파가 만들어 진다. 이를 빛의 **보강간섭**이라고 하며 빛에너지를 증폭시키는 간섭이다. 이와는 반대로 두 광파의 골과 마루가 겹치어 간섭하면 빛에너지가 소멸되는데 이를 **소멸간섭**이라고 한다. 이 광파의 보강간섭과 소멸간섭이 차례로 겹치어 지면 밝은 곳과 어두운 곳이 교차되어 생겨난다.

빛의 간섭현상은 모든 빛에서 다 일어나는 것이 아니고 '가간섭성 광파(Coherent Ligth)', 즉 같은 광원에서 나온 같은 진동면에서 일정한 위상차를 가진 광파에서 가능한 것이다. 이 현상은 앞에서 배운 빛의 기하광학적 성질 가운데 '광선은 서로 간섭하지 않고 독립된 경로를 택한다'는 내용과는 배치되는 것이다.

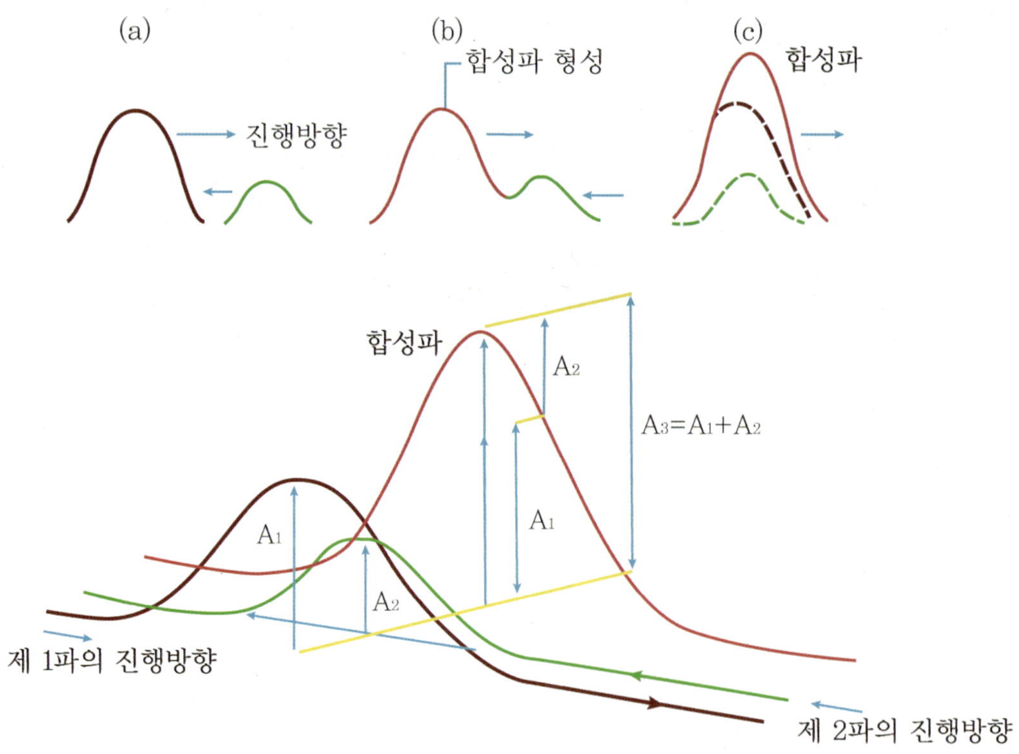


[그림 2-83] 파의 보강간섭

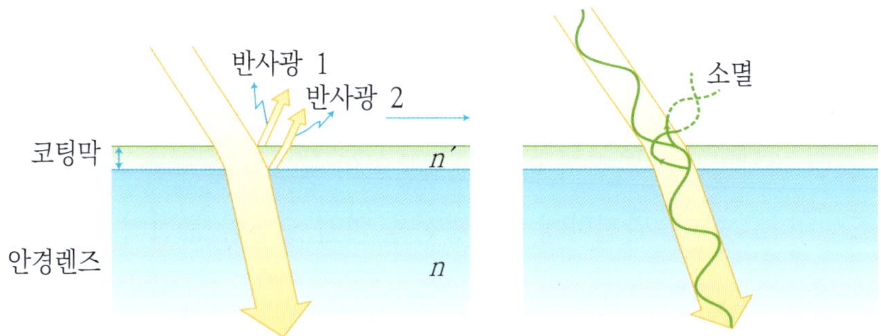


[그림 2-84] 코팅렌즈에서 반사광선의 소멸간섭

안경렌즈와 같이 렌즈재질과 공기의 경계면에서 공기로부터 렌즈의 제 1면, 즉 앞면에서 입사한 광선속 중 약 4%는 반사광선이 되어 공기 중으로 되돌아가게 된다. 안경렌즈의 반사광선은 앞서 설명한 것과 같이 고우스트(Ghost)상을 만들뿐만 아니라 물체로부터 온 빛에너지의 양이 앞, 뒷면에서 반사된 빛에너지만큼 줄어서 투과되므로 망막상을 그만큼 어둡게 한다.

이 빛에너지 손실을 막기 위해 렌즈의 앞, 뒤 표면에 입사광선 파장의 약 $\frac{1}{4}$ 정도의 극히 얇은 두께로 렌즈 재질보다 작은 굴절률을 가진 투명물질을 렌즈면에 진공증착한다. 이렇게 아주 얇은 막을 입힌 렌즈를 이른바 **코팅렌즈**(Coating Lens)라고 하는데 정확한 이름은 **반사광선 억제박막증착렌즈**(Antireflective Coated Lens, A.R.Lens)이다. 코팅렌즈의 전면에 입사하는 광선은 그림 2-84와 같이 이 코팅막의 윗 면과 아랫면에서 2개의 반사광선이 존재하며 이들 2개 반사광선이 서로 소멸간섭하도록 코팅막의 두께를 조정하여 반사광선을 줄이면 그만큼 투과광선 양이 많아진다.

코팅렌즈의 제 1면, 즉 공기와 코팅막의 경계면에서의 1차 반사광선의 마루가 코팅막과 렌즈의 경계면에서의 2차 반사광선의 골과 겹치게 되면 이 두 반사광선이 소멸간섭을 하게 되어 반사광선의 빛에너지는 없어지게 된다. 이 때의 코팅막 두께를 코팅의 **위상조건**이라고 한다. 입사하는 빛의 파장을 $\lambda_0$라고 하고 코팅막 물질의 굴절률을 $n'$이라고 하면 소멸간섭을 만족시킬 위상조건, 즉 반사방지막의 두께 $t$는 $\frac{\lambda_0}{4n'}$이다. 간섭하는 두 반사광선의 진폭이 같을수록 소멸간섭의 효과가 크다.

공기와 코팅막 그리고 렌즈의 굴절률을 각각 1, $n'$, $n$이라고 하면, 렌즈면에 수직으로 입사한 단색광의 반사율은 공기와 코팅막의 경계에서는 $R_1 = (\frac{n'-1}{n'+1})^2$가 되고 반사방지막과 렌즈의 경계에서는 $R_1 = (\frac{n-n'}{n+n'})^2$가 된다.

$R_1$과 $R_2$ 반사율이 같으면 반사광선의 에너지 전부가 소멸간섭된다. 따라서 $R_1 = R_2$로 놓고 풀면 반사광선을 완전히 없앨 코팅물질의 굴절률을 구할 수 있다. 이식을 코팅의 **진폭조건**이라고 한다. 완전하게 반사광선을 없앨 코팅막 물질의 굴절률 $n'$은 렌즈의 굴절률의 루트값 $\sqrt{n}$이 된다.

만약 안경렌즈의 굴절률 $n$이 1.423이라고 하면 코팅시킬 물질의 굴절률 $n'$는 $\sqrt{1.423} \fallingdotseq 1.2$ 가량 되어, 코팅 물질은 그 굴절률이 대단히 작아야 된다. 그러나 이를 만족시키는 굴절률을 가진 고체물질은 없다. 따라서 근사한 값을 가진 물질로 코팅막을 만든다. 진폭조건이 만족되지 않으면 여전히 잔여 반사광선이 존재하게 된다. 또한 층의 코팅막 물질은 한 단색광의 반사광선을 억제하기 위한 것이므로 나머지 다른 파장의 광선은 억제되지 않고 그대로 반사하게 된다.

가시광선 내의 여러 파장의 반사광을 없애기 위해서는 여러 코팅물질을 몇 층으로 겹겹이 코팅을 시켜 잔여 반사광선을 억제시킨다. 이렇게 여러 층을 코팅한 렌즈를 **다층반사억제박막렌즈(Multicoated A.R. Lens)** 곧 **멀티코팅렌즈**라고 한다.

가시광선 전체 파장의 반사광선을 동시에 완전히 없애는 것은 불가능하다. 카메라렌즈가 적자색으로 보이고 코팅된 안경렌즈가 청록색으로 보이는 것은 잔여반사광이 혼합된 반사색이다.

빛이 조리개 또는 렌즈의 가장자리 그리고 격자구조를 통과할 때는 그림 2-85에서와 같이 진행방향 양측으로 퍼져 나간다. 이를 빛의 **회절(Diffraction)**이라고 한다. 그림은 평면 광파가 작은 격자 가장자리를 통과한 후, 파면으로 퍼져서 격자 뒤 쪽으로 전

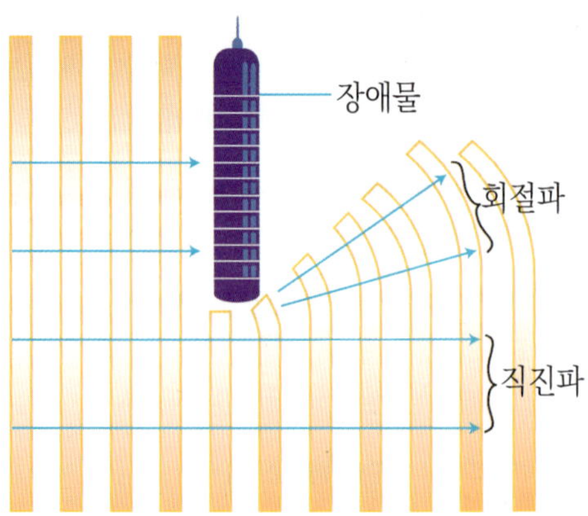


[그림 2-85] 빛의 회절

파되는 모양을 나타내고 있다.

일반적인 회절현상은 이렇게 간단한 것이 아니다. 조리개 구멍의 회절원으로부터 광파의 간섭에 의해 명암의 무늬가 생긴다. 이 무늬간격은 파장이 길면 비례해서 길어진다.

컴퓨터에 사용하는 콤팩트디스크(CD)에서와 같이 1 $mm$의 폭에 수많은 가는 홈을 판 회절격자에 백색광이 통하면 회절에 의해 여러 가지 색깔의 스펙트럼(Spectrum)이 생긴다.

렌즈 등에 의한 상의 위치와 크기를 기하광학적으로 설명하여 왔지만 엄밀하게 상은 이 회절된 광선들의 간섭에 의해 생긴 회절상이다. 따라서 렌즈가 만드는 상은 회절 때문에 기하광학적 이론과 같이 한 점으로 선명하게 맺히지 않는다.

사진기 등 광학기기에서 조리개를 조이면 근축영역의 광선만 통과하게 되어 여러 수차에 의한 상의 선명도가 저하되는 것을 어느 정도 방지할 수 있지만 극단적으로 작게 조이면 회절현상으로 도리어 상이 흐려진다.

광파는 횡파이므로 진행방향에 수직인 단면에서 보면 좌우, 상하 선 방향으로 입세직인 진동을 하고 있다. 모든 방향으로 진동하고 있는 빛을 **자연광**이라고 하고 이에 비해서 광파의 진동하는 방향이 일정한 방향으로 한정된 광선을 **편광**(Polarized Light)이라고 한다.

어느 투명물질의 굴절률을 $n$, 입사각을 $i_p$로 두어 식, $\tan\ i_p = n$를 만족시키는 입사각 $i_p$로 입사한 후 반사된 광선은 입사광선과 법선을 포함하는 입사면에서 특정방향으로 진동하는 **편광광선**으로 된다.

이러한 편광을 직선편광 혹은 단순히 편광이라고 한다. 이 때 입사각 $i_p$를 물질

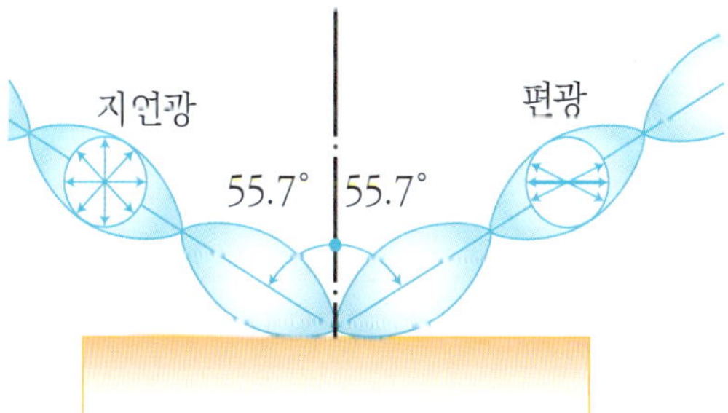


(1) 반사광선의 편광

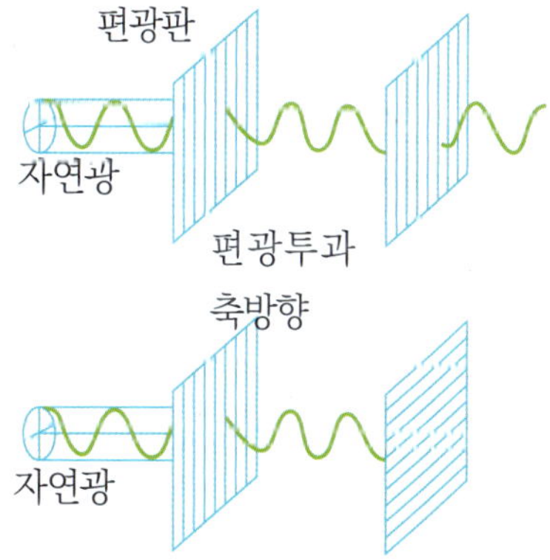


(2) 투과광선의 편광

[그림 2-86] 편광

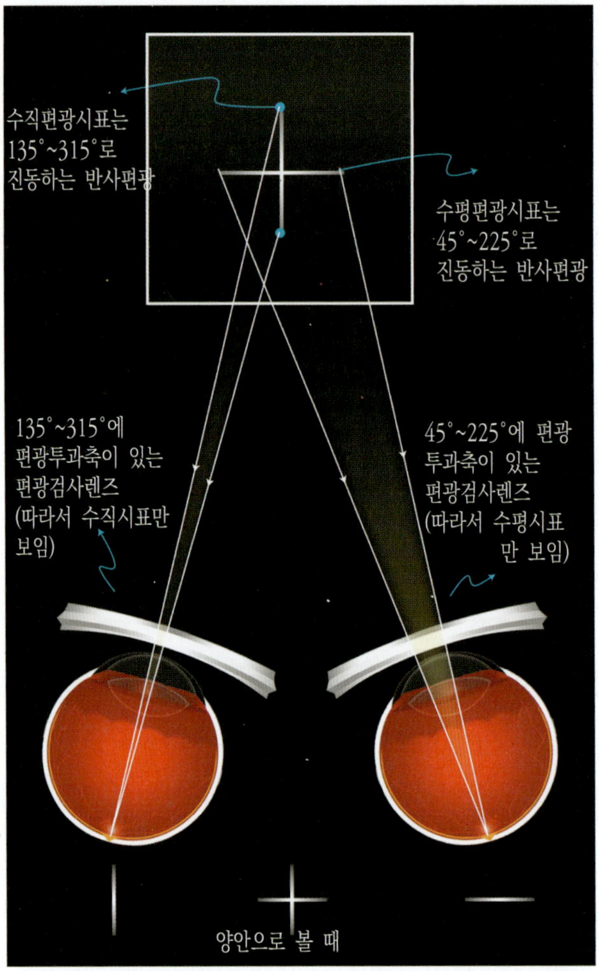


[그림 2-87] 편광렌즈의 양안시 검사에 이용

의 **편광각**이라고 한다. 안경렌즈와 판유리 등의 편광각은 약 55.7°이고 수면에서의 편광각은 53°이다.

안경렌즈에 편광각으로 입사한 빛 가운데 약 7 ~ 8% 정도는 반사되면서 편광광선으로 되고, 나머지는 자연광상태로 굴절되어 렌즈에 투과해 들어간다. 굴절되어 투과된 유효광선속을 모두 편광광선으로 만드는 방법은 특수 미소결정을 사용한 편광물질판을 렌즈로 사용한다. 안경광학에서 빛의 편광현상을 이용하는 것이 많다. 첫째, 빛에너지를 줄여서 눈부심을 막는 선글라스용 편광렌즈를 만든다. 둘째, 조제 가공시에는 렌즈가 테에 잘 넣어 졌는지를 살피는 왜곡검사기에 편광필터를 사용한다. 마지막으로 자각식 종합검사기인 **포롭터(Phoropter)**에서 그림 2-87에서와 같이 양안시기능을 검사하는데 필수적인 좌우 두 눈을 뜨고 보고 있지만 따로따로 보는 상태로 만드는데 긴요하게 사용되는 **편광검사렌즈**가 있다.

## 31 빛의 밝기를 재는 단위들

빛은 발광체 원자로부터 나온 방사에너지(Radiant Energy)이다. 원자는 작은 광자(Photon)를 전 공간으로 계속해서 발산한다. 광자들은 망막의 시세포를 자극하여 시각을 일으키는 일을 한다.

발광체를 중심으로 반지름 $r$이 1 $m$인 가상구를 설정하여 '단위구'라고 말한다. 구면 전체의 표면적이 $4\pi r^2$이므로 단위구의 표면적은 $4\pi 1^2 \fallingdotseq 12.6\,m^2$가 된다. 발광체로부터 매초 P개의 광자를 발산하고 있다고 하자. 이 광자들은 오로지 단위구를 통해서만 더 넓은 공간으로 퍼져 나간다. 또, 매초 단위구의 표면 1 $m^2$의 면적을 통과하는 광자의 수는 $\frac{P}{4\pi}$개이다.

단위구의 중심에 꼭짓점이 닿고 있는 원뿔기둥의 밑면이 단위구 표면면적 1 $m^2$를 자르는 경우 이 원뿔기둥 꼭짓점의 입체각을 1 스테래디언(Steradian)이라고 하고, 단위의 기호는 $sr$ 이라고 쓴다. 따라서 단위구 전체의 입체각은 12.6스테래디언 [$sr$]이다.

어느 발광체가 입체각 1 스테래디언[$sr$]의 표면적에 매초 통과시키는 광자량, 즉 방사선의 에너지 크기를 그 발광체의 **광도**(Luminous Intensity)라고 하며 단위는 **칸델라**(Candela)이고, 기호는 $cd$로 쓴다.

1946년 국제도량형위원회에서는 백금의 응고점인 1,770℃에서 흑체 표면 1 $cm^2$를 수직방향에서 본 밝기의 $\frac{1}{(60\times 40^4)}$을 기준으로 취해서 1 $cd$의 광도로 했다. 참고로 우리들 눈으로 느끼는 빛의 밝기는 같은 크기의 광도를 가졌다고 해도 파장에 따라 강약의 차이가 있다. 이를 **시감도**라고 한다. 광도는 일정한 방향에서 바로 본 발광체(물질) 전체의 밝기이다.

빛에너지의 흐름에 구경조리개를 놓고 조였을 때, 이 구경조리개를 통해 1초간에 흐르는 빛에너지의 양을 **광속**(Luminous Flux)이라고 한다. 광속은 물체를 보게 하는 일의 양으로 나타나게 되는 것이고 따라서 밝기를 정하는 모든 단위의 기본이 된다. 결국, 광속(Luminous, Flux)이라는 것은 기하광학적으로 '유효광선속'을 의미하게 된다. 단위는 루멘(Lumen, $lm$)이다. 그림 2-88에서와 같이 광도가 1 $cd$인 점광원에서 입체각 1스테래디언[$sr$] 안을 흐르는 1초 동안 흐르는 광속량을 1루멘[$lm$]으로 정한다.

광속량의 크기는 입체각의 크기, 그리고 빛이 흐른 시간에 비례해서 커진다. 가시광선 555 $nm$의 방사에너지가 1 $watt$의 일을 하려면 680 루멘[$lm$]이 필요하다.

일정방향에서 본 발광체 전체의 밝기가 광도이고, 발광체의 단위 면적의 밝기를 **휘도**(Luminance)라고 한다. 발광원 1 $m^2$의 면적에서 나오는 빛의 세기가 1 칸델라[$cd$]일 때 그 발광체의 휘도를 **1 니트**(nit. $nt$)라고 하고 1 $cm^2$면적에서 1 칸텔라[$cd$]의 빛의 세기이면 **1 스틸브**(Stilb, $sb$)의 휘도가 된다. 휘도를 S, 광도를 C, 광원의 면적을 P라고 하면

$$\text{휘도}: \ \text{S니트}[nt] = \frac{\text{C}[cd]}{\text{P}[m^2]}, \qquad \text{S스틸브}[sb] = \frac{\text{C}[cd]}{\text{P}[cm^2]}$$

실용적으로 밝기를 정할 때는 아포스틸브(Apostilb, $asb$)를 사용하는데 이는 니트(nit)값을 $\pi$(= 3.14)로 나눈 값의 단위이다.

$$\text{실용적 휘도}: \ 1\text{아포스틸브}\,[asb] = \frac{1[nt]}{\pi}$$

광도와 휘도는 발광체 자체의 밝기에 대한 것이다. 발광체에 의해 밝혀지는 주위의 밝기, 즉 빛에너지가 어느 공간에 도달한 양의 크기도 단위로 정해야 한다. 이와 같은 공간의 밝기를 정하는 것이 **조도**(Illuminance)이다.

빛을 받는 공간에서 단위 면적당 받는 광속의 양이 그 면의 조도이다. 1루멘($lm$)의 광속이 1 $m^2$에 균등하게 입사할 때의 밝기를 1럭스(Lux, $lx$)라고 정하면 그 값은 다음

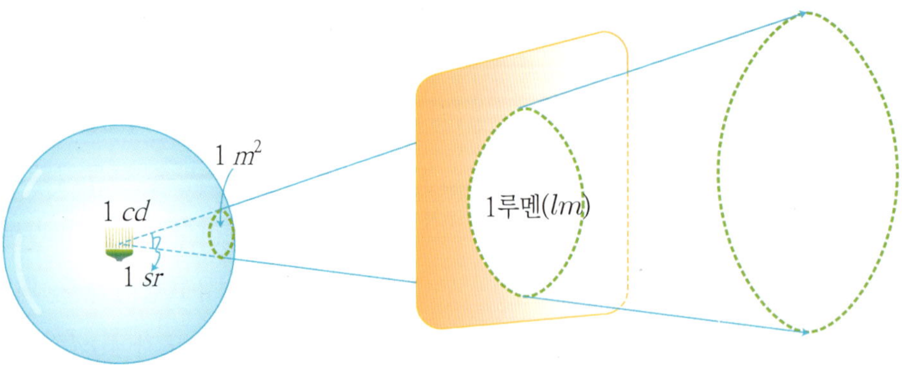


[그림 2-88] 1루멘의 광속

의 정의와 일치한다. 광원을 중심으로 한 구면에서 광원으로부터 방출한 빛에너지가 1초 동안에 반지름 $r$의 구면의 표면에 도달한다고 하면, 이 구면의 표면적 1 $m^2$에 도달하는 에너지양은 방출한 전에너지의 $\frac{1}{4\pi r^2}$ 이다.

광도가 C인 광원에서 $r$만큼 떨어진 수직면 1 $m^2$의 면적에 1초간에 미치는 빛에너지, 즉 조명량은 $\frac{C}{r^2}$ 가 된다. '조도(Lux, $lx$)'는 조명량 단위이고 면의 밝기를 나타낸다.

$$조도 : E[lx] = \frac{C[cd]}{r^2[m^2]}$$

그러니까 어느 면의 밝기를 나타내는 조도는 광원의 광도에 비례하고 광원까지 거리의 제곱에 반비례한다. 광원으로부터 광선의 방향과 수직을 이루지 않은 면의 조도는 다음 식으로 구한다. 면의 법선과 광선이 이루는 각을 $i$라 하고 하였을 때

$$조도 : E[lx] = \frac{C[cd]\ cos\ i}{r^2[m^2]}$$

가 된다.

조도의 일종으로 **망막조도(Toroland)**가 있다. 발광체의 휘도를 S, 그 상의 조도를 E라고 하면 '$E = a\ S\ sin^2\ U$'의 식이 성립한다. 여기서 $a$는 눈의 고유상수이고, $sin^2\ U$는 입사동, 즉 동공 크기에 비례한다. 육안으로 관측할 때 위 식에서의 조도 E의 단위는 다음과 같이 정의한다. 즉, 1 $nt$ $(cd/m^2)$의 휘도를 가진 광원이 동공면적 1 $mm^2$를 통해 망막면을 밝히는 조도를 1토로랜드(Toroland)라고 한다. 동공면적이 P($mm^2$)이고, 물체의 휘도가 S($cd/m^2$)일 때 망막의 조도는 P·S토로랜드(Toroland)가 된다. 1($lx$)는 50토로랜드(Toroland)가 된다. 보려는 완전확산면의 물체가 받는 조도가 E럭스($lx$)이고, 물체면의 반사율을 R이라고 하면 망막조도는 $\frac{P \cdot E \cdot R}{\pi}$ 토로랜드(Toroland)가 된다.

## 32 시력표의 밝기는 광속발산도로

밝기라고 하면 광도, 휘도 등의 단위로 표기되는 광원 자체의 밝기와 조도, 망막조도 등으로 표기되는 공간에 놓인 면의 밝기를 나타내는 것으로 나눌 수 있다.

우리가 **나안시력(Naked Visual Acuity)**과 **교정시력(Corrected Visual Acuity)**을 측정할 때 크게 영향을 주는 것으로 조명이 있다. 광원의 휘도에 영향을 받는 시표면 또는 바탕면의 조도가 높을수록, 바탕면과 시표면의 흑백대비(Contrast)가 좋아지고 시력값은 좋게 측정 된다. 따라서 시력을 결정하는 데는 휘도 또는 조도로 나타내는 시표의 밝기와 시표바탕과 시표 자체의 흑백대비를 통일시킬 규약이 필요하다. 표 2-1에 우리나라, 일본, 국제표준기구 등에서 규정한 내용을 정리한다. 표 2-1에 실린 우리나라의 규격 KS P4406 -1990은 폐기되었으나 참고로 실었다.

여기서 일본의 시표 규정에 나오는 단위 **래도럭스(Radolux, rlx )**는 조도의 일종으로 **광속발산도(Luminous Emittance)**의 단위이다. 조도는 그림 2-89의 (1)에서처럼 점을 포함한 미소면이 단위 면적당 받는 광속의 크기인 반면, 광속발산도는 이 미소면에서 발산하고 있는 광속의 양을 말한다.

물체면이 어느 방향에서 보아도 같은 밝기로 보이는 완전 확산면일 때의 광속발산도($rlx$)의 크기는 조도 크기($lx$)에 물체면의 반사율을 곱한 값이 된다. 따라서 시력표 또는 시표의 선명도를 가름하는 기준은 시표 공간의 조도로 삼을 것이 아니라 시표의 광속발산도 $rlx$와 시표를 그린 바탕의 광속발산도 $rlx$를 표준 밝기 단위로 정하고 시표와 바탕의 흑백대비를 구하여 시력표와 시력측정의 조건과 기준을 정하여야 한다. 광속발산도의 단위인 래도럭스($rlx$)의 크기를 $\pi$로 나누면 휘도값인 니트($nit,\ cd/m^2$)가 된다.

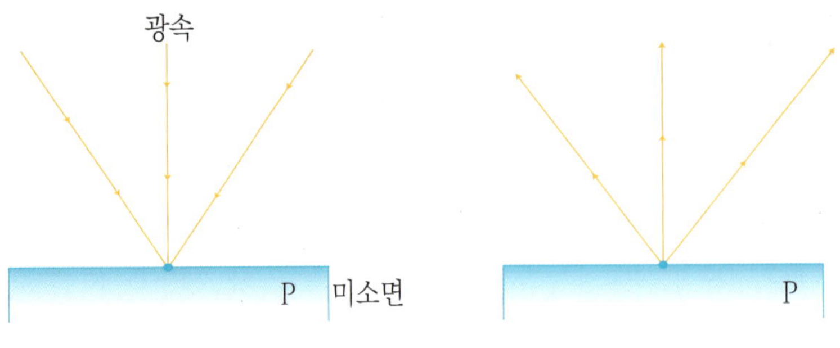


(1) 조도($lx$)　　(2) 광속발산도($rlx$)

[그림 2- 89] 조도와 광속발산도

[표 2-1] 시력에서 조명에 관련된 규정

| 나라(출처) | 분류번호 | 분류 목록명 | 조명관련의 항, 절 번호와 내용 |
|---|---|---|---|
| 대한민국 (공업규격) | KS P4406 -1990 | 시력검사장치 (Visual Acuity Testing Equipment) | 6. 성능<br>6.1 표준시력검사장치<br>(2) 시표 백분율 대비 시표 백분율 대비는 8.2.2에 따라 측정하였을 때 90% 이상으로 한다.<br>⋮<br>(6) 밝기 조명장치에 의한 시표주위 배경의 하얀 바탕의 휘도는 8.2.3에 따라 측정하였을 때, 80~320 $cd/m^2$(표준휘도 200 $cd/m^2$)로 한다.<br>6.2 준표준 시력검사장치<br>⋮<br>(2) 시표 백분률 대비는 8.2.2에 따라 측정하였을 때, 85% 이상으로 한다.<br>8.2.2 시표의 백분율 대비 시표의 백분율 대비의 측정 방법은 다음과 같다.<br>(1) 휘도계를 사용하여 KSC7613(휘도 측정 방법)에 따라, 암실 내에서 휘도를 측정한다.<br>(2) 측정은 시력치 0.1의 시표에 대해 시표의 상하좌우 4곳의 검은 바탕 부분의 측정과 같은 시표로 시표에서 상하좌우 방향으로 약 1 $cm$ 떨어진 시표 주위 배경의 흰바탕 부분 4곳을 측정한다. 시표 주위 배경의 하얀 바탕의 휘도 $a$ 및 시표 검은 바탕의 휘도 $b$는 각각의 실측치의 평균치로 한다.<br>(3) 시표의 백분율 대비는 $a$와 $b$를 사용하여 다음 식으로 산출한다.<br>$$\text{시표의 백분율 대비(\%)} = \frac{a-b}{a} \times 100$$<br>8.2.3 밝기의 측정 방법은 다음과 같다.<br>(1) 휘도계를 사용하여 KSC7613에 따라, 암실 내에서 휘도를 측정한다.<br>(2) 측정은 시력검사 장치의 중심 및 상하좌우 방향 5곳에 시표 주위 배경의 흰 바탕의 휘도를 측정하고 그 평균치를 구한다. |
| 일본 (일본시력 연구반) | 萩原교수 | 시력검사기준 | 2. 시력검사기구의 규격<br>2.1 표준시력검사장치<br>⋮<br>2.1.2 시표의 퍼센트 대비는 90% 이상이여야 한다.<br>[주] 후방에서 조명을 받는 시표(예, 유리판 지표)에서는 투과율로 계산하여 정한다.<br>⋮<br>2.1.7 조명장치에 의한 시표범위의 바탕휘도는 500$rlx$, 허용오차는 ±150$rlx$로 한다. |

<table>
<tr><th>나라<br>(출처)</th><th>분류<br>번호</th><th>분류 목록명</th><th>조명관련의 항, 절 번호와 내용</th></tr>
<tr><td>일본 (일본시력 연구반)</td><td>萩原교수</td><td>시력검사기준</td><td>2.1.8 조명등은 백열등에 의한 백색광으로 한다.<br>2.2 준표준시력검사장치<br>2.2.2 시표의 퍼센트 대비는 85% 이상으로 한다.<br>⋮<br>2.2.7 조명장치에 의한 시표면 조도는 400lx에서 800lx로 한다.<br>2.2.8 조명광원은 백열등(백색광) 또는 백색계통의 형광등으로 한다.</td></tr>
<tr><td>세계표준화 기구의 국제 표준<br>(Internatal Organization for Standardization)</td><td>ISO<br>8596</td><td>Ophthalmic Optics-Visual Acuity Testing-Standard Optotype and its Presentation</td><td>Table 3-Luminance
<table>
<tr><td rowspan="2">Luminance range<br>cd/m²</td><td colspan="2">General surrounding luminance as a fraction of the luminance of the test area</td></tr>
<tr><td>field 〈 10 °</td><td>field 〉 10 °</td></tr>
<tr><td>80 to 320</td><td>not less than 0.1 not more than 0.25</td><td>not less than 0.01</td></tr>
<tr><td colspan="3">1) Not brighter than 10 °field.</td></tr>
</table>
<br>to table1. as one grade lower than the grade at which test is terminated.<br><br>7 Luminance<br>The luminance of the test area shall be given in table 3 and shall apply to all methods of presentation.<br>The luminance of the standard optotype shall be not more than 15% of that of the test area taking into account the room illumination. The surrounding field(test room) shall be darker than the test area. However, within and area of 10 ° diameter the luminance of the surrounding field shall be not less than 1/10 nor more than 1/4 of the luminance of the test area. There shall be no direct or indirect glare source.(e.g. light source, reflected image of a light source, glossy or very bright matt surface) within the field of view. White light within a colour temperature range fo 2,500 K to 7,000 K shall be used.<br><br>NOTE 4 In measuring the visuel acuity, the luminance and contrast conditions should be such that consistent results can be expected for a normal eye.</td></tr>
</table>

빛의 밝기의 단위는 여러 가지가 있어 이해하는데 혼돈스럽다. 안경광학에서는 조명 또는 측광(Photometry)의 비중이 크므로 밝기의 단위를 확실하게 하여야 한다. 표 2-2와 표 2-3에 여러 밝기의 단위와 상호관계를 정리하였다.

[표 2-2] 밝기의 여러 단위

| 밝기를 정한 이름 | 약어와 다른 것과의 관계 | 단위명 | 다른 단위와 관계 |
|---|---|---|---|
| 광속(Luminous Flux) | F | 루멘(Lumen)[$lm$] | $1[lm] = cd \cdot str$ |
| 광도<br>(Luminous Intensity) | $C = \frac{F}{W}$ | 칸델라(candela)[$cd$] | $1[cd] = \frac{sb}{cm^2}$ |
| 휘도(Luminance 또는 Photometric Brightness) | $B = \frac{1}{\cos\theta A}$ | 니트(nit)[$nt$]<br>스틸브(stilb)[$sb$]<br>람베르트(Lambert)[L] | $1[nt] = \frac{cd}{m^2}$, $1[sb] = \frac{cd}{cm^2}$ |
| 조도(Illuminance) | $I = \frac{F}{P}$ | 럭스($lux$)[$lx$] | $1[lx] = \frac{lm}{m^2}$ 또는 $\frac{cd}{m^2}$ |
| 노광 | $R = E \cdot t$ | 럭스·초($lx \cdot sec$) | $lx \cdot sec$ |
| 광량(Light Quantity) | $Q = F \cdot t$ | 루멘·초($lm \cdot sec$) | $lm \cdot sec$ |
| 광속발산도(Luminous Emittance) | $L = \frac{F}{P}$ | 래도럭스(radlux, $rlx$) | $lx$ · 반사율 |
| 망막조도 | $E' = aS\sin 2U$ | 토로랜드(Toroland) | |

※ W : 전체 입체각의 크기 P : 광속이 흐르는 면의 전 면적

[표 2-3] 여러 휘도 단위의 환산표

| | | 단위명 | | | | | | |
|---|---|---|---|---|---|---|---|---|
| 크기 | 단위명 | nt | sb | asb | L | mL | ft-L | ft-cd |
| $(cd/m^2)$ | 니트(nt) | 1 | $10^{-4}$ | 3.142 | $3.142\times10^{-4}$ | $3.1412\times10^{-4}$ | 0.2919 | 0.09290 |
| $(cd/cm^2)$ | 스틸브(sb) | $10^4$ | 1 | $3.142\times10^4$ | 3.142 | 3.142 | $0.2919\times10^4$ | $0.09290\times10^4$ |
| $\frac{1}{\pi}(cd/m^2)$ | 아포스틸브(asb) | 0.3183 | $0.3183\times10^{-4}$ | 1 | $10^{-4}$ | $10^{-4}$ | 0.09290 | 0.02957 |
| $\frac{1}{\pi}(cd/cm^2)$ | 람베르트(L) | $0.3183\times10^4$ | 0.3183 | 104 | 1 | 1 | $0.09290\times10^4$ | $0.02957\times10^4$ |
| $\frac{1}{10^3\pi}(cd/cm^2)$ | 밀리람베르트(mL) | $0.3183\times10$ | $0.3183\times10^{-3}$ | 10 | $10^{-3}$ | $10^{-3}$ | $0.09290\times10$ | $0.02957\times10$ |
| $\frac{1}{\pi}(cd/ft^2)$ | 피트람베르트(ft-L) | 3.426 | $3.426\times10^{-4}$ | 10.764 | $10.764\times10^{-4}$ | $10.764\times10^{-4}$ | 1 | 0.3183 |
| $(cd/ft^2)$ | 피트칸델라(ft-cd) | 10.764 | $10.764\times10^{-4}$ | 33.582 | $33.82\times10^{-5}$ | $33.82\times10^{-5}$ | 3.142 | 1 |

※ 광속발산도의 단위 래도럭스($rlx$)의 수치와 아포스틸브($asb$)의 수치는 같다.

빛의 세기를 줄이는 선글라스 안경 등에서는 **멸광률**이라는 용어를 쓴다. 멸광률과 관련해서 렌즈에서 쓰이는 여러 가지 빛의 비율을 알아보자.

렌즈의 한 면에 입사한 빛의 세기에 대한 반사하는 빛의 세기의 비를 한 면의 반사율이라고 하며 렌즈에 들어온 입사광에 대해서 렌즈를 빠져 나간 투과광의 비를 렌즈의 투과율이라고 한다. 순투과율은 렌즈 전면에 입사하는 빛의 세기에 대한 렌즈 후면에 도달하는 빛의 세기의 비율을 말한다. 즉, 경계면에서 일어난 반사에 의한 손실을 제외한 투과율을 말한다.

순투과율의 역수의 상용대수, 즉 제 1면의 투과광의 세기를 $I'_0$, 제 2면에 도달한 빛의 세기를 $I'$으로 두어, 식 $D = \log\frac{I'_0}{I'}$에서 D값을 렌즈의 멸광률이라고 한다.

입사광의 세기를 $I_0$, 투과광의 세기를 I로 하여 그 차이 $(I_0 - I)$와 입사광과의 비 $\frac{I'_0 - I'}{I_0}$를 렌즈의 흡수율이라고 한다. 그리고 투명체의 앞 뒷면에서의 반사에 의한 손실을 빼고 물체 중에서 흡수된 빛의 세기와 앞면을 통과한 빛의 세기와의 비, 즉 위 멸광률에서 정한 기호에 따라 $\frac{I'_0 - I'}{I'_0}$를 순흡수율이라고 한다.

그림 2-90의 회색 안경렌즈에서 반사율로부터 순흡수율까지 계산하면

(1) 반사율 = $\frac{4}{100} = 0.04 = 4\%$

(2) 투과율 = $\frac{33.6}{100} = 0.336 = 33.6\%$

(3) 순투과율 = $\frac{35}{96} = 0.365 = 36.5\%$

(4) 멸광률 = $\log\frac{1}{0.365} = 0.44 = 44\%$

(5) 흡수율 = $\frac{100 - 33.6}{100} = 0.664 = 66.4\%$

(6) 순흡수율 = $\frac{96 - 35}{96} = 0.635 = 63.5\%$

가 된다.

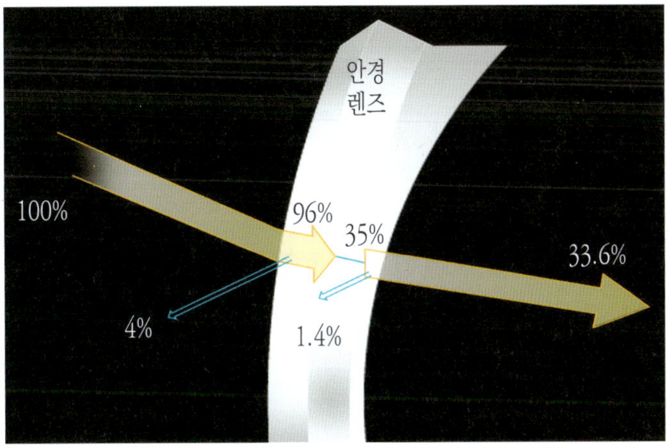


[그림 2-90] 반사율, 흡수율, 투과율

## [ 연습문제 ]

문 01 괄호 안에 넣을 단어는?

호이겐스(Heygens)로 대표되는 ( ① )설과 뉴튼(Newton)으로 대표되는 ( ② )설이 대립되어 왔던 빛의 본성에 대한 학설이 현재는 ( ③ )파의 일종이며, 또 에너지를 가진 미소입자로서 두 가지의 성질을 동시에 띄는 것으로 인정하고 있다. 이를 빛의 ( ④ )성이라고 한다.

문 02 기하광학적 입장에서 취하는 빛의 기본적인 성질 4가지는?

문 03 페르마(Pierre de Fermat)가 밝힌 기하광학의 기본원리가 되는 '최소시간의 경로'란 무엇인가?

문 04 다음 공기 중의 거리를 디옵터로, 디옵터는 거리로 환산하시오.

① 0.125D : (    )$m$　　② 2 $cm$ : (    )D

③ 100 $m$ : (    )D　　④ -2.50D : (    )$m$

⑤ -10 $m$ : (    )D　　⑥ 0.00D : (    )$m$

문 05 빛의 반사법칙과 굴절법칙을 페르마(Fermat)의 '최소시간의 경로'로 증명하면?

문 06 두 개의 평면거울이 서로 90°로 직교하고 있을 때 나타나는 상은?

문 07 구면거울의 초점거리가 구면의 곡률반경의 $\frac{1}{2}$의 거리가 되는 것을 증명하시오.

**문 08** 물체가 오목구면거울의 곡률중심에 놓였을 때와 초점에 있을 때의 상의 위치는?

**문 09** 안경렌즈의 고우스트(Ghost)상 가운데 후방물체의 의한 것과 전방물체에 의한 것 중 어느 상이 강렬한? 또, 그 이유는?

**문 10** 공기에 대한 다음 물질들의 임계각은?

① 금강석($n$ = 2.42)
② 물($n$ = 1.333)
③ 크라운유리($n$ = 1.523)
④ 후린트유리($n$ = 1.70)
⑤ ADC렌즈($n$ = 1.498)

**문 11** 문제 10에서 ②, ④, ⑤의 임계각을 작도로 그리면?

**문 12** 두께 1 $m$의 유리층 아래에 깔린 종이를 수직으로 보았을 때 종이까지 깊이는? 유리의 굴절률은 1.512이다.

**문 13** 빛이 공기에서 다음 물질에 입사각 45°로 입사했을 때 굴절각?

① 물($n$ = 1.333)
② 안경용 후린트 유리($n$ = 1.7)
③ A.D.C.렌즈($n$ = 1.498)

**문 14** 공기 중에 놓인 굴절률 $n$의 단순프리즘렌즈의 꺾임각(Angle of Deviation) $\delta$의 식, '$\delta = i_1 + i'_2 - \alpha$'로부터 꺾임각 $\delta$가 최소가 될 때를 계산식으로 유도하시오.(단 $i_1$, $i'_2$는 각각 제 1면의 입사각과 제 2면에서 굴절각이고 $\alpha$는 꼭지각이다.)

문 **15** 굴절구면의 가우스(Gauss) 결상공식 $\frac{n'}{s'} = \frac{n}{s} + \frac{n'-n}{r}$ 를 평면거울($r = \infty$)에 응용한 평면거울의 결상식은? 또 구한 결상식에서 스넬법칙을 유도하시오.(단, $n$, $n'$ 는 각각 제 1, 제 2매질의 굴절률, $s$, $s'$ 는 각각 물체거리와 상거리이고, $r$은 구면의 곡률반경)

문 **16** 곡률반경 $r$ = +2 $cm$인 구면을 경계면으로 한 두 매질의 굴절률은 물체공간 매질이 1, 상공간 매질이 1.5이다. 물체거리 s가 각각 -8 $cm$, -2 $cm$ 그리고 3 $cm$일 때 상거리 $s'$ 은?

문 **17** 공기 중에 놓인 구면거울의 결상식은 $\frac{1}{s'} + \frac{1}{s} = \frac{2}{r} = \frac{1}{f'}$ 을 가우스의 구면렌즈의 결상공식에서 유도하시오.

문 **18** 구면 또는 렌즈에 의한 상의 위치를 그리는 평행광선법과 사광선법 가운데 광축위에 있는 물체의 상을 사광선법으로 그리면? (본문에는 없는 사광선법 작도의 이해를 돕기 위한 문제)

문 **19** 상측초점거리 $f'_1$ 이 10 $cm$인 앞쪽의 얇은 (+)렌즈와 상측초점거리 $f'_2$이 -10 $cm$인 뒷쪽의 (-)렌즈가 공기 중에 있다. (+)렌즈 앞쪽 30 $cm$에 물체가 있다. 이 물체의 합성렌즈계에 의한 상의 위치는? 또 허상인지 실상인지를 판별하시오.(단, 오목렌즈와 볼록렌즈 간격은 5 $cm$이고 공심광학계이다.)

문 **20** 두 장의 얇은 볼록렌즈가 공심광학계를 이루고, 상측초점거리가 모두 10 $cm$이며 렌즈간 떨어진 거리는 5 $cm$로 공기 중에 있다. 물체가 앞렌즈 전방 20 $cm$에 있을 때 이 공심광학계에 의한 상의 위치를 구하시오.

문 **21** 주기가 5초, 파장이 1 $m$일 경우의 횡파의 속도는?

**문 22** 옆 그림은 횡파가 $x$축의 (+)방향으로 속도 V로 진행하고 있음을 가리키고 있다. 상태 A에서 상태 B까지의 시간이 1/500초 일 때 다음을 구하시오.

① 파장 $\lambda$는?

② 주기 T는?

③ 진동수 $\nu$는?

④ 파(波)의 속도 v는?

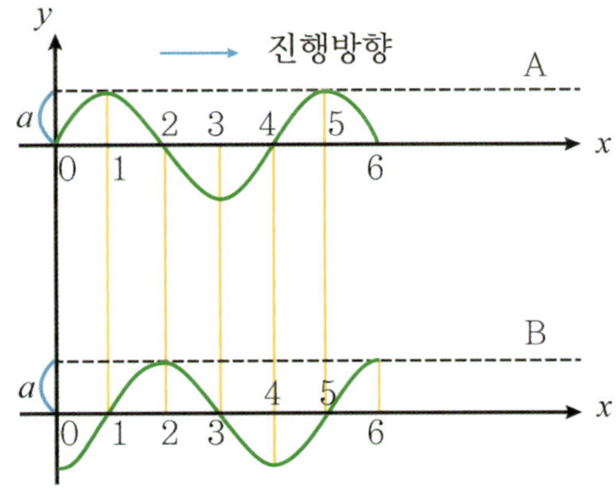


**문 23** 굴절률이 1.75인 고굴절렌즈의 한 면에 공기로부터 수직으로 입사한 광선 중 몇 %가 반사할까?

**문 24** 발광체 O를 중심으로 반지름 $r(m)$의 구면위의 면적 $\alpha(m^2)$가 다음과 같을 때 입체각은?

① $r = 2,\ \alpha = 1$

② $r = 1,\ \alpha = 2$

③ $r = r,\ \alpha = \alpha$

**문 25** 100칸델라($cd$)의 광원으로부터 2 $m$에서 떨어진 위치에 있고 광원에 수직인 면의 조도와 이 면이 법선과 30°를 이룰 경우의 조도는?

**문 26** 200칸델라($cd$)의 광도를 가진 광원 아래 2 $m$에 위치하는 물체가 완전 확산면이며 반사율이 90%라고 할 때 광속발산도($rlx$)를 구하시오.

**문 27** 두꺼운 렌즈의 주요점(Cardinal Point)은?

문 28 (-)안경렌즈에서 광학중심점(Optical Center)의 특성은?

문 29 공기 중의 메니스커스형 (-)안경렌즈의 상측정점굴절력과 상측주점굴절력과의 크기 관계는?

문 30 왼쪽 눈의 동공중심 바로 아래 2 $cm$ 떨어진 곳에 검은 점이 있다. 동공중심을 기준으로 한 이점의 타보(T.A.B.O)식 방향각은?

문 31 구면렌즈의 처방 S+2.00D의 안경을 쓰고 있다. 이 렌즈의 광학중심점을 기준으로 하여 타보(T.A.B.O)식 방향각 10°- 190°, 20°- 200°, 30°- 210°, 180°- 0° 경선들의 굴절력은?

문 32 토릭렌즈의 처방 'S+2.00D ○ C-2.00D, Ax 90°'에서 타보(T.A.B.O)식 방향각 90°- 270°와 180°- 0°경선의 굴절력은?

문 33 괄호 안에 넣을 말은?

(-)안경렌즈는 시선을 주변부로 옮겨 볼수록 물체는 ( ① )점 쪽으로 이동해 보이고 (+)안경렌즈는 ( ② )부 쪽으로 이동해 보인다. 이것은 렌즈는 기본적으로 ( ③ )의 무한집합체이고 물체가 프리즘의 꼭짓점 쪽으로 이동하여 보이기 때문이다.

문 34 동공지름이 4 $mm$이고, 완전 확산면을 가진 물체가 200 $lx$의 조도를 받고 있다. 망막상의 조도(Toroland)는? (단, 면의 반사율은 0.7이다.)

문 35 일정 방향으로 200 $cd$의 광도를 내고 있는 광원의 면적이 10 $cm^2$일 때 이 광원의 휘도를 스틸브($sb$), 니트($nt$), 아포스틸브($abs$) 단위로 나타내면?

# 해 답

**문 01** ① 파동설 ② 입자설 ③ 전자파 ④ 이중성

**문 02** (1) 빛은 같은 매질에서 직진한다.

(2) 광선은 다른 매질의 경계면에서 반사, 굴절 법칙에 따라 그 진행방향을 바꾼다.

(3) 각각의 광선은 서로 독립된 경로를 밟는다.

(4) 빛의 진로는 서로 가역적이다.

**문 03** 페르마(Fermat)의 원리는 기하광학의 기본이 되는 원리로서 '빛이 한 점에서 다른 한 점으로 진행해 갈 때, 시간이 가장 짧게 걸리는 경로를 택한다'것을 말한다.

**문 04** ① 8 $m$ ② +50D ③ +0.01D

④ -40 $cm$ ⑤ -0.1D ⑥ ∞ $m$

**문 05** ① 반사의 법칙

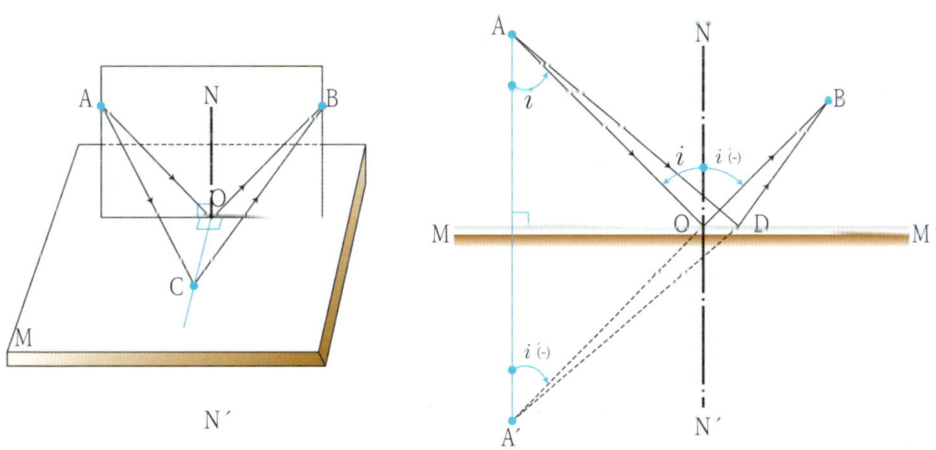


(1) (2)

그림 (1)에서 광선이 점 A에서 반사면 M상에 임의의 한 점 C에서 반사되어 B점에 도달한다고 가정한다. 점 A, B와 점 O에서의 법선 NN′를 포함하는 평면을 반사면 M에 수직으로 만들고, 점 C에서 N면에 수선 CO를 긋는다. 만약에 C점과 O점이 일치하지 않으면, 직각삼각형 △AOC, △BOC에서 빗변이 가장 길기 때문에 AC 〉 AO, CB 〉 OB이다.

따라서 빛이 ACB에 따라서 진행하면 AOB에 따라 진행해 가는 것보다 시간이 더 걸린다. 이는 페르마(Fermat)의 원리 '빛은 최소시간이 걸리는 경로를 택한다'에 위배되기 때문에 점 C와 O는 일치하지 않으면 안 된다.

점 C와 O가 일치하면 입사광선 AO와 반사광선 OB, 그리고 O에서의 법선은 동일평면 N에 있게 되어 반사법칙의 제1항이 증명된다.

다음에 그림 (1)을 옆에서 본 단면도인 그림 (2)에서 AO + OB가 최소가 되기 위해서는 O점이 어느 곳에 위치해야 되는가를 구한다. 그림 (2)는 그림 (1)의 N면상에 있다. A에서 B에 이르는 최단거리는 A면의 반사면에 대칭점인 A′와 B를 연결하는 직선이다.

이 직선거리 A′OB는 AOB의 거리와 같게 된다. 만약에 반사면상 O점 이외의 임의의 점 D에서 반사됐을 경우의 경로는,

$$AD + DB = A'D + DB$$

O에서 반사되었으면 경로는,

$$AO + OB = A'O + OB = A'B$$이다.

그리고 언제나

$$A'D + DB > AB$$

이다.

그러므로 페르마 원리에 의해 AOB의 경로로 진행하여야 한다.

여기서 AA′ // NN′이므로

$$\angle A'AO = \angle AON = i$$

$$\angle AA'O = \angle NOB = -i'$$

$$\angle A'AO = \angle AA'O$$이므로

$i = i'$이 되어, '입사각 $i$ 와 반사각 $-i'$은 같다'는 것이 증명된다.

② 굴절법칙

이 경우는 빛의 속도가 매질의 종류에 따라 변화하므로 최단거리로만 간다고 한정할 수 없다. 다음 광선의 굴절 그림에서 O점을 기준점으로 한 좌표계를 만든다.

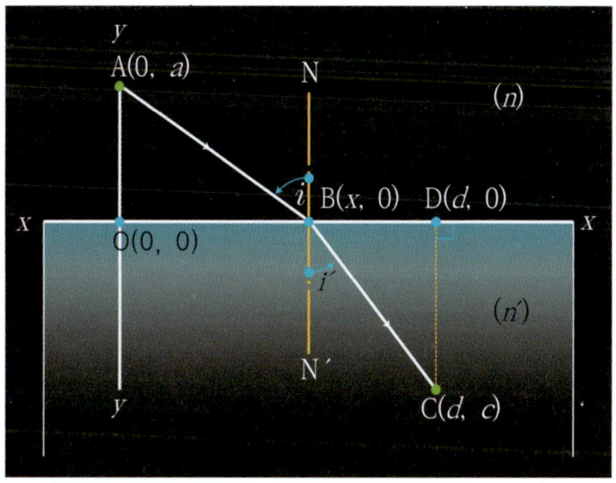


굴절률 $n$ 의 매질 내에 있는 점 A에서 경계면의 임의 점 B를 거쳐 굴절한 다음 굴절률 $n'$의 매질 내에 있는 점 C에 이르는 경로를 ABC라고 두고 임의의 점 B의 좌표를 $(x, 0)$라고 둔다. A, C의 좌표가 그림과 같을 때, △ABO와 △CBD에서

$$AB = \sqrt{a^2 + x^2}, \quad BC = \sqrt{(d-x)^2 + c^2}$$

제 1매질에서 빛의 속도를 $v_1$, 제 2매질에서는 $v_2$라고 하면 경로 ABC를 빛이 경유하는 데 걸리는 시간 t는,

$$t = \frac{\sqrt{a^2 + x^2}}{v_1} + \frac{(d-x)^2 + c^2}{v_2}$$

페르마(Fermat) 원리에 의해 이 시간이 최소가 되려면 $t$ 에 대한 $x$ 의 도함수의 최소치를 구하면 된다.

$$\frac{dt}{dx} = \frac{x}{v_1\sqrt{a^2 + x^2}} - \frac{(d-x)}{v_2(d-x)^2 + c^2}$$

$$= \frac{OB}{v_1 \cdot AB} - \frac{BD}{v_2 \cdot BC} = 0$$

$$\therefore \frac{OB/AB}{v_1} = \frac{BD/BC}{v_2}, \text{ 곧 } \frac{\sin i}{v_1} = \frac{\sin i'}{v_2}$$

이는 다시

$$\frac{\sin i}{\sin i'} = \frac{v_1}{v_2} = \frac{C/v_2}{C/v_1} = \frac{n'}{n}$$ (여기서, C는 공기 중의 광속도)

$\therefore n \sin i = n' \sin i'$(스넬법칙)

가 유도된다.

문 06

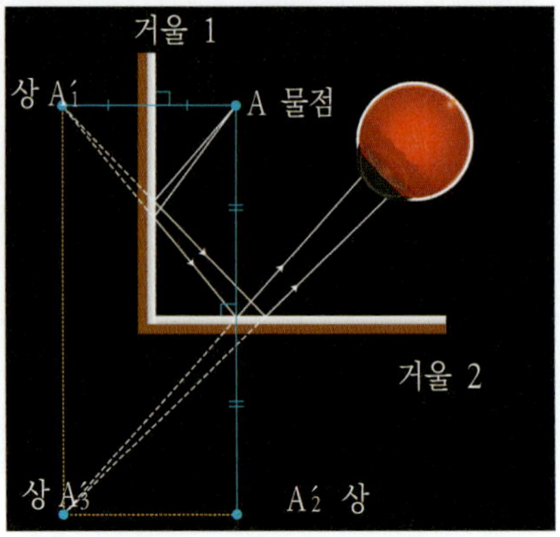


$A'_3$의 허상은 물체 A가 2회 반사되어 생기는 상이다.

문 07 구면의 면굴절식 $\dfrac{n'-n}{r}=\dfrac{n'}{f'}$에서 반사광선과 입사광선이 동일 매질 내에 있으며 광선의 방향만 다르므로 윗 식에서 $n' = -n$로 두면 $\dfrac{-2n}{r}=\dfrac{-n}{f'}$ $\quad \therefore f'=\dfrac{r}{2}$

문 08 구면거울의 결상식 $\dfrac{1}{s'}+\dfrac{1}{s}=\dfrac{2}{r}=\dfrac{1}{f'}$에서 곡률중심에 물체가 있으면 $s=r$이므로,

$$\frac{1}{s'}=\frac{2}{r}-\frac{1}{r}=\frac{1}{r}$$

$\therefore s' = r$ (그러므로 상은 곡률 중심에 생긴다)

다음, 초점에 있으면 $s = f'$로 둘 수 있으므로 $\dfrac{1}{s'}=\dfrac{1}{f'}-\dfrac{1}{f'}=0$

$\therefore s' = \infty$

(상은 무한대 먼 곳에 생긴다. 즉, 초점으로부터 나간 광선은 광축과 평행하게 나간다.)

문 09 후방물체에 의한 반사광선에 의한 유령상이 강렬하다. 반사광선의 세기가 전방물체에서 온 빛은 제 1면과 제 2면에서 빛에너지가 손실되어 약한 유령상이 생기는 반면, 후방물체의 뒷면에서의 반사광선은 후면에서 1회만 반사하여 눈에 들어오므로 강하다.

**문 10** 임계각 $i_c$로 둘 때 '$n \sin i_c = 1 \times \sin 90°$'에서 $\sin i_c = \frac{1}{n}$의 공식으로 ②의 물의 $i_c$를 구하면 $\sin i_c = \frac{1}{1.333} = 0.75$ 이다.

$$\therefore\ i_c = 48°\ 30'$$

나머지 물질의 임계각도 같은 방법으로 푼다.

**문 11**

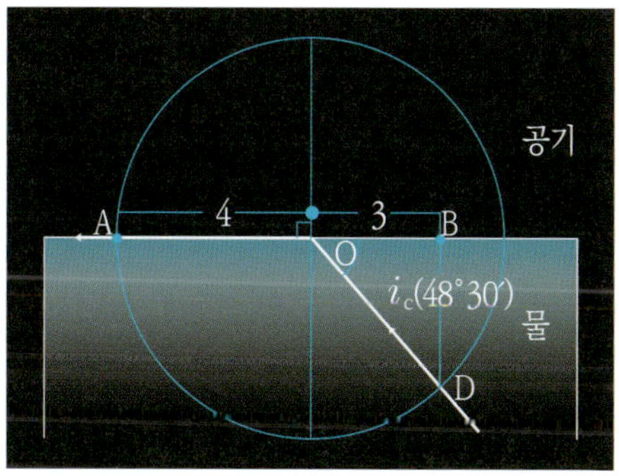


광선역행의 원리로 굴절광선의 굴절각을 90°로 작도한다.

공기에 대한 물의 굴절률 $\frac{4}{3}$이다. 따라서 위 그림과 같이 반지름 AO로 임의의 원을 만들고 AO : OB가 4 : 3이 되도록 B점을 잡는다. B점에서 아래로 내린 수선과 원둘레와의 교점 D를 찾아 DO를 그으면 DO가 입사광선이 되고, 임계각 $i_c$는 ∠DOB의 크기를 재면 된다. 나머지 문제도 동일하게 작도한다.

**문 12** 유리표면에서 겉보기 위치까지 거리를 $s'$로 두면, $s' = s \cdot (\frac{n'}{n})$의 공식에 $n' = 1.512$, $n = 1$, $s = 1(m)$를 대입하면, $s' = 1 \times \frac{1}{1.512} ≒ 0.66(m)$이므로 0.66 $m$의 깊이로 보인다.

**문 13** 스넬법칙 '$n \sin i = n' \sin i'$'에 대입하여 푼다. 예를 들면 ① 번은 $n = 1$, $n' = \frac{4}{3}$, $i = 45°$이므로 이를 대입하면,

$$\sin 45° = \frac{4}{3} \sin i' \qquad \sin i' = \frac{1/2}{4/3} \fallingdotseq 0.66$$

$\therefore i' \fallingdotseq 41.6°$(나머지 문제도 같은 요령으로 푼다.)

문 **14** 프리즘의 꺾임각의 식 '$\delta = i_1 + i'_2 - \alpha$'에서

제 1면의 입사각 $i_1$와 제 2면의 굴절각 $i'_2$의 변화에 대한 $\delta$의 변화치가 최소가 되기 위한 조건식,

$\frac{d\delta}{di_1} = 0$, 또는 $\frac{d\delta}{di'_2} = 0$에서

꺾임각 $\delta$의 제 1면의 굴절각 $i'_1$에 대한 도함수를 구하면,

$$\therefore \frac{d\delta}{di_1} = \frac{di_1}{di'_1} + \frac{di'_2}{di'_1} = 0$$

제 1면과 제 2면에서의 스넬법칙과 $\alpha = i'_1 + i'_2$를 이용하면,

$$\sin i_1 = n \sin i'_1,$$

$$\therefore i_1 = \sin^{-1}(n \sin i'_1)$$

$$\sin i'_2 = n \sin i_2 = n \sin(\alpha - i'_1),$$

$$\therefore i'_2 = \sin^{-1}[n \sin(\alpha - i'_1)]$$

따라서,

$\delta = \sin^{-1}(n \sin i'_1) + \sin^{-1}[n \sin(\alpha - i'_1)] - \alpha$에서 $i'_1$에 대한 도함수를 구하면

$$\frac{d\delta}{di'_1} = \frac{n \cos i'_1}{(1-n^2 \sin^2 i'_1)^{1/2}} - \frac{n \cos(\alpha - i'_1)}{[1-n^2 \sin^2(\alpha - i'_1)]^{1/2}} = 0$$

$$\therefore \frac{n(1-\sin^2 i'_1)^{1/2}}{(1-n^2 \sin^2 i'_1)^{1/2}} = \frac{n[1-\sin^2(\alpha - i'_1)]^{1/2}}{[1-n^2 \sin^2(\alpha - i'_1)]^{1/2}}$$

$$\therefore \frac{1-\sin^2 i'_1}{1-n^2 \sin^2 i'_1} = \frac{1-\sin^2(\alpha - i'_1)}{1-n^2 \sin^2(\alpha - i'_1)}$$

$$\therefore \sin i'_1 = \sin(\alpha - i'_1)$$

이므로 상기 식이 성립하려면 굴절각 등은 90°이내 있어야 하므로 $0 < i'_1 < \frac{\pi}{2}$,

$0 < \alpha - i'_1 < \frac{\pi}{2}$ 의 범위에 있다.

$i'_1 = \alpha - i'_1$ $\therefore\ i'_1 = \dfrac{\alpha}{2}$

$i_2 = \alpha - i'_1 = \dfrac{\alpha}{2}$ $\therefore\ i'_1 = i_2$

따라서 입사광선의 굴절각 $i'_1$와 출사광선의 입사각 $i_2$가 같을 때, 즉 입사광선과 출사광선이 대칭적일 때 꺾임각 $\delta$는 최소가 된다.

**문 15** 구면거울의 결상식 $\dfrac{n'}{s'} = \dfrac{n}{s} + \dfrac{n'-n}{r}$에 $r \rightarrow \infty$을 넣으면,

$\dfrac{n'}{s'} = \dfrac{n}{s} + 0$ 으로 $\dfrac{n'}{s'} = \dfrac{n}{s}$이 된다. 거울에서 반사하는 경우이므로 입사광선의 매질과 굴절광선의 매질이 같고, 단지 방향이 반대가 되므로 부호규약에 따라 $n' = -n$를 윗 식에 대입하면 $\dfrac{-n}{s'} = \dfrac{n}{s}$

$$\therefore\ s' = -s$$

따라서 평면거울에서는 상거리와 물체거리는 같고 서로 반대방향에 있다.

평면에서 굴절할 경우에는 위에서 유도한 식 $\dfrac{n'}{s'} = \dfrac{n}{s}$에서 입사점의 높이 $h$를 양변에 가하면, $n'\dfrac{h}{s'} = n\dfrac{h}{s}$가 되고, 입사각과 굴절각을 $i$, $i'$으로 두면 $\sin i = \dfrac{h}{s}$ , $\sin i' = \dfrac{h}{s'}$이다. 근축영역이므로 $i = \dfrac{h}{s}$, $i' = \dfrac{h}{s'}$ 가 된다.

$$\therefore\ n'i' = ni$$

즉, 경계면에서의 굴절의 법칙이 유도된다.

**문 16** 구면의 결상식 $\dfrac{n'}{s'} = \dfrac{n}{s} + \dfrac{n'-n}{r}$에서 물체거리 $s$ 에 3 $cm$를 넣으면 $\dfrac{1.5}{s'} = \dfrac{1}{3} + \dfrac{0.5}{2} = \dfrac{3.5}{6}$

$$\therefore\ s' = \frac{9}{3.5} = 2.57\ cm,$$

즉, 볼록면의 우측 2.57 $cm$ 지점에서 상이 생긴다. (나머지 문제도 같은 요령으로 푼다.)

문 **17** 반사되므로 $n' = -n$이 되어 구면결상식 '$\frac{n'}{s'} = \frac{n}{s} + \frac{n'-n}{r}$'은 '$\frac{-n}{s'} = \frac{n}{s} + \frac{-2n}{r}$'가 되므로

$$\therefore \frac{2}{r} = \frac{1}{s} + \frac{1}{s'}$$

문 **18**

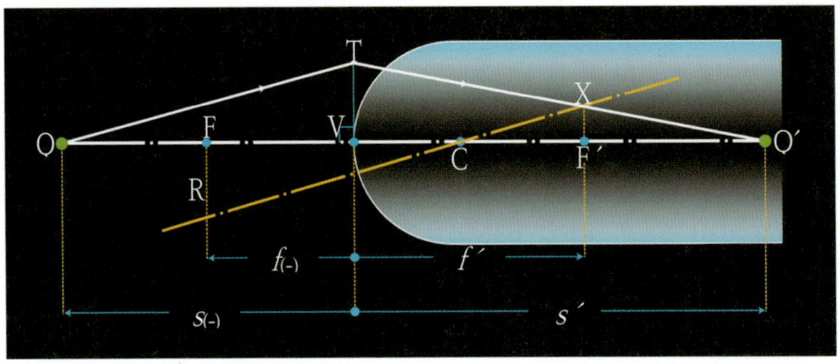


이 작도법은 축상에 있는 물점을 작도할 때 쓰이는 것으로 그림에서 물점 Q에서 임의광선을 그어 정점 V에서 세운 수선과 만나는 점 T를 잡는다. 다음은 곡률중심 C를 통과하면서 QT와 평행한 선(노란쇄선)을 그어 이 선과 초평면과의 교점을 X라고 하면, 선 TX의 연장선과 광축과 만나는 점이 상의 위치 Q´가 된다.

문 **19** 먼저 볼록렌즈($f'_1$ = 10 $cm$)에 의한 상의 위치를 구하면 가우스(Gauss)결상식에 의해,

$$\frac{1}{s'} = -\frac{1}{30} + \frac{1}{10} = \frac{3-1}{30} = \frac{1}{15} \qquad \therefore s'_1 = 15(cm)$$

$s'_1$ = 15 $cm$이므로 볼록렌즈 우측 15 $cm$에 제 1렌즈의 상이 생기는데 이는 다시 제 2렌즈 오목렌즈 우측 1 $cm$에 위치하면서 제 2렌즈에 대해서는 물체가 된다. 제 1렌즈 볼록렌즈와 똑같이 가우스(Gauss)결상식으로 풀면,

$$\frac{1}{s'_2} = \frac{1}{10} - \frac{1}{10} = 0 \qquad \therefore s'_2 = \infty$$

따라서 합성된 렌즈에 의한 상은 합성렌즈계 오른쪽 무한대에 위치하는 실상이다.

문 **20** 문 19와 같은 요령으로, $\frac{1}{s'_1}=\frac{1}{-20}+\frac{1}{10}=\frac{1}{20}$

$\therefore\ s'_1 = 20\,(cm)$

$s_2 = s'_1 - d = 20 - 5 = 15$이므로

$\frac{1}{s'_2} = \frac{1}{15} + \frac{1}{10} = \frac{5}{30} = \frac{1}{6}$ $\therefore\ s'_2 = 6\,(cm)$

따라서 제 2렌즈의 우측 6 $cm$에 실상이 맺힌다.

문 **21** $v = \frac{\lambda}{T} = \frac{1}{5}(m / sec)$

문 **22** ① $\lambda = 4$ ② $T = \frac{1}{125}$ ③ $\nu = \frac{1}{T} = 125$ ④ $v = 4 \times 125 = 500$

문 **23** 반사율, $R = (\frac{n-n'}{n+n'})^2$ 이므로

$R = (\frac{1-1.75}{1+1.75})^2 = (\frac{-0.75}{2.75})^2 \fallingdotseq 0.07$ 따라서 약 7%가 반사된다.

문 **24** 입체각은 표면적 $\alpha(m^2)$를 반경 $r$의 자승으로 나눈 값으로 구할 수 있으므로,

① $1/22 = 0.25(str)$ ② $2/12 = 2(str)$ ③ $\alpha/r^2(str)$

문 **25** 수직면 조도의 공식 $[lx] = \frac{cd}{r^2(m)}$에서, $\frac{100}{22} = 25(lx)$

경사면의 조도의 공식 $[lx] = \frac{[cd]\cdot cos\, i}{r^2(m)}$에서

$$\frac{100 \times cos\ 30^\circ}{4} = \frac{100 \times 3/2}{4} = 21.65(lx)$$

**문 26** 우선 조도($lx$)를 구하고 반사율을 곱하여 광속발산도($rlx$)를 구한다.

$$[lx] = \frac{cd}{r^2(m)} = \frac{200}{22} = 50(lx)$$

$$[rlx] = [lx] \times 반사율 = 50 \times 0.9 = 45(rlx)$$

**문 27** 광학중심점(Optical Center, O.C)

상측초점(2nd Focal Point, F′)　　물측초점(1st Focal Point, F)

상측정점(2nd Vertex Point, V′)　　물측정점(1st Vertex Point, V)

상측주점(2nd Principal Point, H′)　　물측주점(1st Principal Point, H)

**문 28** 1. 두께가 가장 얇은 곳

2. 프리즘의 영향이 없어 광선이 진행방향을 바꾸지 않는 곳
3. 거리 및 타보(T.A.B.O) 각 측정의 기준이 되는 곳
4. 광축이 렌즈를 가로 지르는 곳

**문 29**

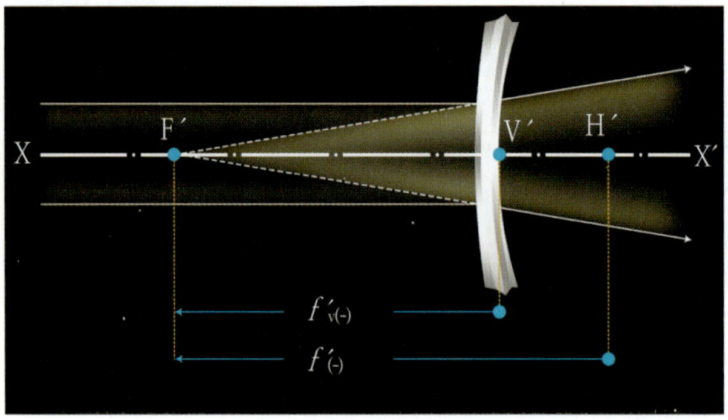


상측정점굴절력은 $\frac{1}{f'_v}$이고 상측주점굴절력은 $\frac{1}{f'}$이다. 그런데 $f' > f'_v$이므로 디옵터(D)의 절댓값은 언제나 상측정점굴절력이 크다.

**문 30** 270°

**문 31** 경선 10°- 190° : +2.00D, 경선 20°- 200° : +2.00D, 경선 30°- 210° : +2.00D, 경선 180°- 0° : +2.00D로 모두 +2.00D이다.

**문 32** 경선 90°- 270° : +2.00D, 경선 180°- 0° : 0.00D

**문 33** ① 광학중심점 ② 주변 ③ 프리즘

**문 34**

$$\text{망막조도} = \frac{\text{반사율} \times \text{조도} \times \text{동공면적}}{\pi} = \frac{0.7 \times 200 \times 22 \times \pi}{\pi}$$

$$= 560\,(\text{toroland})$$

**문 35** $sb = \frac{cd}{cm^2} = \frac{200}{10} = 20(sb)$

$1\ sb = 10^4\ nt$ 이므로 $20 \times 10^4 = 200{,}000(nt)$

$1\ nt = \pi\ asb$ 이므로 $2 \times 10^5 \times \pi = 200{,}000\,\pi(aps)$

CHAPTER 03

# 안경처방검사의 대상인 눈

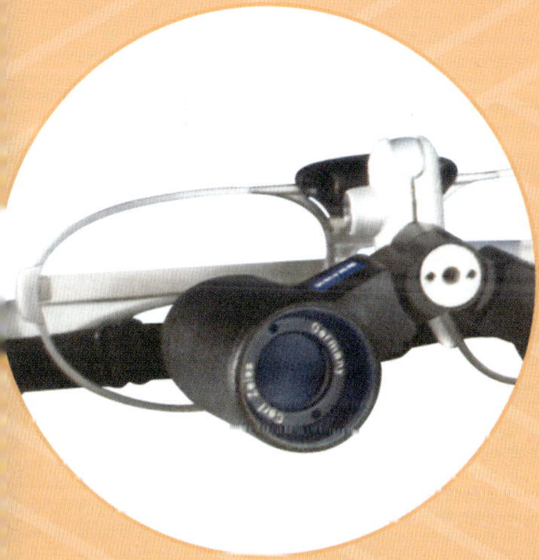

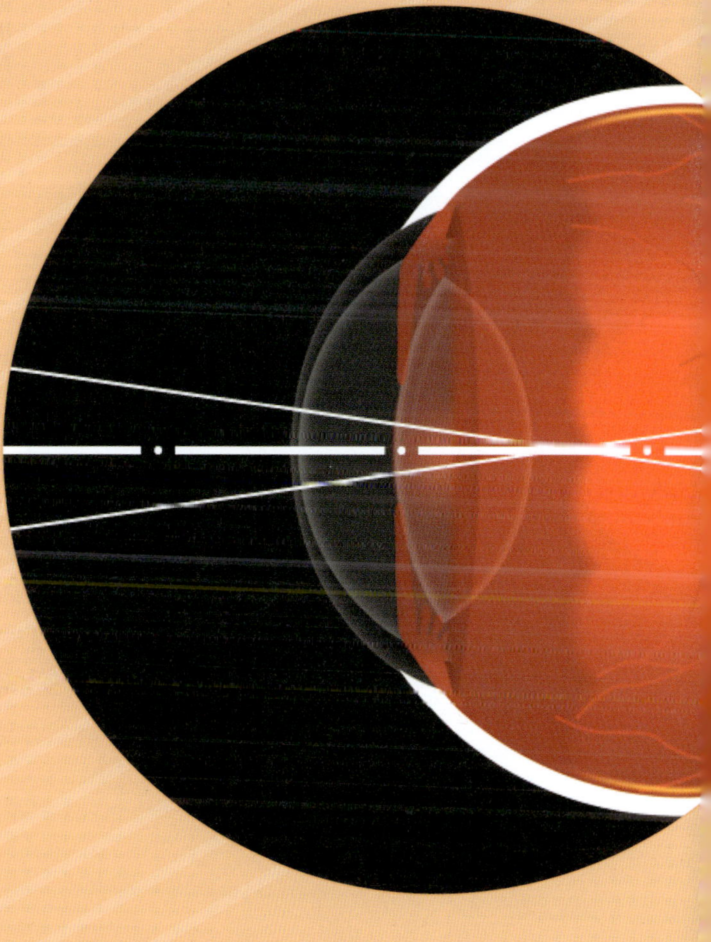

옵토메트리개론
INTRODUCTION TO OPTOMETRY

옵토메트리개론
INTRODUCTION
TO OPTOMETRY

## 01 눈의 조직과 안경광학

눈에 대한 지식을 알기 지식의 접근방법은 목적에 따라 세 가지가 있다. 첫째는 조직학적으로 접근하는 것으로 **해부생리학(Anatomy & Physiology)적 방법**이다. 둘째는 눈의 질환의 진단과 치료가 목적인 **안과학(Opthalmology)**적 방법이다. 셋째가 안경사가 익혀야 할 것으로 광학적, 운동학적인 것을 중점적으로 연구하는 **안경광학(Optometry)** 적 방법이다.

눈은 안구(Eye Ball)와 그 부속기관(Accessory Organs)으로 되어 있다. 안구는 시신경계와 함께 외계의 물체를 보고 인식하기 위한 기본기관이고, 부속기관은 기본기관의 기능을 원활하게 하기 위한 역할을 한다. 앞쪽의 그림 3-1에서 그림 3-6까지와 표 3-1에 눈의 조직 일람을 그리고 실었다.

안구의 **안경광학(Optometry)**적 주된 기능은 보려는 외계 물체로부터 오는 파장 약 400 ~ 780 $nm$의 가시광선을 공심광학계인 **각막(Cornea)**과 **수정체(Lens)**로 된 렌즈계와,

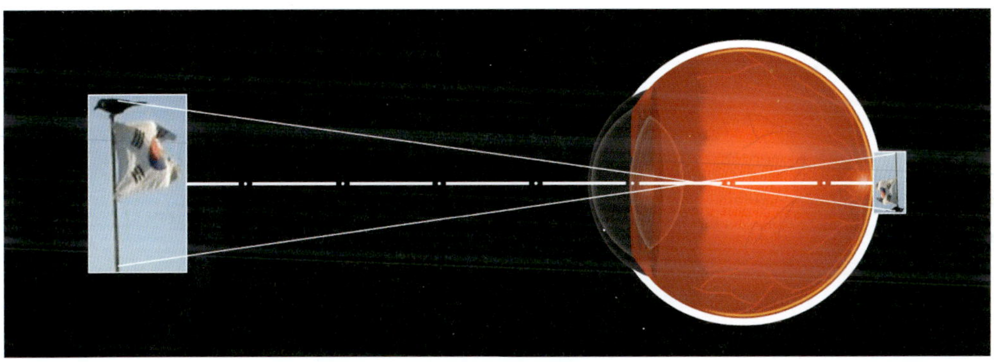

(1) 안광학계

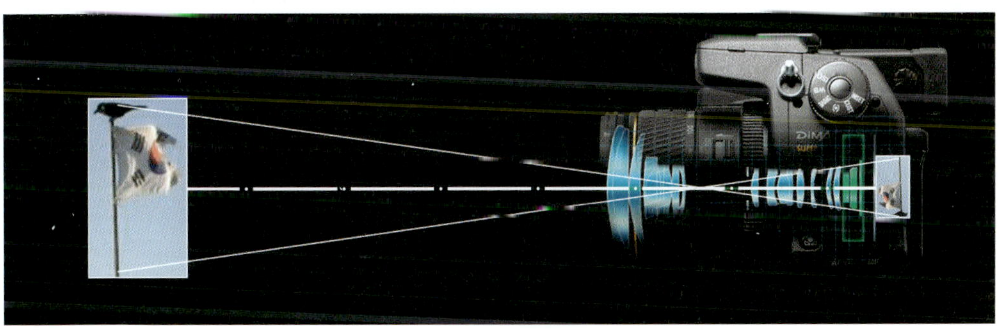

(2) 사진기

[그림 3-5] 눈과 사진기의 굴절기능

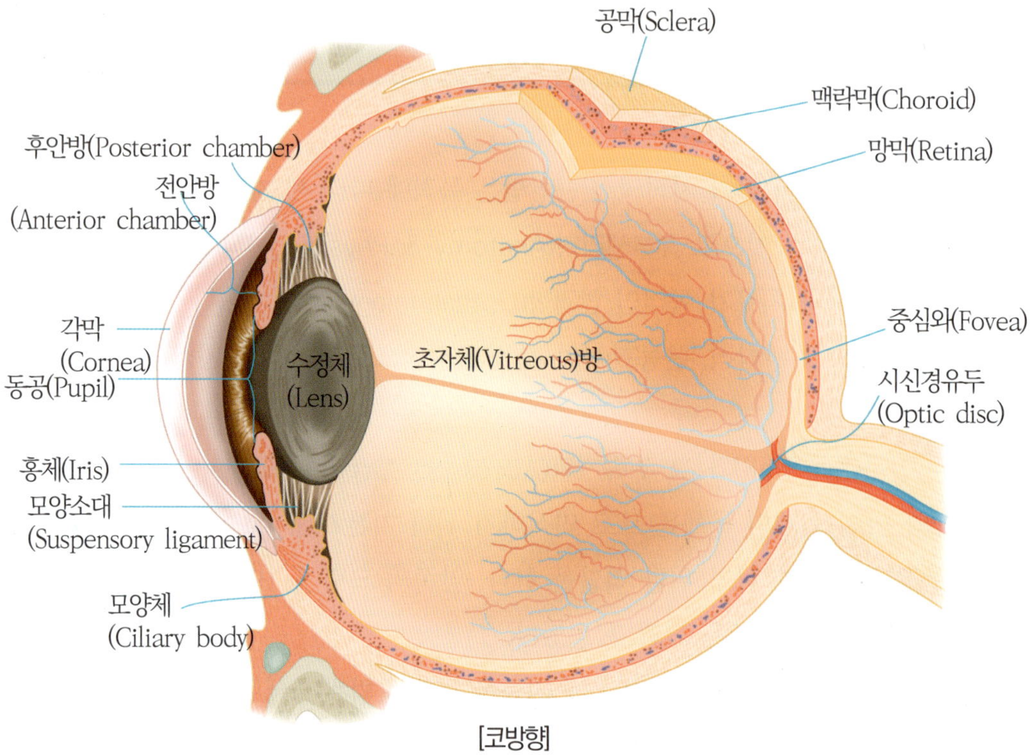


[그림 3-6] 오른쪽 안구의 수직단면

[표 3-1] 시기 구조 및 명칭

- 시기
  - 눈 (Eye)
    - 안구 (Eye Ball)
      - 외벽
        - 외막 (또는 외층)
          - 각막(Cornea)
          - 공막(Sclera)
        - 중막(중층) (포도막)
          - 홍채(Iris)
          - 모양채(Cilliary Muscle)
          - 맥락막(Choroid)
        - 내막(내층) — 망막(Retina)
      - 내용물
        - 방수(Aqueous Humor)
        - 수정체(Lens)
        - 초자체(Vitreous Body)
    - 시신경 (Optic Nerve)
      - 시로(Visual Pathway)
      - 시중추
  - 눈의 부속기 (Accessory Organs)
    - 안검(Eye Lid): 눈꺼풀
    - 결막(Conjunctiva): 눈꺼풀 뒤와 각막 위에 있는 엷은 투명막
    - 누기(Lacrimal Apparatus): 눈물의 생성에서 배출까지 관련된 기관
    - 외안근(Extraocular Muscle): 안구 바깥쪽에 붙은 근육들
    - 안와(Orbit): 안구가 있는 공간부위

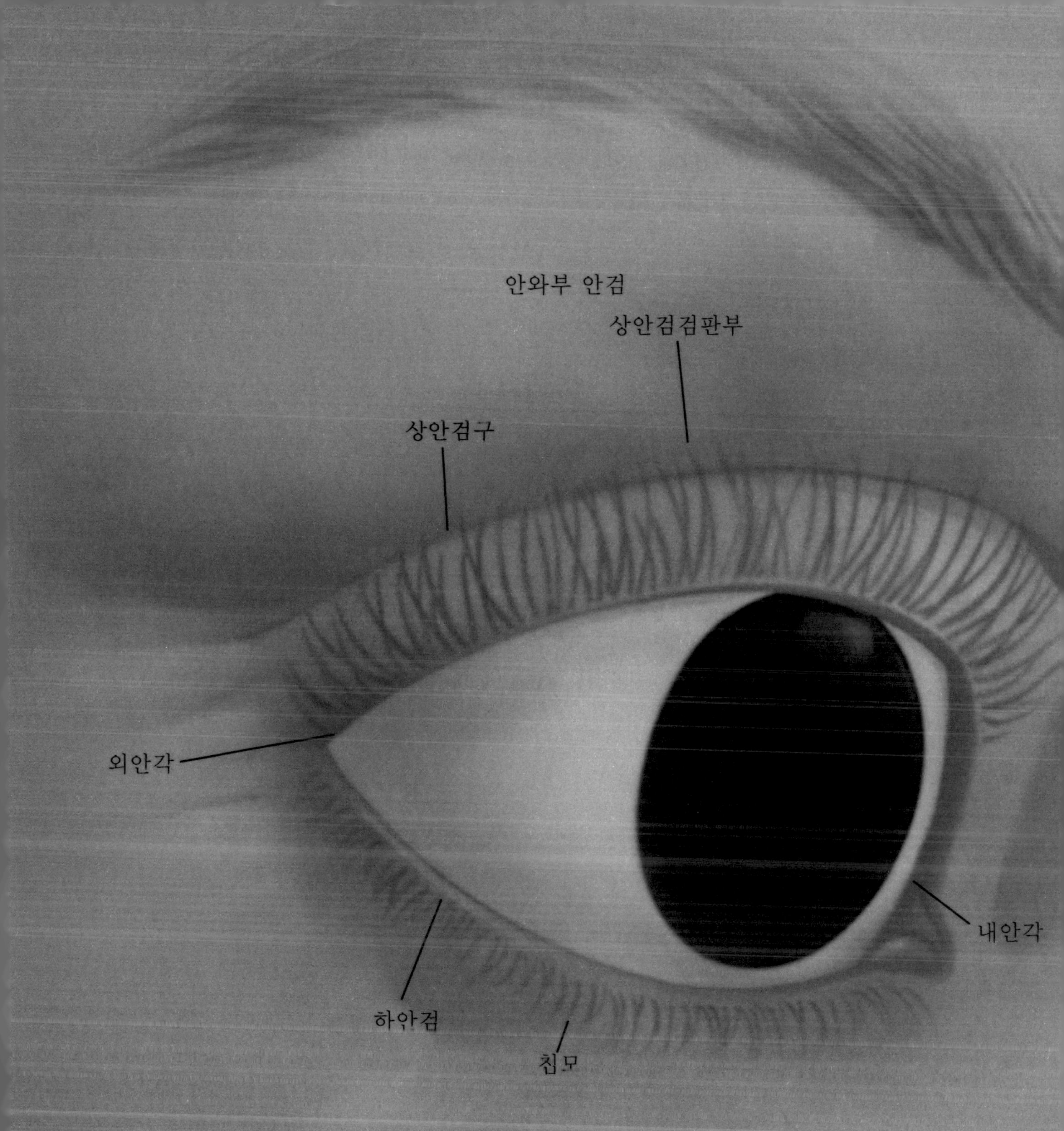


**그림 3의 1 오른쪽 눈의 외안부**

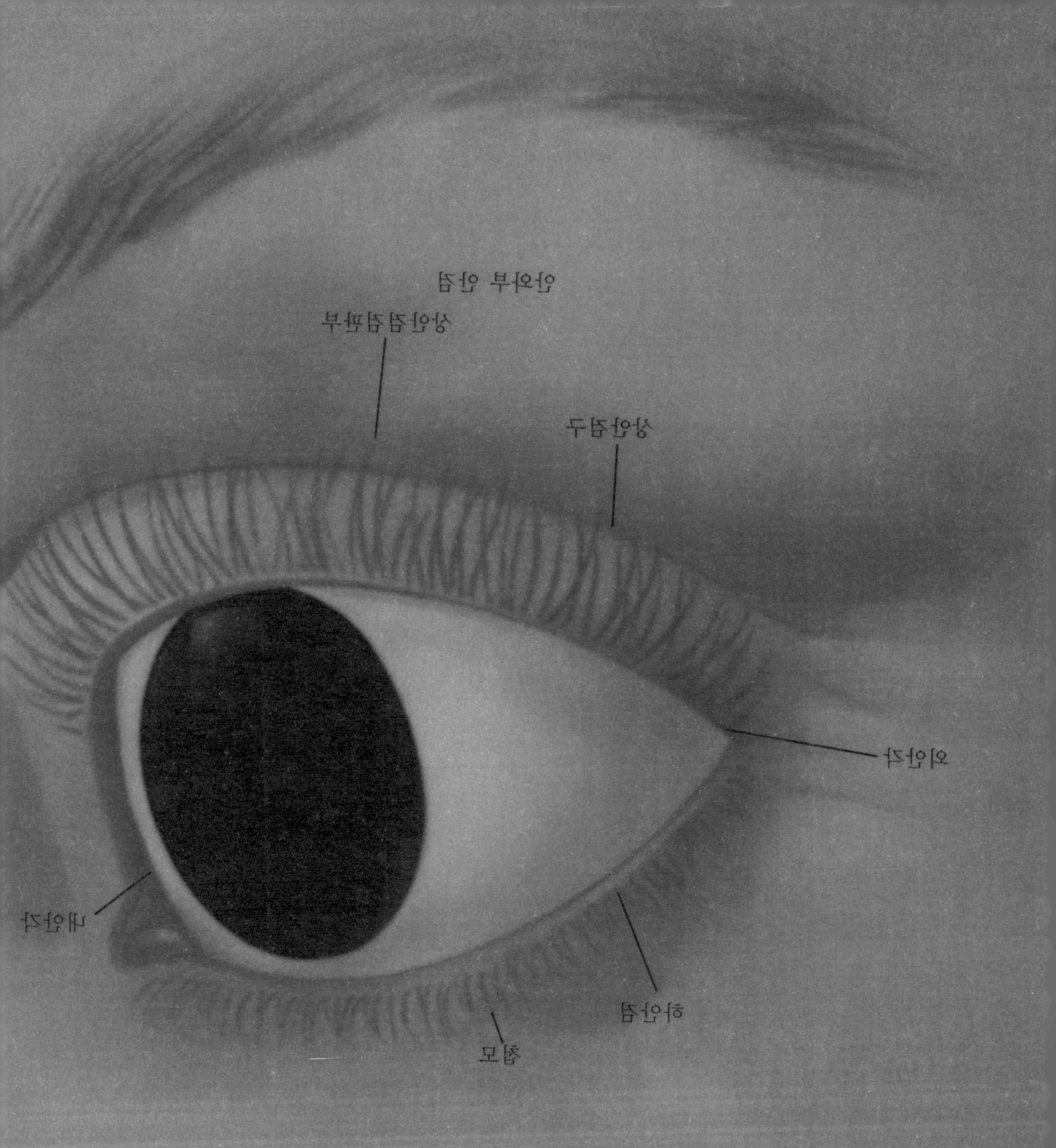


그림 3의 1 오른쪽 눈의 외안부

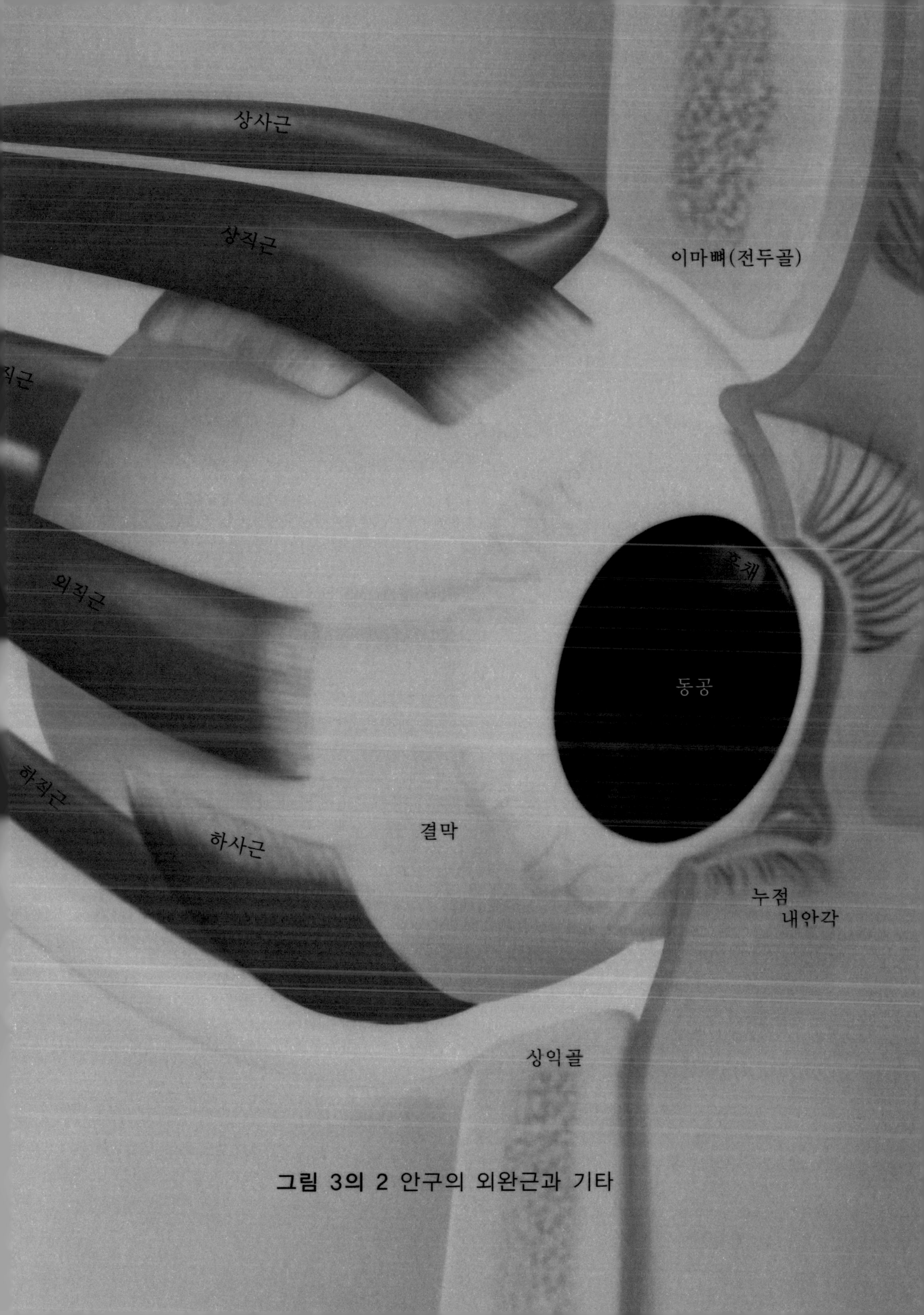


그림 3의 2 안구의 외완근과 기타

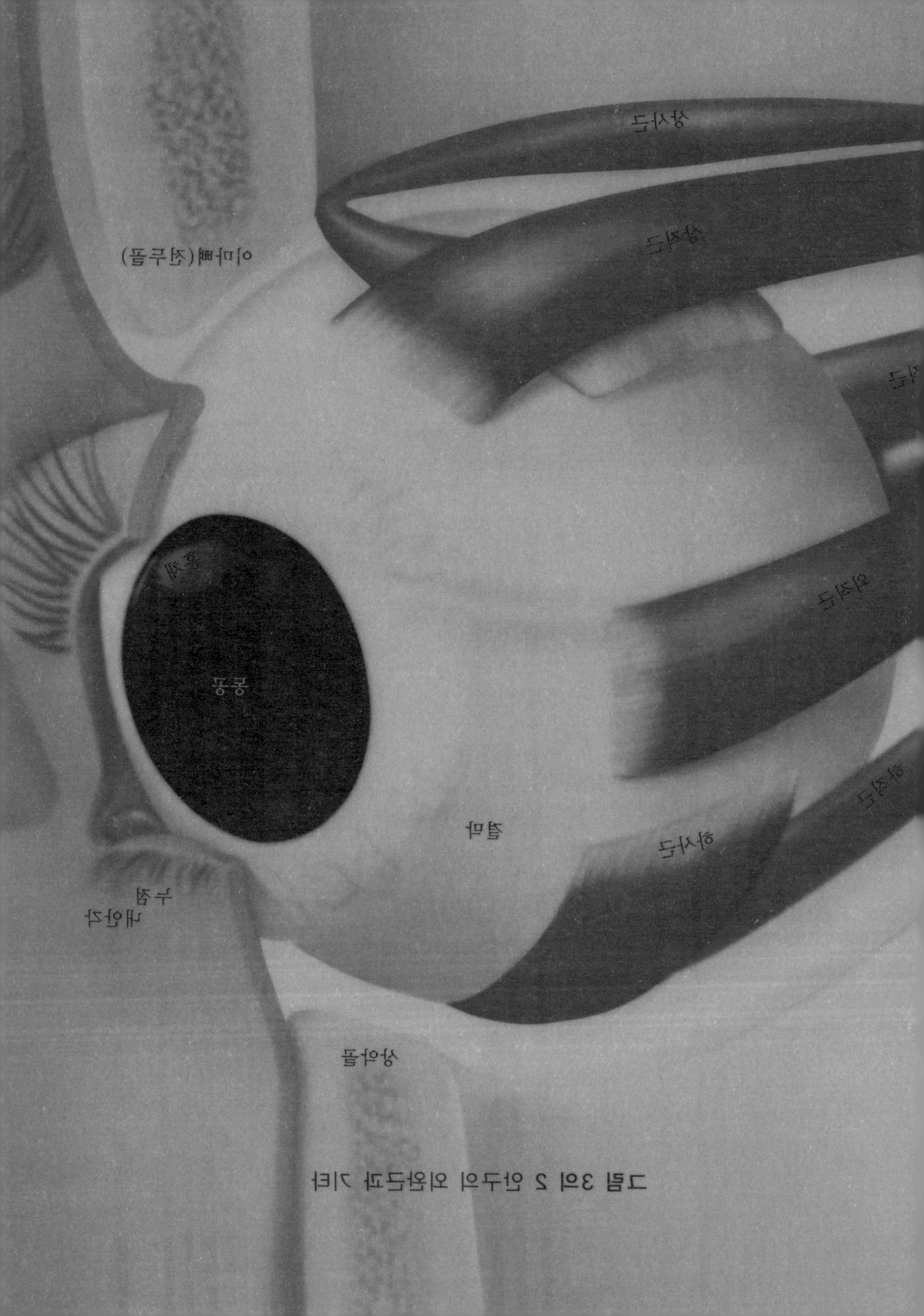


그림 3의 2 안구의 외안근과 기타

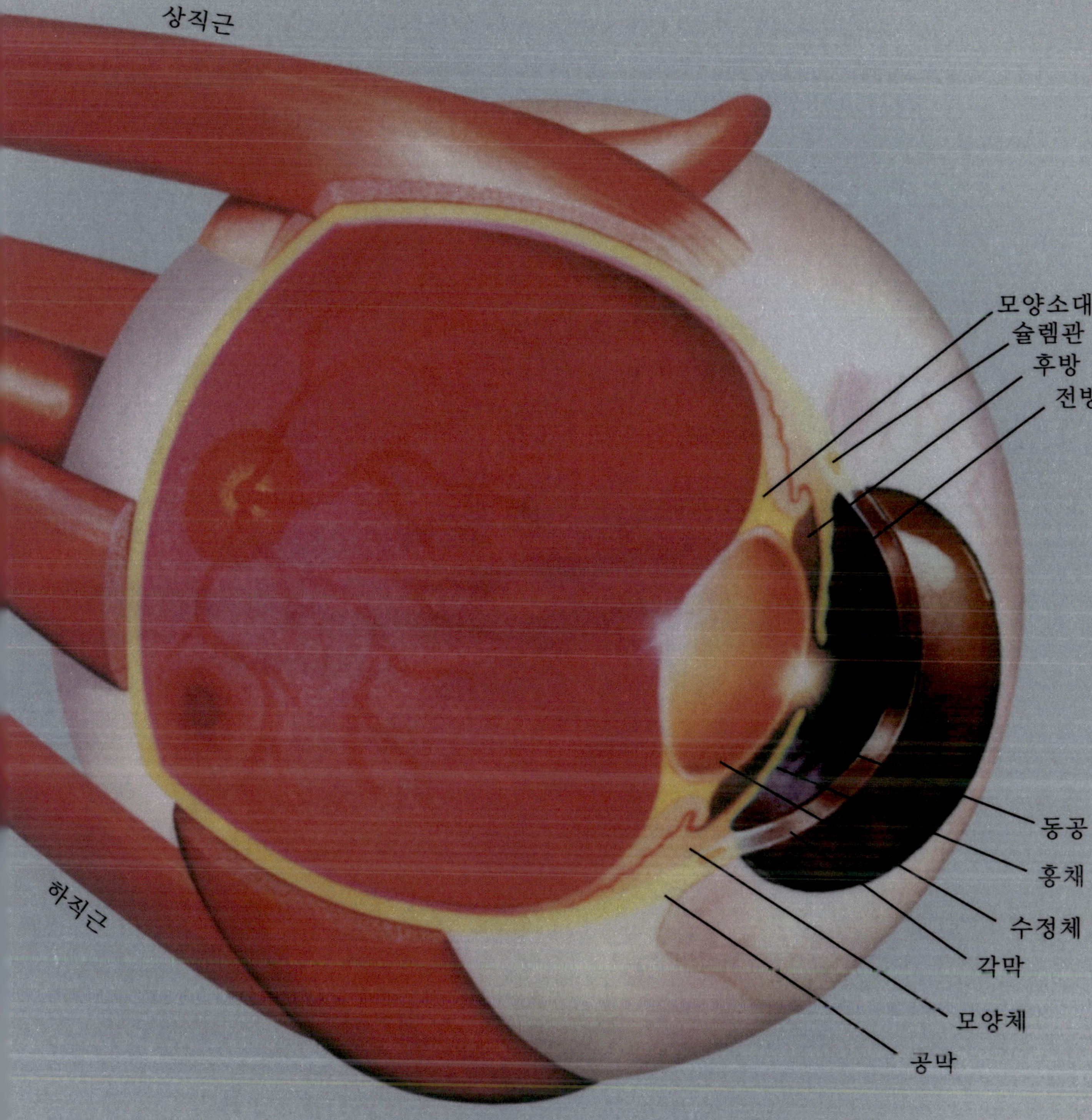


그림 3의 3 전면의 주요 조직들

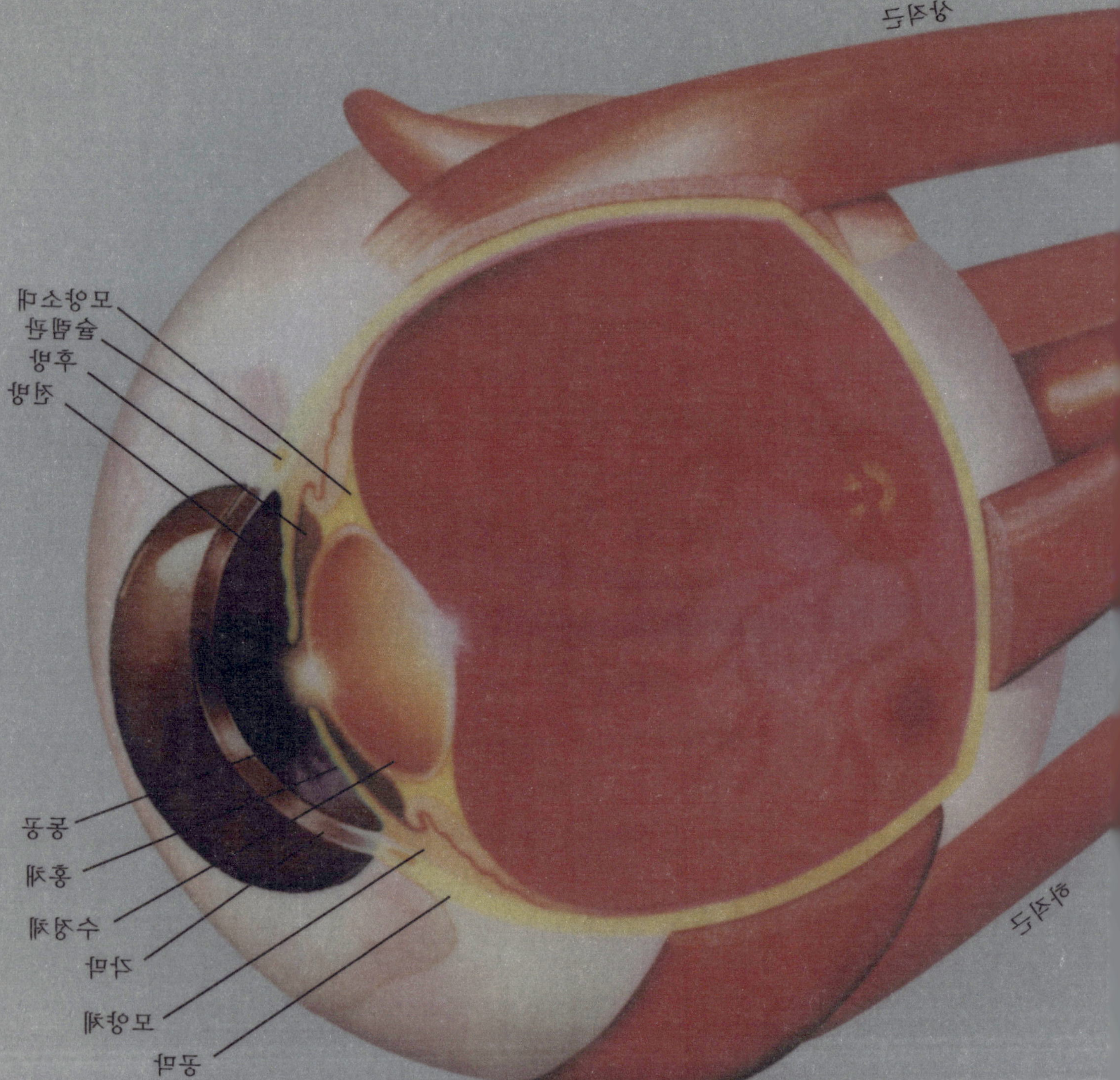


그림 3의 3 전면의 주요 조직들

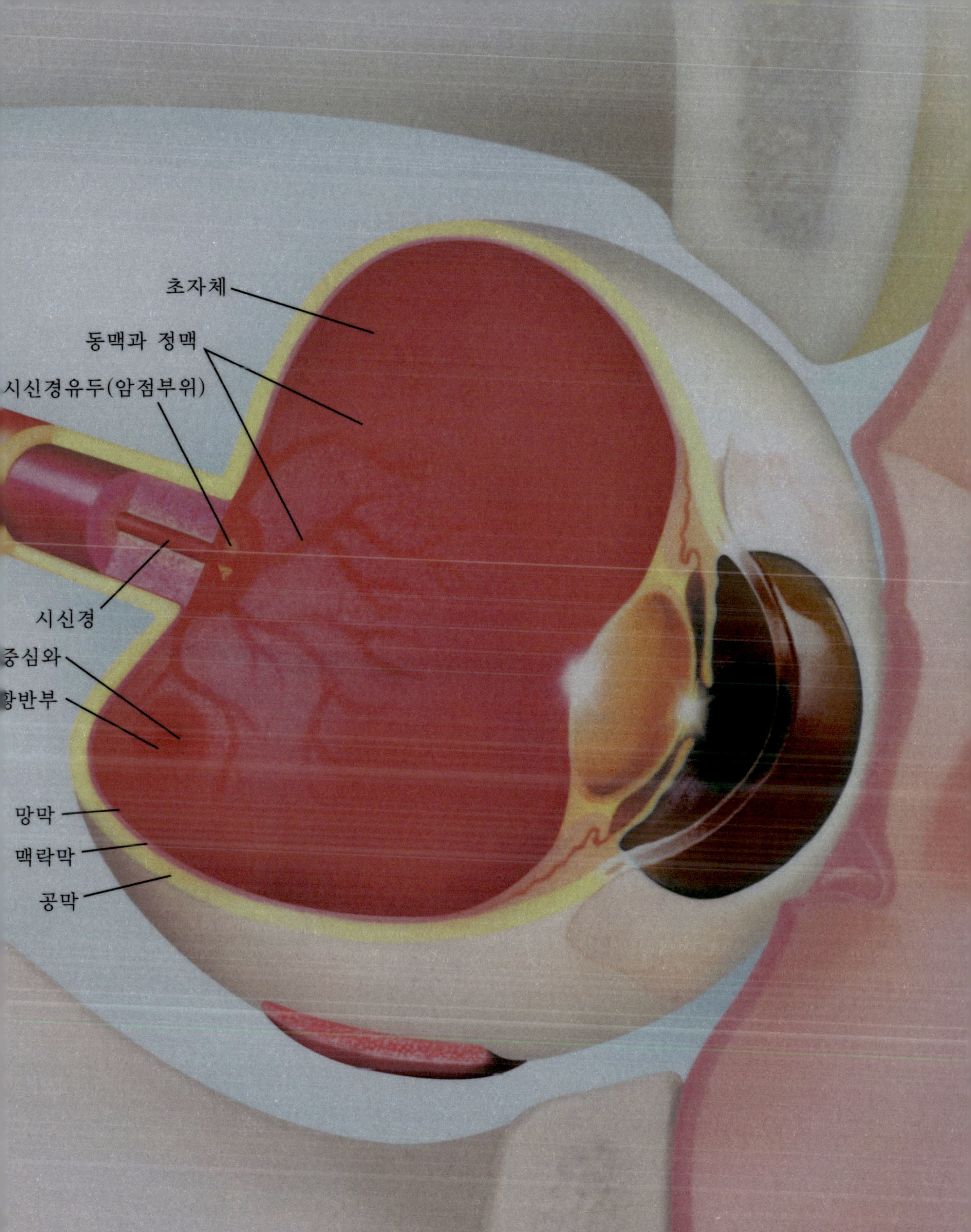


그림 3의 4 안저 부위

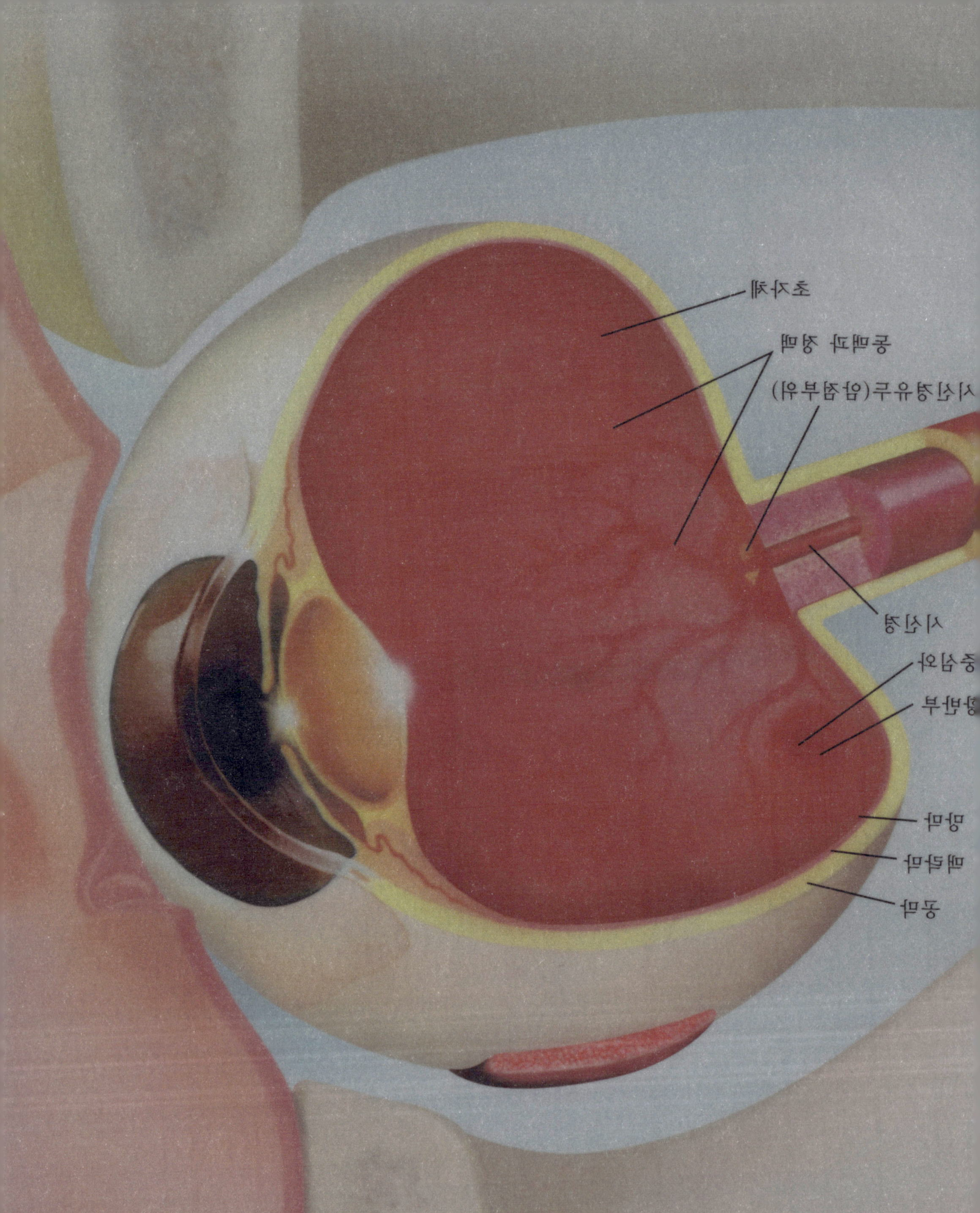


그림 3의 4 안저 부위

매질로 역할하는 **방수**(Aqueous Humor) 및 **초자체**(Vitreous Body)를 통해 굴절시켜 **망막**(Retina)에 선명한 상을 맺게 하는 것이다. 앞장에서 눈은 멀리 볼 때는 약 +59D의 굴절력을 가진 1매의 등가 볼록렌즈라고 하였다. 따라서 외계 물체의 광선속을 수렴시켜 망막에 실상을 맺게 한다.

안구의 각 부분의 역할은 카메라의 부품과 비교할 수 있다. 눈꺼풀인 안검은 카메라 셔터에, 눈의 수정체 및 각막은 카메라 렌즈에, 눈의 홍채는 조리개에, 눈의 공막을 포함한 외벽은 카메라의 본체에, 눈의 맥락막은 카메라의 어둠상자에, 그리고 눈의 망막은 필름 또는 디지털 카메라의 CCD(Charge-Coupled Device)에 비교되지만 그 기능은 카메라보다 훨씬 앞서 있다.

미시적으로 살피면 각막과 수정체의 앞뒤 굴절면은 정확한 구면이 아니며 눈의 여러 매질의 굴절률도 서로 달라서 눈의 광학적 데이터와 그 구성은 복잡하다. 따라서 안구의 각 부위의 곡률 및 굴절률과 굴절력 그리고 주요점 위치 등의 광학적 요소를 수리적으로 나타내려면 굴절면의 곡률과 굴절률을 단순화시킬 필요가 있다.

눈의 여러 광학적 데이터를 단순화시킨 도표를 **광학적 모형안**(Schematic Eye)이라고 한다. 광학적 모형안은 여러 사람이 발표했는데 그중 스웨덴의 **굴스트란트**(Allvar Gull-strand, 1862-1930)의 것이 많이 사용되고 있다.

그림 3-7은 암기하기 쉽게 눈의 주요점의 대략적 위치를 그린 것이다. 정확한 수치는 표 3-2에 싣는다. 이 값은 굴스트란트(Gullstrand)의 모형안 중에서 정식 모형안의 값을 채택한 것이다.

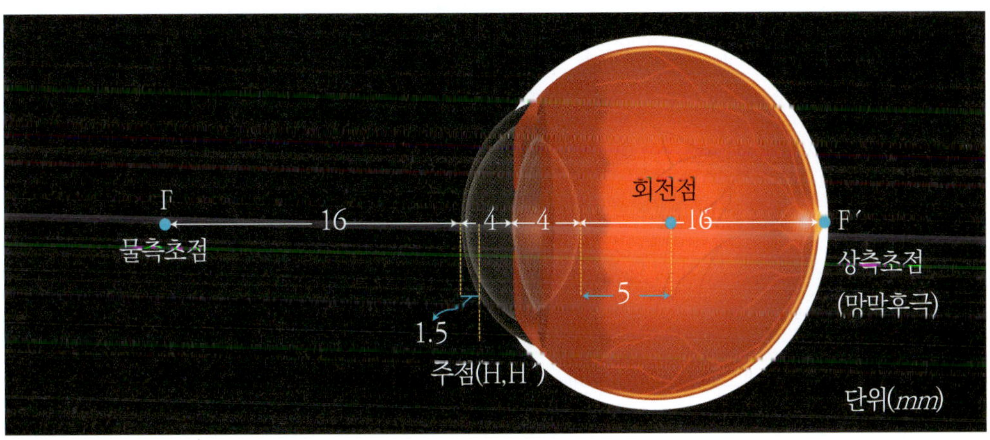


[그림 3-7] 눈의 일부 주요점 위치(먼 곳을 볼때)

[표 3-2] 굴스트란트(Gullstrand)의 정식 모형안의 각 수치

| 종류 \ 상태 | 먼 곳을 볼 때 | 가장 가까운 곳을 볼 때 |
|---|---|---|
| 각막 굴절력 | 43.0D | 43.0D |
| 수정체 굴절력 | 19.11D | 33.06D |
| 눈 전체 굴절력 | 58.64D | 70.57D |
| 물측 주점 위치 | 1.348 *mm* | 1.772 *mm* |
| 상측 주점 위치 | 1.602 *mm* | 2.086 *mm* |
| 물측 초점 위치 | -15.707 *mm* | -12.397 *mm* |
| 상측 초점 위치 | 24.387 *mm* | 21.016 *mm* |
| 물측 초점 거리 | -17.055 *mm* | -14.169 *mm* |
| 상측 초점 거리 | 22.785 *mm* | 18.930 *mm* |
| 중심와 위치 | 24.0 *mm* | 24.0 *mm* |
| 회전점 위치 | 13.0 *mm* | 13.0 *mm* |

* 거리는 각막정점을 기준으로 하고 각막정점으로부터 후방을 +로 하고, 전방은 -로 한다.

보려는 물체를 향해서 **시선**(Visual Axis)을 옮기기 위해서는 안구가 그 자리에서 이동하지 않고 회전운동만을 해야 한다. 이를 안구의 회전운동(Rotation of Eye Ball)이라고 한다. 어느 방향의 물체를 주시하든지 **주시선**(Fixation Axis)은 안구 내의 일정한 점을 통한다. 이 점을 **안구회전점**(Center of Rotation)이라고 한다. 정상적인 눈의 안구회전점은 각막 정점으로부터 약 13 *mm* 뒷쪽에 위치한다. 안구는 동공중심점으로부터 각 방향에 약 60°정도 회전한다. 각막정점에서 수직으로 그은 선이 안구의 후반부 망막과 만나는 점을 안구후극이라 한다. 각막정점으로부터 후극까지의 직선을 광축 또는 **안축**이라고 한다. 안구는 약 12세까지 성장 발달하게 된다. 안축의 길이는 눈의 굴절상태와 개인에 따라 차이가 있지만 정상적 성인의 길이는 평균 24 *mm*이다.

안구의 무게는 성인을 기준으로 약 7 *g*, 부피는 약 6.5 *cc*, 비중은 1.077이며, 그 모양은 거의 구형이다. 안축, 즉 안광학계의 광축이 각막정점과 안구회전점, **중심와**(Fovea)를 통과하면 광학적으로는 이상적이다. 시선이 닿는 주시점을 선명하게 보려면 그 상은 해상도가 가장 좋은 곳인 중심와에 맺혀야 하기 때문이다. 그런데 해부학적 이유로 중심와는 안축상의 후극에 위치하지 않는다. 위와 같은 이유로 일반 렌즈와는 다르게 눈, 즉 안광학계는 세 가지의 기준축이 있게 된다. 그림 3-8과 같이 보려는 **주시점**(Fixation Point) Q와 중심와를 연결한 선을 **시선** 또는 **시축**(Visual Axis)이라고 하고 이 기준축이 실질적인 광축이다. 또 거의 시선과 일치하고 있는 것으로, 주시점과

회전점을 잇는 선을 **주시선** 또는 **주시축**(Fixation Axis)이라고 한다. 이론적으로 정의되는 시선과 주시선의 정확한 실제 위치는 알 수가 없다. 따라서 임상적으로는 주시점과 주시점의 각막반사상을 지나는 선을 **조준선**(Line of Sight)이라고 하고 이 조준선으로 시선과 주시선을 대신한다. 또 안구의 광축도 정확한 위치를 알 수 없으므로 임상적으로 확인하기 쉬운 점인 동공중심점을 지나는 선을 **동공중심선**(Pupillary Axis)이라 하고 이 동공중심선으로 광축을 대신한다. 해부학적 이유로 따로 정의되는 동공중심선과 조준선은 극히 작은 각으로 서로 약간 다른 방향을 향하고 있다.

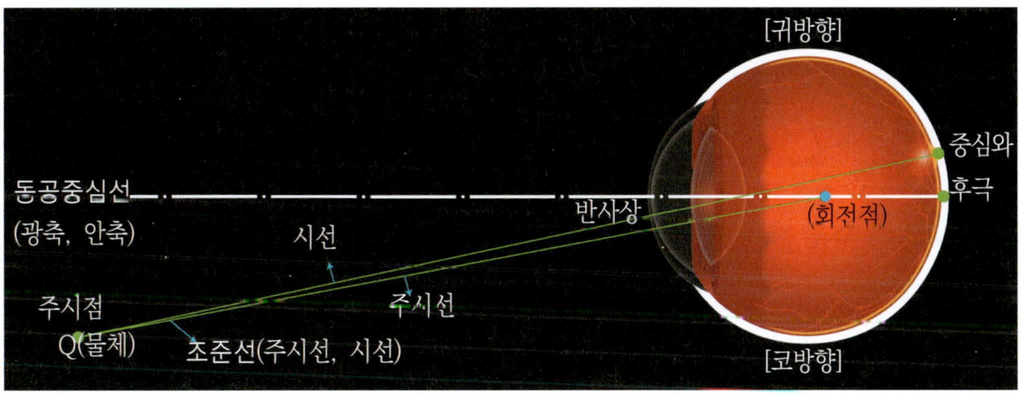


[그림 3-8] 안광학계의 광축과 조준선

## 02 물체 정보의 일차 접수처 망막

망막(Retina)은 안구벽의 가장 안쪽에 있는 내막으로 두께 0.5 *mm* 정도의 얇은 막이며 카메라의 필름 또는 디지털카메라의 CCD에 해당한다. 망막에 맺힌 상정보는 망막 부위의 **시신경유두**(Optic Disc)로 빠져나가 **시신경**(Optic Nerve)으로 전달된다.

안구의 후극부를 중심으로 안쪽 망막 바탕을 **안저**(Fundus)라고 한다. 안저의 후극에서 약간 귀방향에 있는 지경 약 5 *mm*의 가로 타원형 부분을 **황반부**(Macula Lutea)라고 하고, 그 중앙을 **중심와**(Fovea)라고 한다. 조준선이 닿는 주시물체의 상은 이곳에 맺히고 망막 주변부에는 주시물체 주위에 있는 물체의 상이 맺힌다. 중심와로부터 코쪽(Nasal-ware)으로 약 4 *mm*, 위로 1 *mm*의 위치에 시신경 유두가 있다.

망막은 신체기관 가운데 유일하게 **검안경**(Ophthalmoscope) 또는 **세극등생체현미경**

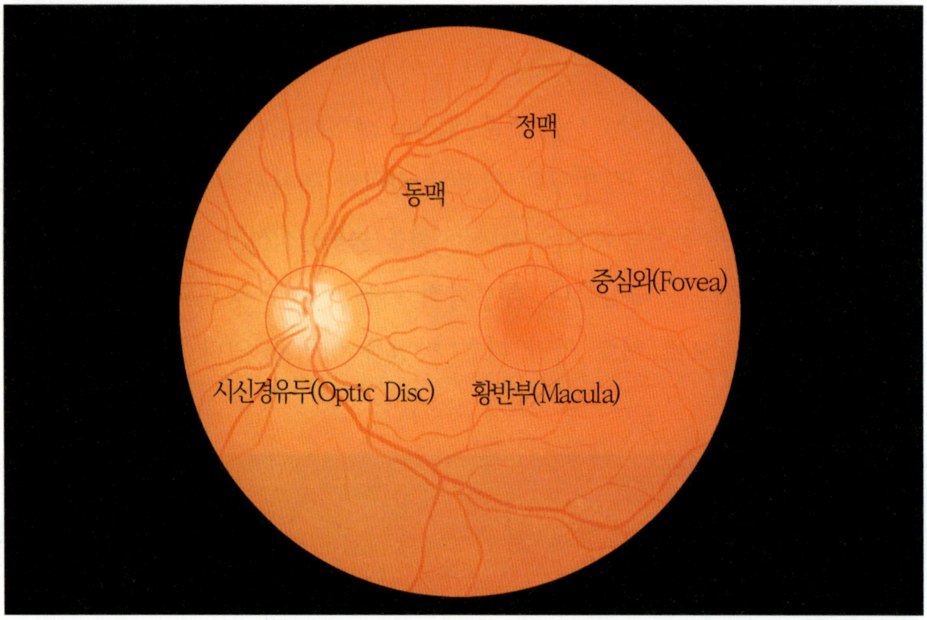


[그림 3-9] 왼쪽 눈의 안저

(Slitlamp Biomicros-cope)을 사용하여 동맥과 정맥을 확실하게 관찰할 수 있는 곳이다.

망막에는 수 많은 **시세포**(Visual Cell)가 분포되어 있다. 시세포층은 시야 내의 물체로부터 오는 빛에너지의 수용층이다. 시세포에 빛이 닿으면 광화학적 반응으로 감광색소가 분해되어 빛에너지는 전기적 충격에너지로 변환되고 이 전기충격이 시신경을 자극하여 상 정보를 뇌신경계에 전달한다.

시세포에는 주로 밝은 곳에서 작용을 하면서 물체의 색깔과 형태를 선명하게 감지할 수 있는 **추체세포**(Cone Cell)와 어두운 곳에서 작용을 하여 대략적인 형태만을 감지하는 **간체세포**(Rod Cell) 두 종류가 있다. 중심와를 중심으로 직경 약 0.5 $mm$에는 추체세포만이 분포되어 있고, 주변부로 갈수록 간체세포의 분포가 많아진다.

추체세포의 수는 약 600만개이고 간체세포의 수는 약 1억 2천만개가 있다.

시세포가 빛에너지의 자극을 대뇌 후두엽의 시중추까지 전달하는 경로를 **시로**(Visual Pathway)라고 하는데 그 전달 메카니즘은 매우 복잡하여 아직 확실한 이론이 정립되어 있지 않다. 그 경로만 간단히 살펴본다.

여러 시세포로부터 시신경에 전달된 상 정보 자극은 그림 3-10에서와 같이 **시신경교차**(Optic Chiasm)라고 부르는 부분에서 **반교차**가 일어난다. 그러니까 주시물체를 중심으로 오른쪽 외계시야의 물체의 좌우안의 상은 중심와를 기준으로 좌우 망막의 왼쪽에

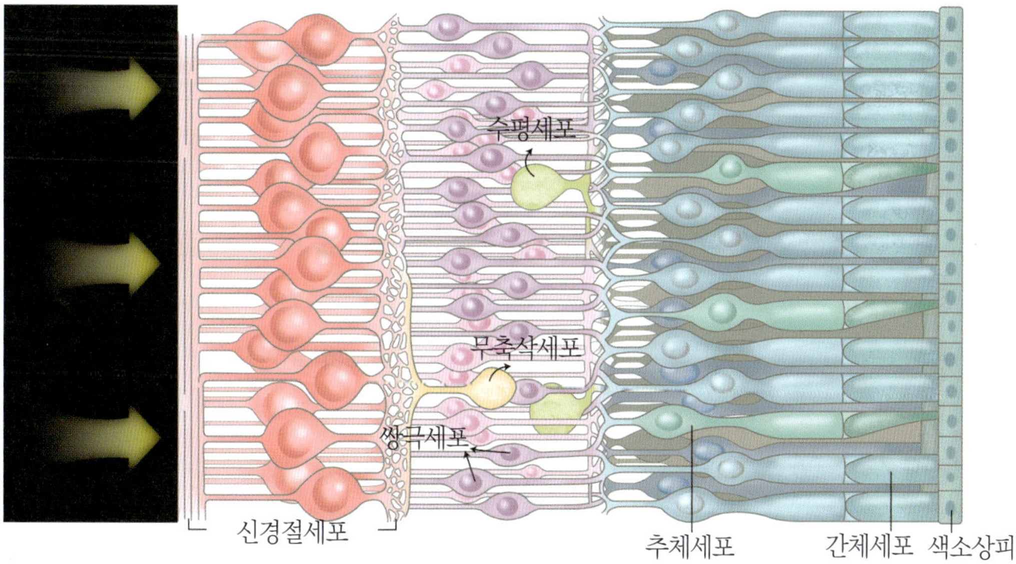


[그림 3-10] 망막의 구성

투영되어, 하나로 합쳐져 왼쪽의 대뇌후두엽으로, 주시물체를 중심으로 왼쪽 시야 내의 물체는 좌우 망막 오른쪽에 투영되어 오른쪽 대뇌후두엽으로 전달된다. 시로를 순시대로 나열하면 아래와 같다.

① 시신경유두(Optic Disc) → ② 시신경(Optic Nerve) → ③ 시신경 교차(Optic Chiasm) → ④ 시삭(Optic Track) → ⑤ 시방선(Optic Radiation) → ⑥ 대뇌후두엽의 시중추

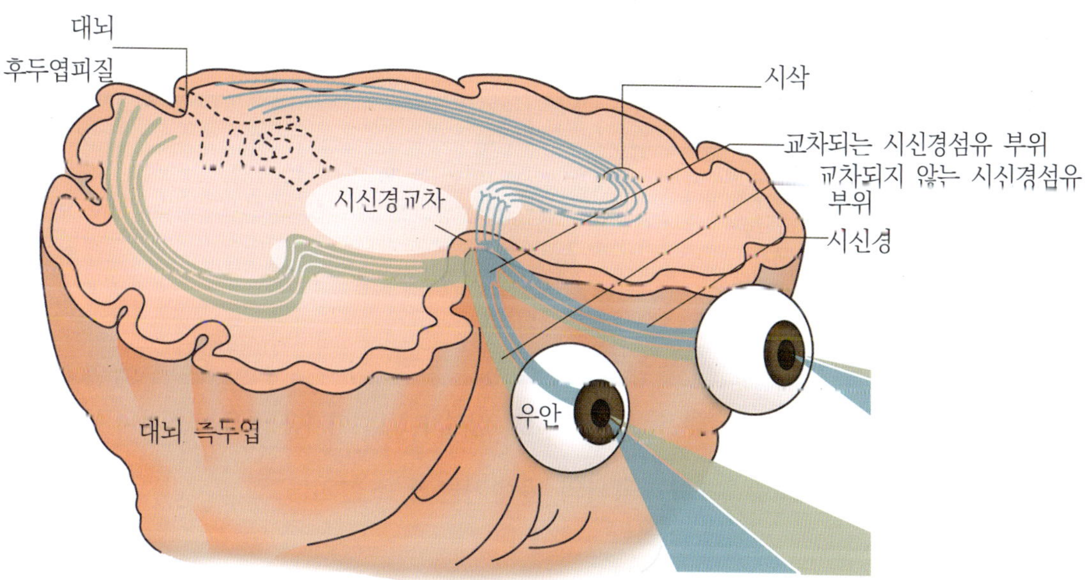


[그림 3-11] 시로와 좌우상의 합치

## 03 안경광학(Optometry)의 핵심인 눈의 굴절, 조절 그리고 양안시기능

먼 곳에 있는 물체의 모양을 확실하게 인식하기 위해서는 그 물체의 상이 선명하게 망막에 맺혀져야 한다. 이를 위하여 눈은 외계의 먼 곳에 있는 물체로부터 오는 유효광선속을 약 24 $mm$ 길이의 작은 안구 안으로 굴절시켜 망막에 선명한 상을 맺도록 하는 기능을 가지고 있다. 이를 우리 눈의 **굴절기능**(Refraction)이라고 한다.

눈의 굴절기능에 기여하는 핵심적 조직은 **렌즈계**인 각막과 수정체이고 방수와 초자체가 매질로 역할한다. 일반렌즈의 결상과 크게 다른 점은 보이는 주시 물체가 먼 곳에 있든 가까운 곳에 있든 선명상의 위치는 이동하지 않고 언제나 한 곳, 즉 망막 중심와에 있어야 한다는 점이다. 여기에 관여하는 기능이 **조절기능**(Accommodation)이다. 굴절기능의 이상이 있으면 먼 곳의 물체가 망막에 선명한 상을 맺지 않게 된다. 먼 곳 물체의 선명한 상이 망막에 있지 않고 망막 앞뒤에 위치하게 되면, 망막에는 **착란원상**(Circle of Confusion)이 형성되어 물체가 흐려 보이게 된다. 이러한 상태에 있는 눈을 굴절이상안 또는 **비정시**(Ametropia)라고 한다.

그러니까 먼 곳을 보고 있을 때 안광학계의 상측초점 F′이 망막과 일치되면 이 눈을 표준적 굴절기능을 가진 **정시**(Emmetropia)라고 할 수 있다. 그리고 좌우 망막상을 하나로 합치어 주시점을 기준으로 전시야 내의 모든 물체의 상호 위치를 살피는 공간감각을 일으키는 최후의 시각이 **양안시기능**(Binocular Vision)이다.

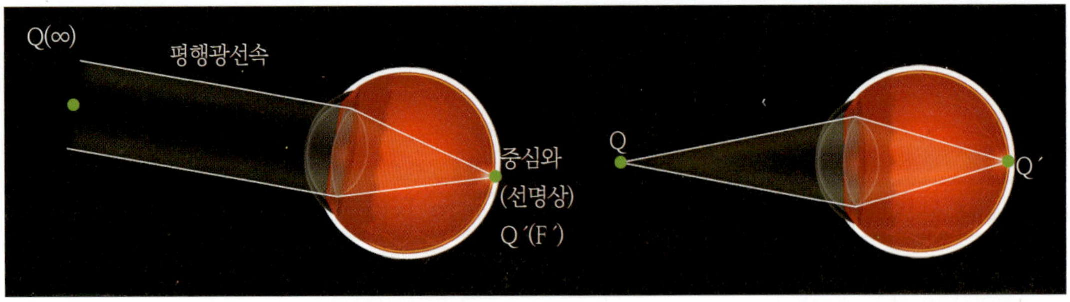


(1) 정시가 5 $m$ 전방을 볼 때　　(2) 정시가 눈앞 가까운 곳을 조정하여 볼 때

[그림 3-12] 정시의 굴절기능과 조절기능

## 04 원용안경처방서 'Sph(　　)D'를 채워야 할 눈 – 근시와 원시

눈앞 5 $m$ 전방에 있는 물체에서 오는 평행광선속의 선명상이 망막의 중심와 앞에 맺히는 비정시를 **근시(Myopia)**라고 한다. 즉, 먼 곳을 볼 때 안광학계의 상측초점 F′이 망막 전방에 위치하는 눈이다. 이와같이 되는 경우는 첫째, 굴절력의 크기는 정시의 눈과 같지만 안축의 길이가 길어 망막이 눈의 상측초점 F′보다 후방에 위치하게 되거나, 둘째는 광학적인 것으로 안축의 길이는 정상이지만 앞의 면굴절력식 $\frac{n-1}{r}$에서 각막 혹은 수정체의 굴절면의 곡률 $\frac{1}{r}$이 크거나, 투명체의 굴절률의 $n$이 크거나 해서 정시보다 굴절력이 큰 때이다. 근시의 망막에는 선명치 못한 **착란원상(Blur Image)**이 생기므로 먼 곳의 물체가 흐려 보인다.

근시와는 반대로 5 $m$ 전방에 있는 물체를 보려고 할 때 눈으로 들어오는 평행광선속의 상점, 즉 안광학계의 상측조점 F′이 망막의 후방에 있는 눈을 **원시(Hyporopia)**라고 한다. 원시는 안축의 길이가 정시보다 짧거나 눈의 전체 굴절력이 정시보다 약하면 선명상의 위치는 중심와 뒤에 있고 망막의 중심와에는 흐린 착란원상(Blur Image)이 생긴다. 중심와에 착란원상이 맺히므로 근시와 마찬가지로 먼 곳의 물체가 흐려 보여야 하는데 대부분의 원시는 곧바로 수정체가 조절력을 가해서 원시 눈의 굴절력을 강하게 한다. 이러한 순서를 거치면 선명상이 망막의 중심와에 오고 무한대 먼 곳에 있는 물체도 선명하게 볼 수가 있다. 그러니까 이러한 원시는 자칫 본인 스스로도 자각하지 못할 뿐 아니라 안경사도 주의깊게 검사하지 않으면 놓치기 쉬운 눈이다.

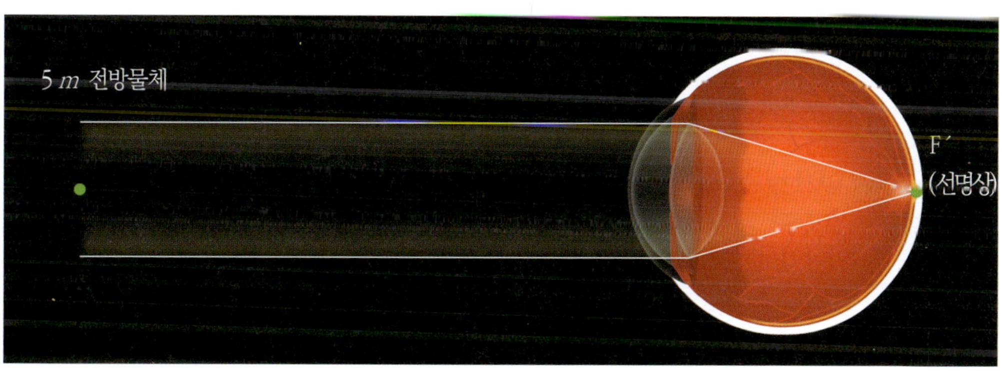


[그림 3-13] 정시(Emmetropia)

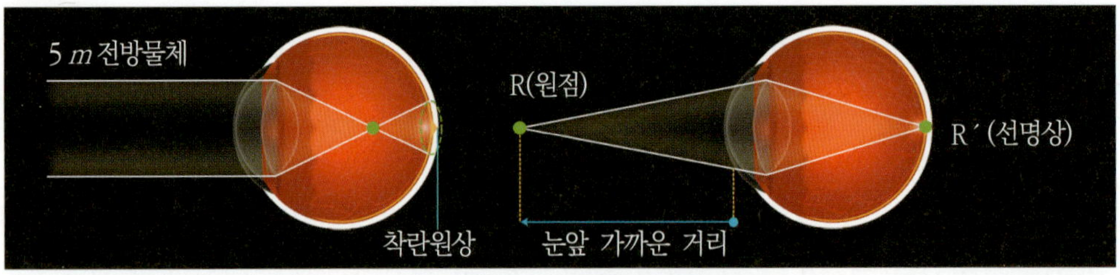


[그림 3-14] 근시(Myopia)

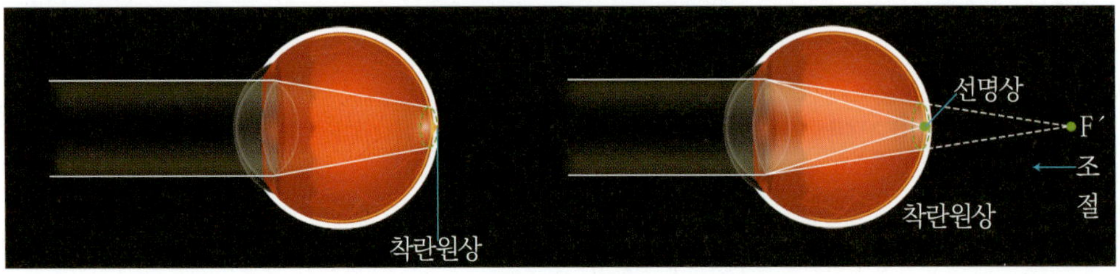


[그림 3-15] 원시(Hyperopia)

## 05 원용안경처방서 '*Sph*( )D ⊂ *Cyl*( )D, *Ax*( ° )'를 채워야 하는 난시의 눈

안광학계의 굴절면이 토릭면(Toric Surface)을 이루면 눈앞 물체의 한 점에서 나온 광선속이 안광학계의 굴절작용을 받은 후 망막근처에서 선명한 상을 맺지 못할 뿐 아니라 망막의 중심와에 맺히는 상의 형태는 물체와 다르게 원형의 물체가 타원으로, 그리고 방향에 따라 선명도가 다르게 보인다. 이러한 비정시를 **난시(Astigmatism)**라고 한다.

안광학계에서 난시를 이루는 부분은 대부분 각막 전면이 토릭면인 각막난시이다. 난시는 **정난시(Regular Astigmatism)**와 **부정난시(Irregular Astigmatism)**로 나눈다. 대부분의 난시는 정난시여서 단순히 난시라고 하면 정난시를 가르킨다.

그러니까 정난시는 안광학계의 각 경선의 굴절력이 서로 다른 토릭(Toric)면을 가진 난시를 말한다. 난시는 앞서 배운 토릭렌즈(Toric Lens)와 같은 광학적 성질을 가진다.

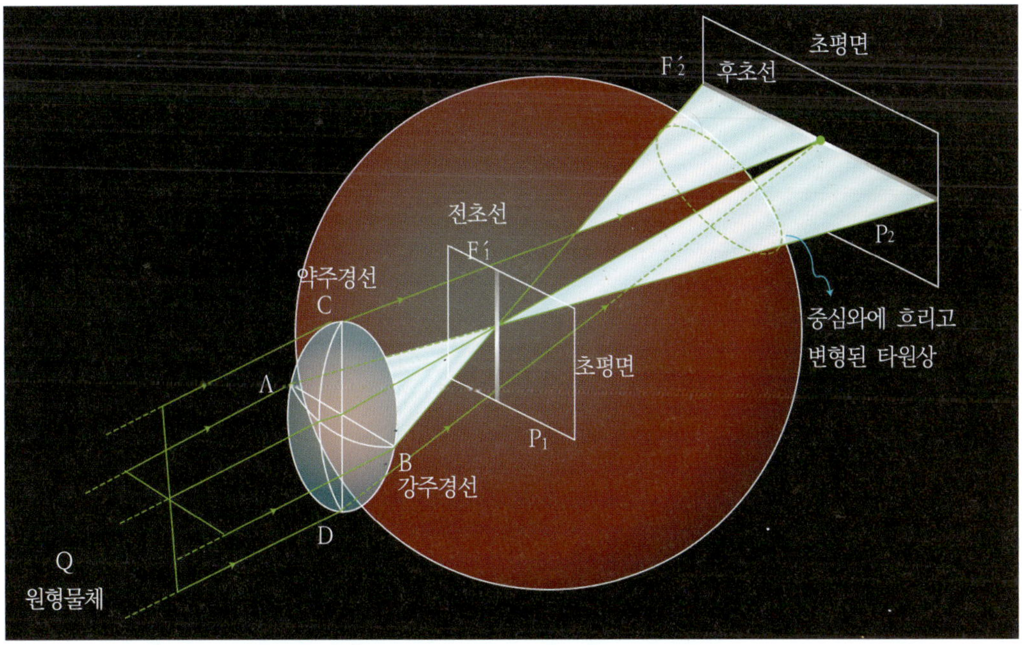


[그림 3-16] 난시의 광선굴질도

그림 3-16에서 난시 눈의 강주경선인 수평경선 AB의 곡률이 약주경선인 수직경선 CD보다 강하기 때문에 난시 눈이 보려는 5 $m$전방에 있는 원형의 물점 Q에서 나온 광선속 가운데 경선 AB, 혹은 인접한 AB와 평행한 수평면에 의한 수평광선속은 짧은 초점거리를 지닌 초평면 $P_1$에 선명한 수직방향의 **전초선** $F'_1$이 결상되어지고, CD경선과 그에 인접한 CD와 평행한 수직면에 의한 수직광선속들은 긴 초점거리를 가진 뒷초평면 $P_2$에 수평방향의 **후초선** $F'_2$에 결상하게 되는 것은 토릭렌즈(Toric Lens)에서와 같다.

이 두 초선 간의 길이가 길수록 그 눈은 난시의 정도가 심하게 된다. 두 초선 사이에는 물체의 모양과 같은 상이 만들어지는 **최소착란원**(Circle of Least Confusion)의 상이 있는 것도 토릭렌즈와 같다.

부정난시(Irregular Astigmatism)는 각 경선의 굴절력이 서로 다르지만 정난시에서와 같이 규칙성이 없거나 아예 곡률이 부분별로 다른 상태여서 난시교정용 토릭렌즈로는 교정할 수 없는 난시안을 말한다.

각막 부분에 부정난시가 생기는 경우는 원추각막, 각막염, 각막궤양 또는 각막외상 등에 의해 각막 표면의 굴절면이 불규칙한 상태로 되기 때문이다. 희귀하게는 수정체의 굴절면의 불규칙성에 의하는 경우도 있다.

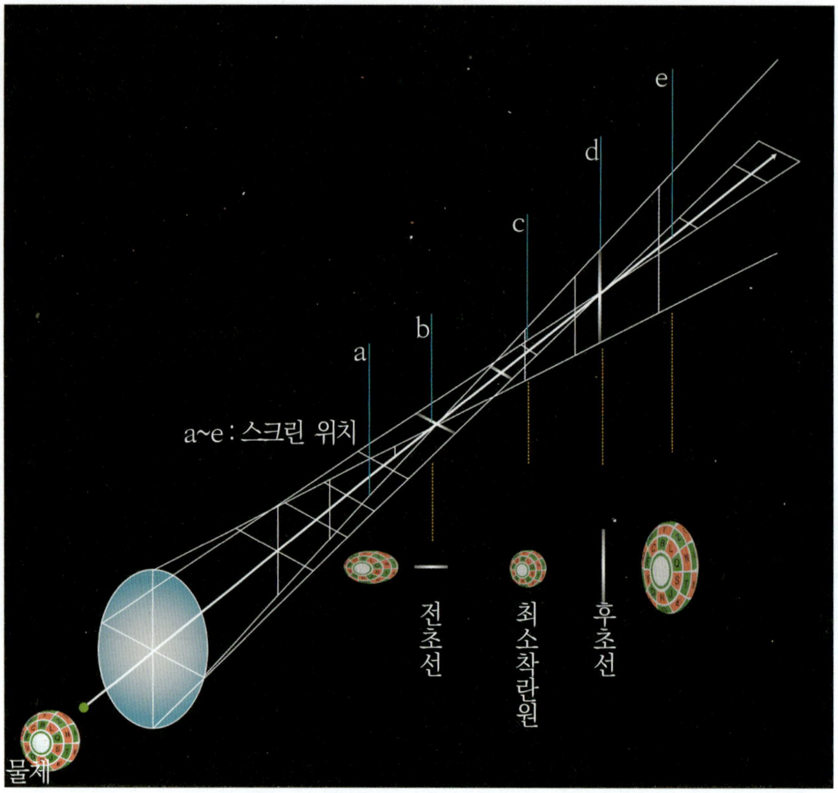


[그림 3-17] 정난시 또는 토릭면의 스크린 위치에 따른 상 모양

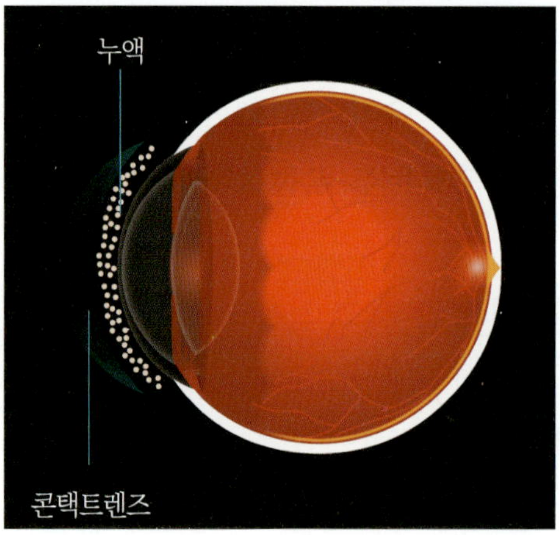


[그림 3-18] 정도가 약한 부정난시를 콘택트렌즈로 교정

일반적으로 난시라고 하면 안경 또는 콘택트렌즈로 교정할 수 있는 정난시를 말한다고 했다. 정도가 심하지 않은 부정난시는 구면 콘택트렌즈로 교정할 수 있지만 완전하게 교정되어지지 않는다. 각막 부정난시는 그림 3-19의 **각막곡률계**(Ophthalmometer or Kera-tometer)로 각막지형을 살펴서 알 수 있다.

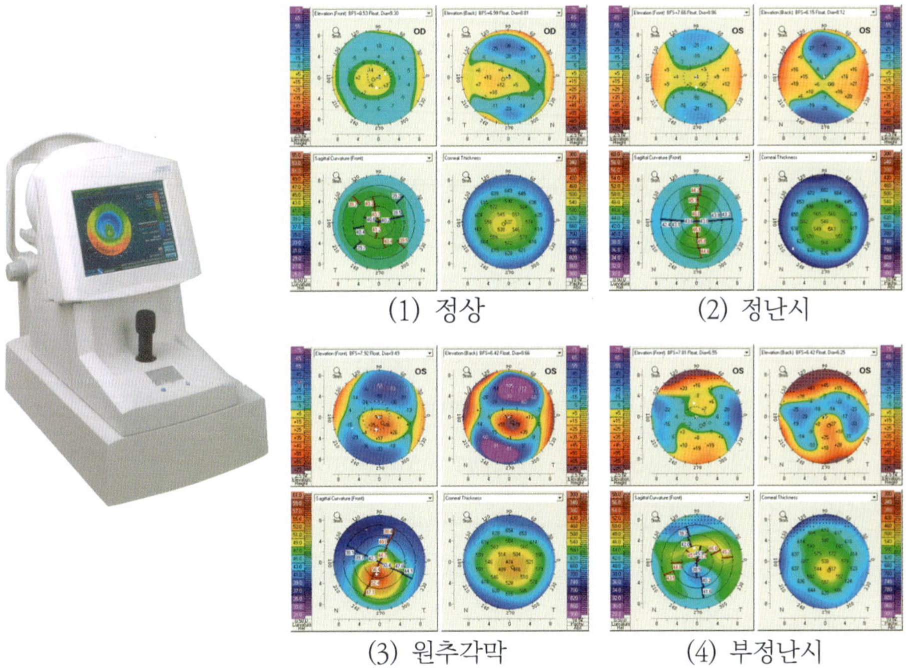


[그림 3-19] 각막곡률계의 맵핑(Mapping)에 의한 각막지형도(Topography)

난시의 눈을 정면에서 봤을 때 그러니까 T.A.B.O식 방향각으로 측정하였을 때 수직 방향에 강주경선이 있는 정난시를 **직난시(Direct Astigmatism)**라고 하고, 수평경선이 강주경선이면 **도난시(Inverse Astigmatism)**라고 하며, 수평과 수직 이외의 방향의 경선에 강주경선이 있을 경우를 **사난시(Oblique Astigmatism)**라고 한다.

더 엄밀하게 구분하면 그림 3-20에서와 같이 T.A.B.O식 각도로 강주경선이 180°를 중심으로 좌우 15°간격 사이에 있을 때는 도난시이고, 75°~105°사이에 있을 때는

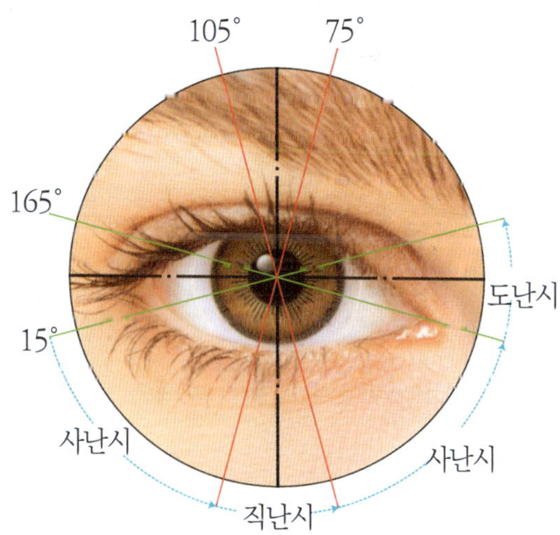


[그림 3-20] 강주경선의 위치에 따른 난시의 구분

직난시이며 그 외 각도에 있을 때가 사난시이다.

먼 곳을 볼 때 눈의 상측초점의 위치로 근시와 원시를 구별하는 것과 같이 난시가 만드는 양 초선을 취하여 난시를 분류한다. 양 초선이 모두 망막의 중심와 앞에 위치하는 근시 성향의 **근시성난시**(Myopic Astigmatism)와 중심와 뒤에 위치하는 원시 성향의 **원시성난시**(Hyperopic Astigmatism) 그리고 전초선은 망막의 중심와 앞에 후초선은 중심와 뒤에 위치하는 **혼합난시**(Mixed Astigmatism)로 분류한다.

또, 양 초선 중 하나는 망막상에 결상되고, 다른 하나는 망막의 중심와 앞, 혹은 뒤에 결상되는 난시안을 **단난시**(Simple Astigmatism)라고 한다. 단난시는 전초선이 중심와 앞에 있는 **근시성단난시**(Simple Myopic Astigmatism)와 후초선이 중심와 뒤에 있는 **원시성단난시**(Simple Hiperopic Astigmatism)로 나눈다.

양 초선 모두가 망막의 중심와 앞, 혹은 뒤에 위치하는 난시안을 **복난시**(Compound Astigmatism)라고 한다. 양 초선이 모두 중심와 앞에 위치하는 복난시를 **근시성복난시**(Compound Myopic Astigmatism), 중심와 뒤에 위치하는 복난시를 **원시성복난시**(Com-pound Hyperopic Astigmatism)로 분류한다.

앞에서 설명한 혼합난시에서 최소착란원이 중심와보다 약간 앞에 있으면 '근시경향의 혼합난시', 중심와 뒤에 위치하면 '원시경향의 혼합난시' 그리고 안경사에게 중요한

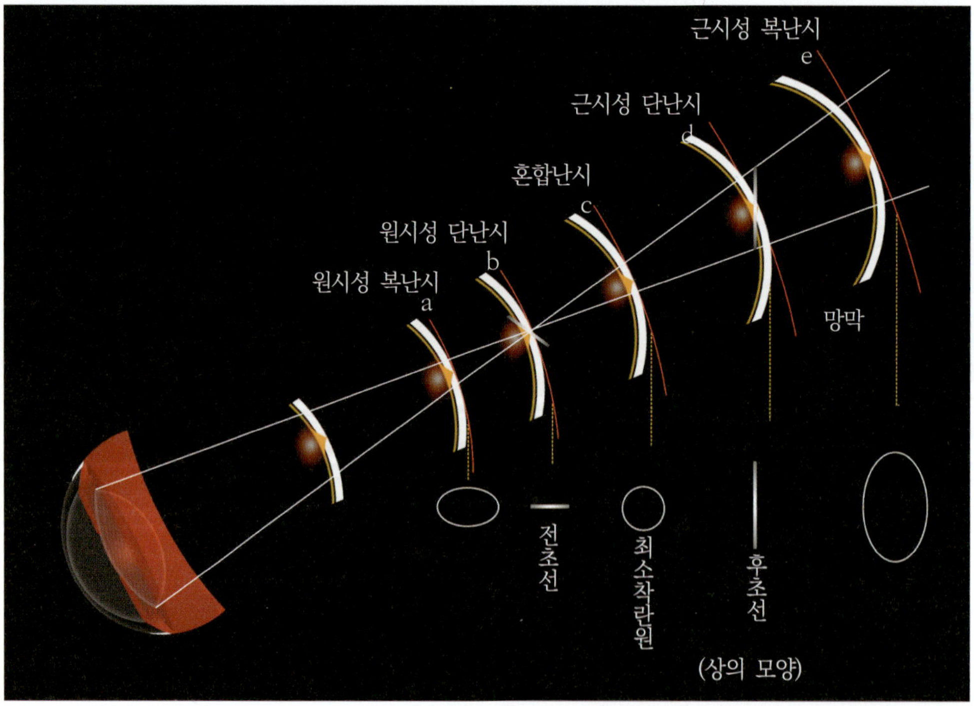


[그림 3-21] 망막과 초선의 상호위치변화에 따른 정난시의 종류

최소착란원이 중심와에 있는 **주경선균형상태의 혼합난시(Neutral Mixed Astigmatism)**가 있다. 대부분 원시성 난시는 조절을 개입시켜 주경선 균형상태의 혼합난시로 만들어 보게 된다.

## 06 근용안경처방서 '*Add*(　　)D'를 채워야 할 눈 – 노안

5 $m$ 이상 전방에 있는 물체에서 나온 광선이 우리 눈에 들어올 때는 평행광선속이 된다고 보아도 좋다. 그런데 약 59D의 강한 (+)굴절력을 지닌 정시의 눈에 가깝게 있는 물체를 보려고 할 때는 어떨까? 물체버젼스는 발산광선속이 될 것이고 따라서 물체버젼스는 (-)부호를 가지게 된다.

정시 눈으로부터 가까운 물체의 망막 상은 렌즈의 거리형 가우스(Gauss) 결상공식 $\frac{1}{s'} = \frac{1}{s} + \frac{1}{f'}$에서 물체거리 $s$가 짧으면 상거리 $s'$은 길어진다. 따라서 강한 (+)렌즈인 정시의 선명상은 망막에 후방에 위치하게 되고 망막의 중심와에는 흐린 착란원 상이 만들어져 눈의 굴절기능만으로는 선명하게 볼 수 없게 된다.

그러나 실제는 가까운 거리에 있는 물체도 먼 거리에 있는 물체와 다름없이 시선이 닿는 순간 선명하게 볼 수 있다. 이것은 눈의 **조절기능(Accommodation)**이 있기 때문이다. 카메라에서는 거리계로 렌즈와 필름 사이의 거리를 늘이거나 줄여서 피사체의 선명상과 필름의 위치를 일치시키는 것으로 조절기능을 대신한다. 그러나 눈에서는 렌즈로 역할하는 수정체 또는 각막을 이동시킬 수 없어 거리 조정이 불가능하다. 그 대신 수정체가 약 +19D의 기준 위치에서 +33D까지 약 14D 정도 범위내에서 굴절력을 올려 가까운 거리에 있는 물체의 선명상이 망막의 중심와에 위치하도록 한다. 이와 같이 눈의 굴절기능과 조절기능은 전혀 다른 것이다. 굴절기능은 수정체 조절력이 가해지지 않은 기준상태일 때, 즉 5 $m$ 전방을 보고 있어 평행광선속이 눈에 들어올 때 망막의 중심와에 선명상이 맺히는가, 아니면 흐린 착란원상이 맺히는가에 따라 정시와 비정시를 나눈 것이다. 이에 비해서 조절기능은 근거리를 볼 때 굴절력을 올려 선명하게 볼 수 있게 하는 기능이다.

그러니까 정시가 가까운 곳을 볼 때는 굴절기능과 함께 조절기능이 작용하게 된다.

버젼스형의 가우스 결상식을 이용하여 눈의 조절기능에 대해서 알아보자.

정시의 눈이 눈앞 무한대의 물체를 주시할 때 이 물체의 선명한 상은 망막의 중심와에 맺힌다. 그림 3-22에서와 같이 중심와에 맺힌 선명상 위치는 정시의 상측초점 F′과 일치한다.

버젼스형 가우스결상식 ‘S′ = S + D′’에서, 무한대에 있는 물체로부터 오는 광선속은 평행광선속으로 물체버젼스 S는 0D이므로 ‘S′ = 0 + D′’, 곧 S′ = D′가 되어 상버젼스의 크기 S′와 정시의 굴절력 D′는 같다. 굴스트란트(Gulls'trand)의 정식모형안 값으로는 정시의 굴절력이 약 59D이므로 먼 곳의 물체를 선명하게 보기 위해 망막의 중심와에 상점을 맺게 하는 상버젼스의 크기도 약 59D이어야 한다. 즉, 정시가 먼 곳을 선명하게 볼 때, 가우스 결상식에서 상버젼스 S′의 크기는 S′ = 0 + 59D이므로 S′ = 59D이다.

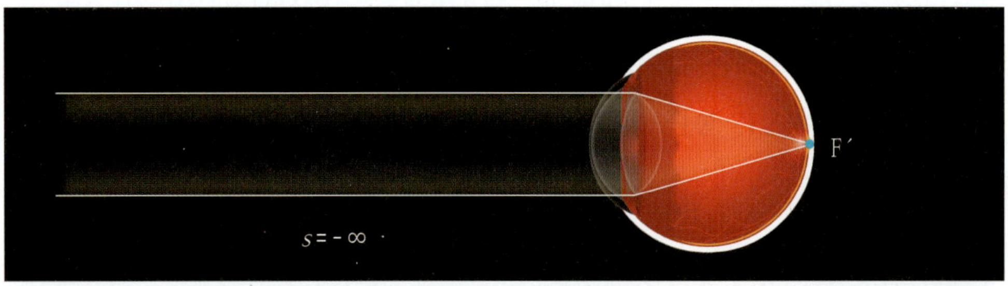


(1) 조절하지 않은 상태에서 먼 거리에 있는 물체는 망막상에 선명하게 결상한다.

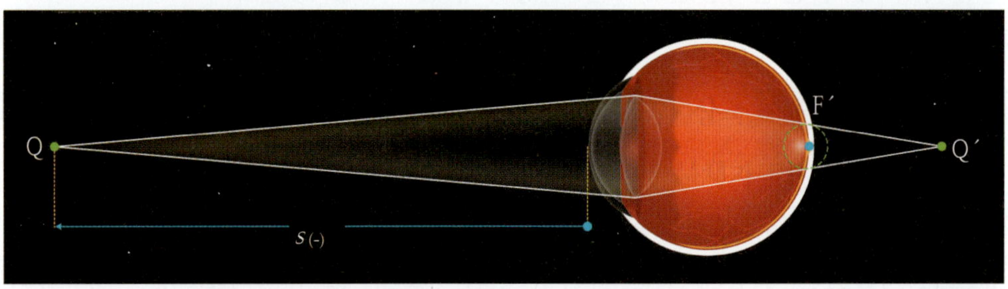


(2) 조절하지 않은 상태에서 가까운 거리 물체는 망막에 착란원상으로 흐리게 결상한다.

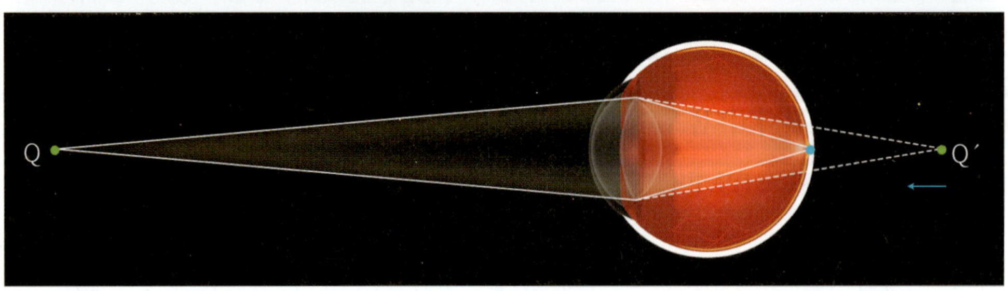


(3) 수정체의 조절작용으로 (2)의 가까운 물체는 망막상에 선명하게 결상한다.

[그림 3-22] 정시안의 조절작용

그런데 눈 앞 1 $m$에 있는 물체를 선명하게 보려면 이 가우스 결상식을 어떻게 정리하여야만 할까? 먼저 보려는 물체까지의 거리가 -1 $m$이므로 물체버젼스 S'는 -1D이다. 먼 곳을 볼 때 정시의 굴절력 59D를 이용해서 가우스 결상식을 적용시키면,

$$S' = S + D' = (-1) + 59 = 58(D)$$

곧, 망막에 상을 만드는 상버젼스의 크기는 먼 곳을 볼 때의 59D보다 1D 모자라는 58D가 되어 선명상까지의 상거리 $s'$는 정시 때보다 길어지고, 따라서 망막의 중심와에는 선명상이 아닌 착란원상이 맺혀 흐려 보이게 된다. 앞에서 설명한 것처럼 일반렌즈와는 다르게 우리 눈은 물체거리 $s$가 길고 짧음에 구애 받음이 없이 선명상을 맺을 곳은 항상 망막의 중심와이기 때문에 안광학계에 가우스 결상식을 적용시킬 때는 먼 곳을 보거나, 가까운 곳을 보거나 상버젼스 S'는 언제나 59D이어야 한다. 따라서 눈앞 1 $m$의 물체를 선명하게 볼 때의 가우스 결상식은 일반렌즈와 달리 59 = (-1) + D'가 되어야 하고 이 식을 만족시키려면 D' = 59 - (-1) = 60으로, 눈의 굴절력 D'가 정시 때의 59D보다 1D 더 큰 60D가 되어야 한다. 같은 설명으로 눈앞 50 $cm$의 물체를 선명하게 보려면 다시 눈의 굴절력을 2D 올려 61D가 되어야 하고, 눈앞 33.3 $cm$에 있는 신문의 글씨를 불편 없이 읽으려면 3D를 올려 62D로……. 이와 같이 주시점이 이동할 때마다 눈의 굴절력은 순간적으로 그리고 쉴 새 없이 주시점으로부터 오는 (-) 물체버젼스를 중화시킬 만큼씩 굴절력을 올려야 하는 것이다.

이와같이 가까운 곳을 선명하게 보려 할 때 눈의 굴절력을 올리는 기능이 **조절기능**(Accommodation)이다. 생리적으로 이 조절기능을 하는 곳은 어디일까? 핵심적인 조직은 수정체이고 모양체근, 모양소대가 이 기능을 돕는다. 즉, 가까운 곳을 볼 때는 눈 전체의 굴절력을 올려야 하는데 렌즈로 역할하는 각막과 수정체에서 수정체가 굴절력을 +19디옵터로부터 약 14디옵터의 범위 내에서 버젼스크기를 올린다. 굴절력을 올리려면 앞서 배운 면굴절력식 $D' = \frac{n' - n}{r}$에서 렌즈, 즉 수정체의 굴절률 $n'$을 변하게 할 수는 없고 그림 3-23에서 같이 곡률을 크게하지 않으면 안된다.

그림 3-23에서와 같이 수정체 자체는 탄력이 풍부한 상태로 모양체근에 연결되어 있는데 먼 곳에 있는 물체를 볼 때는 모양체근이 긴장하지 않은 상태여서 표준적인 힘으로 모든 모양소대를 당겨서 수정체 앞, 뒷구면의 곡률을 약한 상태로 유지시키고 있다가 가까운 물체를 볼 때는 그 자극 정도에 따라 모양체근이 긴장하게 되어 앞쪽으로 수축된다. 이렇게 되면 수정체에 매달린 모양소대가 느슨하여지면서 여유가 생기게 되

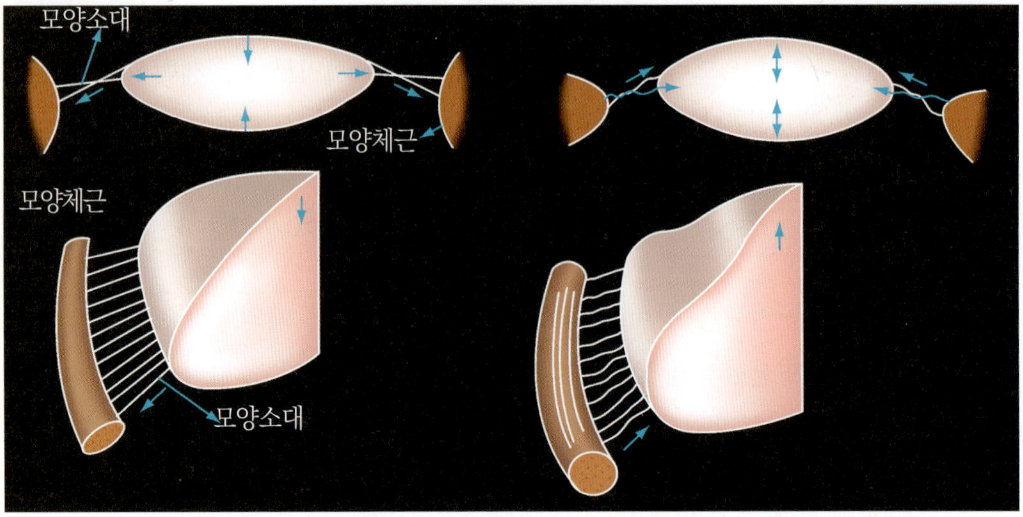


(1) 조절하지 않은 상태　　　　(2) 조절할 때

[그림 3-23] 수정체의 조절 메카니즘

고 이어서 수정체 스스로의 탄력성으로 부풀어 곡률이 세게되어 (+)굴절력이 증가되는 메카니즘이다.

## 07 똑같은 (+)렌즈를 사용해도 원시와 노안은 하늘과 땅만큼 다르다.

눈이 조절을 하지 않은 상태에서 망막의 중심와에 선명한 상을 맺는 외계 물점의 위치를 **원점**(Far Point)이라고 한다.

정시의 원점은 눈앞 무한거리에, 근시의 원점은 눈앞 유한한 거리에 그리고 원시의 원점은 눈뒤 유한거리에 있다. 눈에서 원점까지의 거리를 원점거리라고 하고 보통 $a$로 표기한다.

**근점**(Near Point)은 수정체가 최대로 조절했을 때 망막의 중심와에 선명상을 맺는 외계의 물점을 말한다. 눈에서 근점까지의 거리를 근점거리라고 하고 보통 $b$로 표기한다.

원점과 근점 사이의 선명하게 볼 수 있는 범위를 **명시역** 또는 **조절범위**(Range of Accommodation)라고 한다. 조절폭 또는 조절력이라고도 한다.

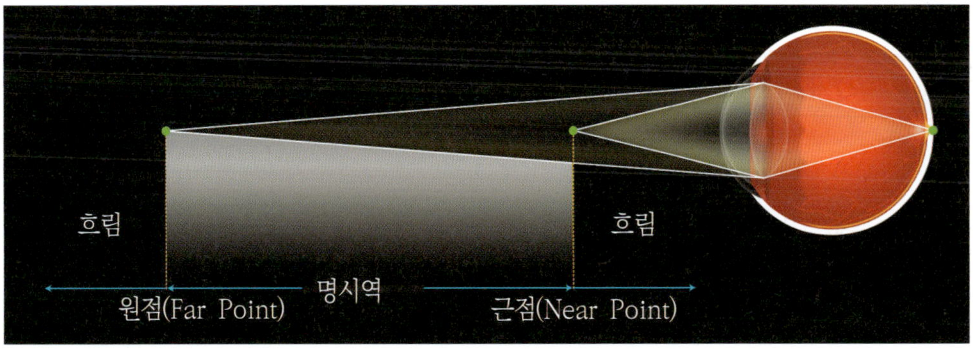


[그림 3-24] 조절력 혹은 명시역

원점거리 $a$의 버젼스크기 $\frac{1}{a}$ 을 A디옵터로 근점거리 $b$의 버젼스크기 $\frac{1}{b}$ 을 B디옵터로 두면 이 두 값의 차이가 **최대조절력**(Amplitude of Accommodation), Ac가 된다. 즉,

$$\text{최대조절력 : Ac디옵터} = \frac{1}{a} - \frac{1}{b} = A - B$$

가 된다. 원점거리버젼스 A디옵터와 근점거리버젼스 B디옵터를 각각 눈의 **원점굴절도**와 **근점굴절도**라고 한다. 개인차가 있기는 하지만 평균조절력은 대체로 나이에 따라 일정한 값을 가지게 된다. 그러나 위의 식에서 알 수 있듯이 같은 나이로 같은 최대조절력 Ac를 갖는다 해도 근점의 위치는 원점굴절도 A에 따라 변화하게 된다. 같은 나이에서 정시는 원점거리 $a$가 무한대이므로 Ac = B가 되어 최대조절력만큼 근점이 눈앞으로 오게 되고, 근시에서는 원점굴절도 A만큼 근점굴절도 B가 커야 정시와 같은 최대조절력 Ac를 가지게 되므로 근점거리가 줄어들어 근점이 정시보다 눈에 가깝게 있게 된다. 같은 설명으로 원시의 근점은 정시보다 멀어지게 된다.

최대조절력 측정은 원점과 근점을 측정하여 위 공식에 대입하면 되는데 허물점으로 원점이 눈 뒤에 있는 원시는 원점거리 $a$를 잴 수 없으므로 볼록렌즈로 굴절이상치를 교정하여 정시로 된 상태에서 정시와 같은 방법으로 근점거리만을 측정, 근점굴절도를 계산하고 여기에 교정한 볼록렌즈의 굴절력값을 합하여 최대조절력 Ac를 구한다.

나이가 많아지면 수정체의 탄력성이 줄어 최대조절력이 차차 줄어 근점이 멀어지게 되고 그 결과 독서 등의 근거리 작업에서 글씨 등을 선명하게 볼 수 없는 불편이 생긴다.

[표 3-3] 나이에 따른 최대 조절력

| 발표자<br>나이 | Inshihara<br>(1916) | Fukuda<br>(1961) | Donders<br>(1864) | Clarke<br>(1916) | Duane<br>(1922) | 평균치 | 근점거리 |
|---|---|---|---|---|---|---|---|
| 세 | 石原 | 福田 | | | | | *cm* |
| 10 | 12 | | 14 | 13.5 | 13.4 | 13.2 | 7.6 |
| 15 | 10 | 9.7 | 12 | 12 | 12.3 | 11.2 | 8.9 |
| 20 | 8.5 | 9.0 | 10 | 10.5 | 11.1 | 9.8 | 10.2 |
| 25 | 7.5 | 7.6 | 8.5 | 9 | 9.9 | 8.5 | 11.8 |
| 30 | 7 | 6.3 | 7.0 | 7.5 | 8.7 | 7.3 | 13.7 |
| 35 | 6 | 5.3 | 5.5 | 6.5 | 7.3 | 6.1 | 16.4 |
| **40** | **4.5** | **4.4** | **4.5** | **5.5** | **5.8** | **4.9** | **20.4** |
| **45** | **2.5** | **3.1** | **3.5** | **4.3** | **3.6** | **3.4** | **29.4** |
| 50 | 1.5 | 2.2 | 2.5 | 3.3 | 1.9 | 2.3 | 43.8 |
| 55 | 1 | 1.5 | 1.75 | 2.5 | 1.3 | 1.6 | 62.5 |
| 60 | 0.5 | 1.35 | 1.0 | 1.8 | 1.2 | 1.2 | 83.3 |
| 65 | 0.25 | 1.3 | 0.5 | | 1.0 | 0.7 | 142.9 |
| 70 | 0 | | 0.25 | | 0.75 | 0.25 | 400.0 |

(고딕체로 한 부분은 근용안경을 필요로 하는 나이)

이런 상태를 노안(Presbyopia)이 되었다고 한다. 주의할 것은 단지 근거리작업이 곤란하다는 이유만으로는 노안이라고 말할 수 없다는 점이다.

예를 들어 정시안으로 50세의 사람의 최대조절력이 3.00D라면 근점이 눈앞 33 *cm*에 있어 33 *cm* 근거리 독서에 불편을 느끼지 않는다.

최대조절력 Ac가 위 정시와 같이 3.00D이고 S+3.00D의 교정굴절력을 쓸 원시의 근점은 눈앞 무한대에 있어서 33 *cm* 근거리의 글자는 흐리게 보인다.

이와 같은 현상 때문에 근시안은 '노안이 늦게 온다' 또는 '갑자기 눈이 좋아졌다'든가, 원시안은 '젊을 때 좋았던 눈이 갑자기 나빠졌다' 또는 '노안이 빨리 온다' 등의 노안과 원시를 혼동하는 오해를 하게 된다. 따라서 비정시를 교정하여 정시로 된 상태에서 근거리작업이 곤란한가 아닌가로 '노안(Presbyopia)인지 아닌지'를 가름하여야 한다.

눈앞 33 *cm*에 있는 작은 글자를 선명하게 보려면 최소한 독서거리버젼스 3D의 최대조절력이 있어야 한다. 평균적으로 표 3-3에서와 같이 3D가 남는 나이는 45세이다. 그런데 가지고 있는 모든 조절력을 계속 사용하여 독서하면 눈이 피로하므로 최대조절력의 $\frac{1}{2}$ 또는 $\frac{1}{3}$ 을 남겨 놓은 나머지 조절력으로 독서 등 근거리 시작업을 하여야 한다. 따라서 실제 노안경이 최초로 필요하게 되는 나이는 40 ~ 45세 정도가 된다.

근거리를 선명하게 보려면 정시로 교정된 렌즈의 굴절력에 부족한 조절력만큼의 디옵터 값을 더하여 만든 안경을 쓰면 된다. 이 안경이 속칭 돋보기안경으로 불리는 **근용안경**, 즉 노안경이다. 근용안경처방을 하기 위하여 정시 또는 비정시를 정시로 교정한 원용안경렌즈의 구면굴절력에 더하는 굴절력값을 근용안경의 **가입도**(Addition)라고 하고 처방서에는 기호 Add로 표기한다.

근용안경처방검사는 근점과 원점을 측정하여 부족한 조절력을 계산하게 되는데 위에서 설명한 것처럼 모든 눈을 정시로 교정한 다음 최대조절력을 측정하여 근용안경처방을 위한 **가입도**(Add) 검사를 하게 된다.

심한 근시인 사람의 근용안경을 제외하고는 대부분의 근용안경은 (+)굴절력을 가진 볼록메니스커스 렌즈이다. 일반인들이 원시를 단순하게 글자의 뜻 풀이로 먼 곳은 잘 보이고 가까운 곳이 잘 안보이는 눈으로 알고 있는데다 원시와 노안 모두 (+)렌즈로 교정 및 보정하는 관계로 원시와 노안을 혼동하고 있다. 거듭 말하거니와 **원시**(Hyperopia)는 비정시로 원용안경처방으로 정시로 교정되는 눈이며 **노안**(Presbyopia)은 조절력이 부족한 눈으로 근용안경처방으로 가까운 곳의 글자를 잘 보게 되는 눈이다. 원시와 노안을 혼동하는 또 하나의 이유는 같은 비정시이면서도 근시는 먼 곳이 잘 안 보이는 자각증상이 뚜렷한 반면 대부분의 원시는 먼 곳이 선명하게 보이며 대표적인 증상인 눈의 피로도 뚜렷하고 확실하지가 않은 점이다. 원시의 종류를 알아보면 이 사실을 이해하기 쉽다. 풍부한 조절력으로 먼 곳은 물론 가까운 곳까지 나안으로 선명하게 볼 수 있는 원시를 **수의성원시**(Faucultative Hyperopia)라고 한다. 수의성원시보다 조절력이 조금 모자라 나안으로 먼 곳은 선명하게 보이나 가까운 곳은 잘 보이지 않는 원시를 **상대원시**(Relative Hyperopia)라고 한다. 조절력이 아주 모자라 먼 곳도 가까운 곳도 나안으로는 잘 보이지 않는 원시를 **절대원시**(Absolute Hyperopia)라고 한다. 전통적으로 의학계에서는 위와 같이 원시를 분류하기보다는 다음과 같이 한다. 검사시에 조절력의 개입을 막으려고 측정한 '조절마비하 굴절검사(Cycloplegic Refraction)'에서 측정된 원시교정량을 **전원시[량]**(Total Hyperopia) 또는 **총원시**라고 하고, 생리적 긴장성조절력만을 사용하게 하여 측정하는 **운무법**(Fogging Method) 검사값, 즉 현성굴절검사(Menifest Refraction)로 알아낸 원시교정량을 **현성원시[량]**(Menifest Hyperopia)이라고 하며, 전원시량에서 현성원시량을 뺀 값을 **잠복성원시[량]**(Latent Hyperopia)라고 한다. 시력 1.0을 얻을 수 있는 가장 약한 (+)굴절력을 **절대성원시[량]**으로 분류하고 현성원시[량]에서 이 절대원시량을 뺀 값을 허용성 또는 **수의성원시[량]**

으로 하고 있으나 이는 한 사람의 원시종류의 분포를 나타내는 분류이다. 따라서 여러 원시를 최대조절력량으로 분류하는 앞의 방법이 보다 유용하다. 조절력이 풍부한 젊은 이들의 원시 가운데는 거의 대부분이 수의성원시이다. 이 수의성원시가 정시로 오인되며 또 노안과 원시라는 용어의 구별을 어렵게 하는 것이다.

## 08 오른쪽, 왼쪽 두 눈의 상으로 물체를 하나로 보고 있다.

망막상을 맺는 시야 내의 모든 물체는 주시물체를 중심으로 서로 간에 위, 아래와 좌, 우 등의 위치 관계가 있고 한 물체에서도 크기와 너비 그리고 높이 등을 가진 3차원 공간을 이루고 있다. 그러나 이들을 받아들이는 수용기인 **한쪽 눈**의 망막은 구면 상태로 평평한 2차원의 상태로 되어 있다. 뿐만 아니라 광학적 이유로 실제 위치와 정반대의 도립상을 맺는다. 그럼에도 불구하고 실제의 시생활에서는 정확하게 시야 내의 물체들의 상대적 위치를 파악할 뿐 아니라 입체감, 원근감, 너비와 크기 등의 공간감각을 가지고 있다. 우리 눈이 실생활에서 공간지각을 하는 것은 **오른쪽과 왼쪽 두 눈**을 사용하기 때문이다. 두 눈을 동시에 사용하는 것을 **양안시(Binocular Vision)**이라고 한다.

좌, 우안의 망막에 만들어진 시야 내 물체의 두 개 상을 하나의 상으로 합쳐보는 기능을 **양안단일시(Single Binocular Vision)**라고 한다.

안경을 필요로 하는 사람이 일상생활을 영위하는데 최종적인 시각의 종합적 판단은 양안시에 의존하게 되므로 안경, 콘택트렌즈의 처치에 있어서도 언제나 양안시기능을 염두에 두고 임해야 한다. 오른쪽 눈과 왼쪽 눈을 따로 검사하고 또 단안시력들을 측정하는 것은 양안시를 위한 참고적 사항일 뿐이다. 따라서 안경처방검사를 하는데 양안시기능을 저해하는 결과가 나와서는 안 된다. 특히 조제 및 가공에서 이 기능이 저해받는 것을 피해야 한다. 안경처방검사를 하고 그에 따라 조제가공하는 목적은 양안시기능이 원활하도록 돕는 것이다. 생리적으로 우리 눈은 하나의 물체가 양안단일시가 안 되어 좌안의 상과 우안의 상이 겹쳐 보이는 **복시(Diplopia)**를 가장 싫어한다.

오른쪽 눈과 왼쪽 눈의 2개 망막상을 하나로 합치시켜 보이도록 하는 양안시기능의 핵심은 **융합기능(Fusion)**이다. **융합**에 의한 **양안단일선명시(Single & Clear Binocular vision)**가 **양안시(Binocular Vision)**의 **요체**라고 할 수 있다. 눈의 융합기능이 저해되어 복시를 일으키면 상의 자극이 약한 쪽의 망막상은 억제(Suppression)되어 인상이 강한 쪽의 상만 남게 된다. 만약에 양안의 상자극이 동일한 강도가 되면 오른쪽과 왼쪽 눈의 상이 교대로 인식된다. 이를 **시야투쟁**(Rivalry of Visual Field)이라고 한다.

양안시의 최고단계, 곧 양안시의 당위성은 외계 물체들의 원근감을 느끼고 이 원근감을 기초로 하여 입체감을 느끼는 **입체시**(Stereopsis)에 있다.

양안시의 단계는 먼저 오른쪽과 왼쪽 눈의 조준선을 보고자 하는 주시물체로 동시에 향하게 하여 좌우 두 눈의 망막중심와에 상을 만들고 여기에서 뇌로 전달된 상의 신호가 오른쪽과 왼쪽 각각 교대로 수용하는 것이 아니라 동시에 인식하게 된다. 이 단계를 **양안동시시**(Binocular Simultaneous Perception)라고 한다. 이 기능이 없으면 한쪽 눈이 특정물체를 주시하고 있을 때 다른 한쪽의 눈은 억제된다.

좌우의 눈을 같이 움직여 같은 물점을 주시한 다음 단계의 기능은 좌우망막의 중심와 또는 주변부에 맺힌 같은 물체의 상을 하나의 상으로 볼 수 있게 하는 융합(Fusion)

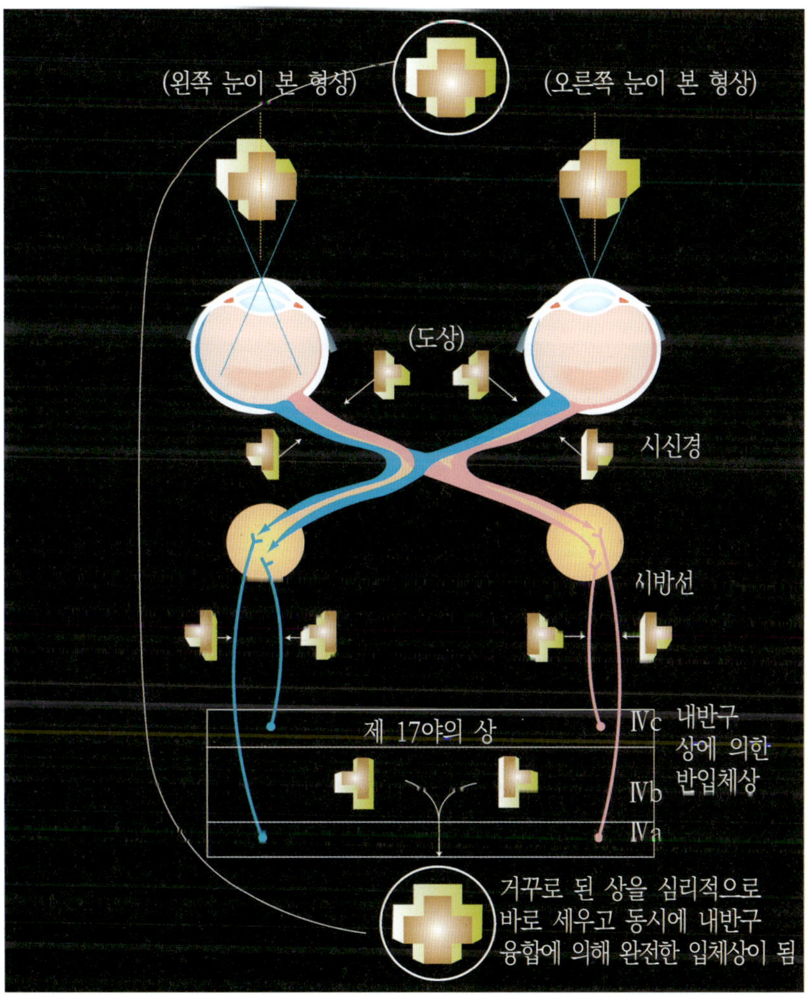


[그림 3-25] 입체시 메커니즘 상상도(Adler의 안생리학에서)

기능이다. 양안동시시는 하고 있는데 하나로 합쳐 보이는 융합기능이 없으면 좌우 눈이 보는 물체 위치가 서로 다르게 되어 2개의 상으로 보이는 **복시(Diplopia)** 현상이 생긴다.

시야 내의 주시점의 상은 중심와에 맺히게 되는데 이것을 **중심주시(Central Fixation)** 라고 하고 단지 주시(Fixation)라고 부르기도 한다. 좌우 시선이 교차하여 닿은 양안주시점의 상은 좌우의 망막 중심와에 맺고, 주시점 주위의 물체들은 좌우 망막의 주변부에 기하학적으로 대응하는 위치에 각각 상을 맺게 된다. 좌우 망막의 대응되는 위치에 상을 맺어야 좌우 2개 상이 자연스럽게 하나로 융합되어 보이게 된다.

양안의 중심주시와 양안의 망막대응점에 상이 맺히는 정상대응을 기본원칙으로 하고 아주 작은 범위 내에서 비대응점 결상이 양안시의 고급기능인 **입체시(立體視, Stereopsis)** 또는 공간각(空間覺)을 일으킨다. 이 메카니즘으로 외계에 있는 물체의 원근감, 거리감, 입체감을 느낄 수 있게 된다.

공간감각은 오랫동안 외계의 물체 배치의 훈련경험으로 단안으로도 판단할 수 있다. 그러나 이 훈련과 경험 요소가 빠진 순수한 시각만 가지고는 단안으로 공간감각을 얻을 수 없고 순수시각에 의한 정교한 원근 구별이 불가능하다.

입체감을 느낄 수 있는 제 2차적인 요인은 오른쪽과 왼쪽 눈의 동공중심간거리, P.D.이다. 동공거리가 있어 같은 물체를 향하는 오른쪽과 왼쪽 눈의 조준선에 시차가

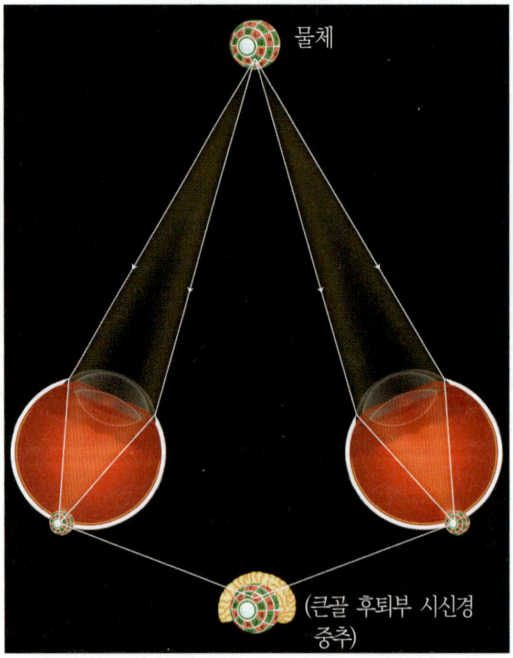


[그림 3-26] 양안동시 동일시(양안단일시, 융합)

생기게 되고 이 차이가 융합할 수 있는 비대응점결상과 좌우 망막상의 모양의 미소한 차로 입체감을 얻게 된다. 다시 말하면 입체적 물체를 오른쪽과 왼쪽 눈으로 따로 보면 양안시차 때문에 물체는 서로 다른 형태로 보이며, 좌우 상위치는 미소하게 차이가 나면서 서로 다른 위치에 생기는 오른쪽과 왼쪽의 상이 융합되어지면 입체감으로 나타난다. 그러나 양안시차가 어느 일정범위를 넘게 되면 복시가 된다. 양안시는 매우 복잡한 감각기능과 운동기능이 관련되어 있다. 자세한 것은 안경광학(Optomery)에서 다룬다.

## 09 P.D.와 Oh, 부등시, 부등상시는 양안시에 관련된 용어다.

양안시 최고단계인 입체시를 가능하게 하는 양안시차는 P.D., 즉 좌우 두 눈 사이의 거리, 정확하게는 좌우 안구회전점 간의 거리가 만드는 것이다. 이를 실측하기는 불가능하여 차선책으로 그림 3-27에서와 같이 두 눈이 먼 곳의 물점을 보는 상태에서, 즉 거의 좌우 시선이 평행하게 되었을 때 좌우 동공중심간거리(P.D. Inter Pupillary Distance)를 잰 값으로 대신 한다. 일반적으로 20세 전후의 동양인 남자의 평균 좌우 동공중심간 거리는 62 *mm*, 여자는 60 *mm*이다.

좌우 동공중심간거리를 안경광학에서 **양안 P.D.**라고 한다. 얼굴의 정면 정중선에서 좌, 우 동공까지 거리는 좌안 또는 우안의 **단안 P.D.**라고 한다.

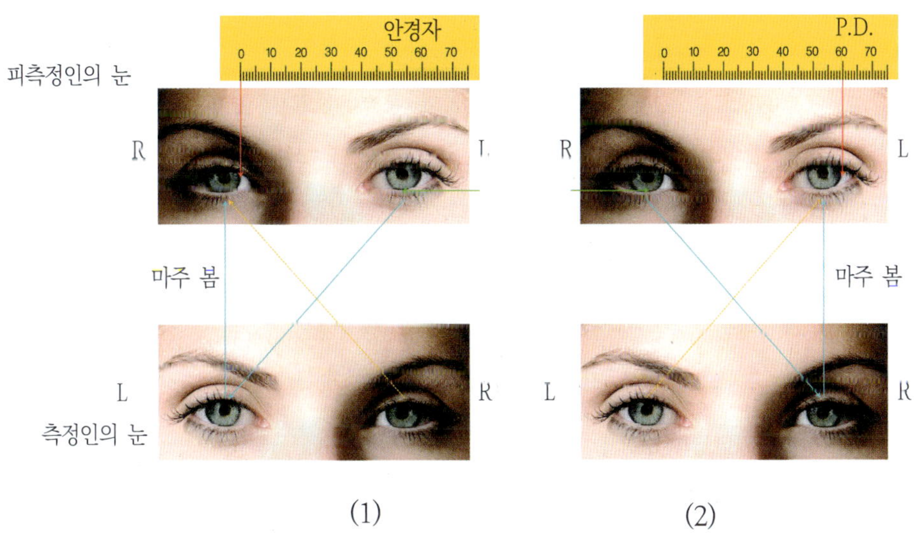


[그림 3-27] 안경자에 의한 기준 P.D. 측정

오른쪽과 왼쪽, 두 눈의 교정굴절력이 다른 양안을 **굴절부등시**(Anisometropia)라고 한다. 일반적으로 오른쪽과 왼쪽 눈이 똑같은 정도로 굴절이상을 가지는 경우는 극히 적다. 약간의 굴절이상의 차를 갖는 양안을 '생리적 굴절부등시'라고 한다.

일반적으로 굴절부등시라함은 두 눈의 교정굴절력이 2.00디옵터(D) 이상의 차가 나는 눈을 말한다.

굴절부등시가 있으면 양안시에서 다음과 같은 문제가 생긴다.

첫째, 교정안경 **안경배율**(Spectacle Magnification)이 다르기 때문에 양안의 망막에 맺힌 같은 물체의 상의 크기가 달라 융합하는데 힘이 들고 심하면 겹치는 복시가 생긴다.

둘째, 교정 안경렌즈의 굴절력의 차이가 있어 안경을 쓰고 양안의 시선을 좌우 상하로 움직였을 때 좌우 렌즈 주변부의 시점에서 프리즘 크기의 차로 인하여 좌우 눈의 회전각이 다른 광학적 **부등사위**(Anisophoira)가 생긴다.

일반적으로 어느 정도 적은 범위에서는 좌우 망막상의 크기가 달라도 융합이 된다. 또, 회전각의 차이로 생기는 부등사위 문제는 우리 눈이 가진 **운동성융합력**으로 보정된다. 그러나 두 눈의 교정굴절력이 2D 이상의 차이가 나면 융합력의 한계를 벗어나게 되어 안정피로를 시작으로 하여 복시 등을 유발할 수 있다.

두 눈의 망막상의 크기가 서로 다른 눈을 **부등상시**(Aniseikonia)라고 한다. 양안시가 곤란하게 되는 부등상시의 원인으로는

첫째, 위에서 설명한 안경렌즈로 완전히 교정한 굴절부등시에서 좌우 렌즈의 배율의

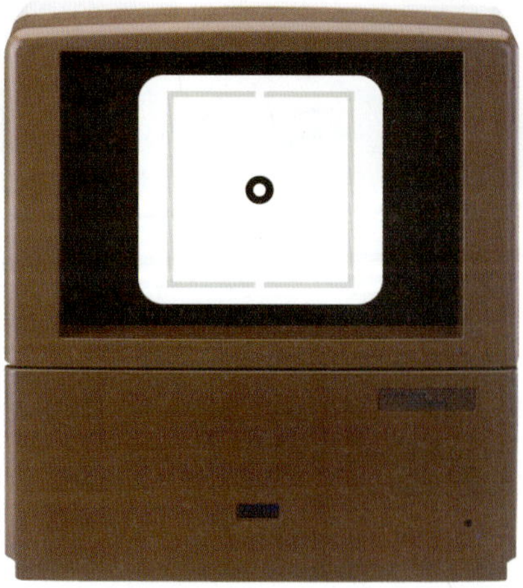

[그림 3-28] 부등상시 검사용 쌍 ㄷ자 편광시표

차 때문에 생기는 안광학적 원인과

둘째, 좌우 눈의 망막의 구조가 서로 달라서 일어나는 생리적인 원인 등이 있다. 안광학적인 경우는 두 눈의 망막상의 크기의 차이가 5%까지는 양안시가 가능하고 6% 이상이 되면 양안시가 어렵게 된다. 부등상시 측정은 편광시표와 편광검사렌즈를 이용한 **폴라테스트(Pola Test)**를 주로 이용한다.

부등상시는 일반 안경렌즈로는 보정할 수 없으며 안경렌즈의 두께를 크게하여 안경배율을 크게 한 **사이즈렌즈(Size Lens)**로 어느 정도 바로 잡을 수 있으나 그렇게 실용적이지 못하다. 광학적 원인으로 오는 부등상시는 콘택트렌즈(Contact Lens)로 처치하면 결과가 좋을 경우가 많다.

## 10 양안단일시의 요체가 되는 두 종류의 융합

좌우 눈의 망막상이 하나로 겹쳐서 단일시를 할 수 있는 핵심기능을 융합이라고 했는데 융합에는 다음 두 가지가 있다.

그 첫째가 좌우 망막대응점에 주시물체의 상이 맺히면 이 두 개의 망막상은 자연스럽게 하나로 합쳐보여지는 **감각성융합(Sensory Fusion)**이고, 그 둘째는 감각성융합을 가능하게 하기 위해 비대응점에 결상된 것을 망막대응점으로 위치하도록 움직이는 안구운동인 **운동성융합(Fusional Movement)**이다.

좌우 두 눈의 중심와는 대표적인 망막대응점이다. 그리고 중심와로부터 방향과 거리가 같은 좌우 망막상의 점 위치가 시야내 주변부 물체들의 대응점이 된다. 정상상태에서 주시물체 및 주변물체로 부터 온 빛에너지가 각각 좌우 두 눈의 대응점에 상을 만들어 자극하면 자연스럽게 하나로 보여지는 감각성융합이 일어난다.

그러나 실제로는 양안의 대응점으로부터 어느 정도 벗어난 비대응점에서도 감각성융합은 가능하다. 또, 대응하는 물체 형태의 자극이 비슷할 때에도 융합은 일어난다. 두 눈의 망막상이 대응점으로부터 많이 벗어나면 운동성융합이 일어난다. 좌우 두 눈으로 보는 물체의 상이 좌우 망막의 중심와에 결상을 하지 않고 비대응점에 상을 만들게 되면 시야에서는 두 개로 보이는 복시현상이 나타나게 된다. 이 복시현상이 나타나지 않게 중심와로부터 벗어난 방향의 반대 방향으로 운동성융합, 즉 안구운동이

[표 3-4] 운동성융합량

| 발표자 | 검사거리 | 폭주방향 | | 개산방향 | | 수직방향 | 비고 |
|---|---|---|---|---|---|---|---|
| | | *종말점 | *회복점 | 종말점 | 회복점 | | |
| Parks | 6 m | 15 △ | 12 △ | 8 △ | 6 △ | 3~6 △ | *비교융합량 |
| | 1/3 m | 20~25 △ | 18~22 △ | 12 △ | 9 △ | | |
| Costen Bader | 6 m | 15 △ | 12 △ | 12~14 △ | 8~10 △ | | 소아의 비교융합량 |
| | 1/3 m | 28 △ | 22~25 △ | 12 △ | 9 △ | | |
| Duke Elder | | 25~30 △ | | | | | *절대융합량 |
| Lancaster | | 25~50 △ | 종말점에서 2~4 △ | | | | |
| 白井 | | 12.38° | | 2.93° | | | 정상 성인 |
| 白上 | 5 m | 20~30 △ | | 5~8 △ | | 3~4 △ | 비교융합량 |
| | 1/3 m | 30 △이상 | | 15~20 △ | | | |

(△: 프리즘 디옵터)

* **절대융합량**: 주시점을 점광원으로 하여 시력의 좋고 나쁨에는 관계없이 양안 중심주시를 하는 융합량
* **비교융합량**: 주시점이 작은 글자로 되어 있어 좋은 시력으로 양안 중심와주시를 하는 융합량
* **종말점**: 융합이 더 이상 되지 않는 양, 곧 중심주시의 한계점
* **회복점**: 종말점에서 다시 반대방향으로 융합이 회복되어 양안단일시가 회복되는 점

일어난다. 운동성융합으로 두 상이 정확하게 좌우 두 눈의 망막중심와에 상을 맺게 되면 감각성융합이 일어나 양안단일시가 된다. 운동성융합이 일어나지 않거나 충분하지 못하면 좌우 두 눈은 주시물체가 서로 다른 방향에 있는 것으로 보이게 되어 **복시(Diplopia)**가 일어난다. 건강한 사람의 운동성융합량을 표 3-4에 실었다.

양안시기능의 최고단계는 입체시이므로 양안시 장애가 오면 입체시 기능이 저하된다. 양안시 기능이 제대로 발휘되려면

첫째로 좌우 두 눈의 조준선이 동시에 정확히 목표하는 주시물체로 향하여야 하고,
둘째로 좌우 두 눈의 시력이 큰 차이가 없어야 하며
마지막으로 두 눈의 망막에 맺힌 목표 물체의 상의 크기와 형태가 거의 같을 것 등이다.

처음부터 두 눈의 조준선이 정확히 목표물체로 향하지 않는데다 또 이를 교정할 운동성융합이 기능하지 않으면 양안시가 불가능한 속칭 사팔눈이라고 하는 **사시(Heterotropia)**가 된다. 양안단일시가 되지 않으면 복시가 나타나는데 시기생리상 가장 좋지 못한 복시현상을 피하려 한 쪽 눈이 **억제(Supression)**되고 시간이 지나면 사시안으로 굳어져 단안시를 하게 된다.

양안 교정시력의 차가 많으면 이 경우도 양안시가 어렵게 되어 단안시로 이행된다. 한쪽 눈이 원시이고 다른 쪽이 근시이면서도 교정하지 않고 생활하게 되면 먼거리와 가까운 거리를 볼 때 각각 근시의 눈과 원시의 눈을 서로 교대로 사용하는 '교대성사시'가 되기 쉽다.

**굴절부등시(Anisometropia)**에서 좌우 두 눈의 교정굴절력 차이가 일정 범위 내에 있으면 융합이 되어 양안시가 되는데 그 범위는 개인적으로 달라서 정확한 평균치는 없다. 다만 관례적으로 2D 이상의 차가 나면 곤란하다고 알려져 있다.

## 11 좌우시선, 즉 조준선의 정렬

양안시를 하기 위한 시작은 주시물체를 향한 두 조준선의 움직임으로부터 시작한다. 두 조준선이 움직이려면 안구가 회전운동을 하여야 한다.

안구의 회전운동은 안구 내의 한 점, 즉 **안구회전점(Center of Rotation)**을 중심축으로 행하여진다. 이 운동은 여섯 개 **외안근(Extraocular Muscle)**에 의한 기계적, 물리적인 운동으로 신경지배를 받는 외안근의 수축과 이완으로 가능하다. 외안근의 운동을 지배하는 신경은 **상직근**, **하직근**, **내직근** 그리고 **하사근**을 지배하는 **동안신경**, **상사근**을 지배하는 **활차신경** 그리고 **외직근**을 지배하는 **외전신경**이다.

그림 3-29에서와 같이 눈이 직전방을 응시한 위치에서 안구회전점을 포함하는 안축에 대하여 수직인 평면은 거의 안구의 중심면, 즉 적도면과 일치한다. 그림에서 Z축을

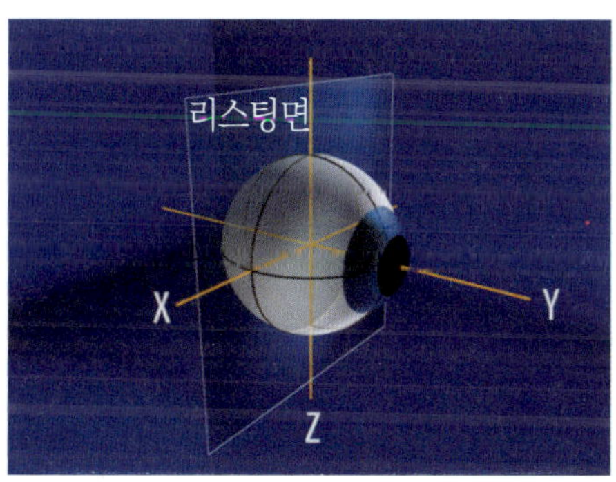


[그림 3-29] 리스팅(Listing)면과 휘크(Fick)의 좌표계

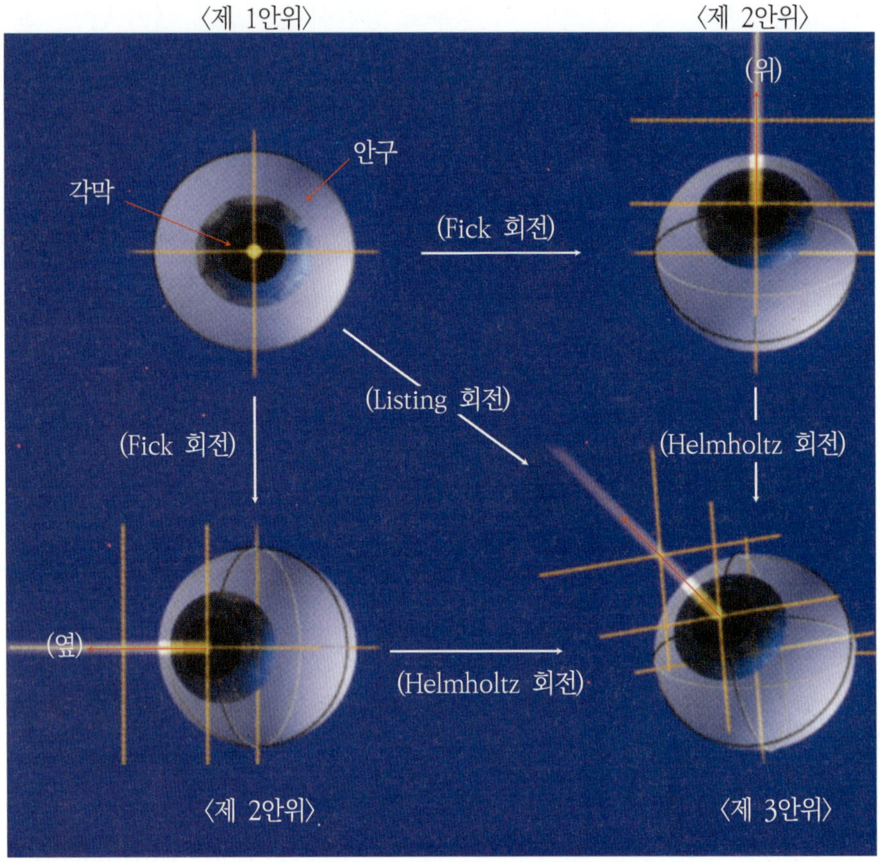


[그림 3-30] 안위종류와 안위의 변환

포함한 면을 '리스팅(Listing)면'이라고 한다.

'리스팅(Listing)면'을 중심으로 회전점을 지나는 안축 전후면의 Y축과 좌우면의 X축을 상정하면 안구의 회전점을 중심으로 하나의 직각 공간좌표계를 생각할 수 있다. 이 안구좌표계를 '휘크(Fick)좌표계'라고 한다.

얼굴을 정면수직으로 세우고 좌우 두 눈의 조준선을 똑바로 전방으로 위치시켰을 때 양조준선은 거의 평행하게 된다. 이때의 두 눈 위치를 '제 1안위(Primary Eye Position)'라고 한다.

안구는 휘크(Fick) 좌표계의 X, Y, Z축을 중심으로 회전운동을 하게 되는데 주로 X축과 Z축을 따라 운동하는 안구는 위와 아래로 그리고 귀방향과 코방향으로 움직이게 된다. 좌우 두 눈의 안구가 위로 또는 아래로 그리고 귀방향 또는 코방향으로 향하고 있는 상태를 '제 2안위(Secondary Eye Position)'라고 한다.

제 1안위를 기준으로 좌상방, 우하방 등 두 눈이 사방향으로 비스듬히 위치할 때를 제 3안위(Tertiary Eye Position)라고 한다. 제 3안위로 이동하려면 먼저 제 1안위에서 수평으로 제 2안위로 옮긴 뒤, 수직으로 이동하는 '휘크(Fick) 회전'을 하든지 아니면 수직으로 움직여 제 2안위로 가서 수평으로 이동하는 '헬름 홀츠(Helmholtz) 회전'을 하든지, 또는 제 1안위에서 곧바로 제 3안위로 이동하는 '리스팅(Listing) 회전'으로 갈 수 있다.

안구운동은 **단안구운동**(Duction, Monocular Movement)과 **양안구운동**(Binocular Move-ment)이 있다. 양안구운동은 다시 좌우 두 눈이 같은 방향으로 움직이는 **동향운동**(Ver-sion, Conjugate Movement)과 서로 반대방향으로 움직이는 **이향운동**(Vergence, Dis-junctive Movement)이 있는데 양안단일시의 핵심기능인 **운동성융합**은 이향운동이다.

제 1안위에서 각 외안근이 수축하여 일어나는 단안구운동의 방향과 작용근은 표 3-5와 그림 3-31에서와 같다.

[표 3-5] 제 1안위에서 각 외안근의 작용

| 외안근 | 주된작용 | 보조적작용 |
|---|---|---|
| 외식근 | 외진 | |
| 내직근 | 내전 | |
| 상직근 | 상전 | 내전과 내방회전 |
| 하직근 | 하전 | 내전과 외방회전 |
| 상사근 | 내방회전 | 하전과 외전 |
| 하사근 | 외방회전 | 상전과 외전 |

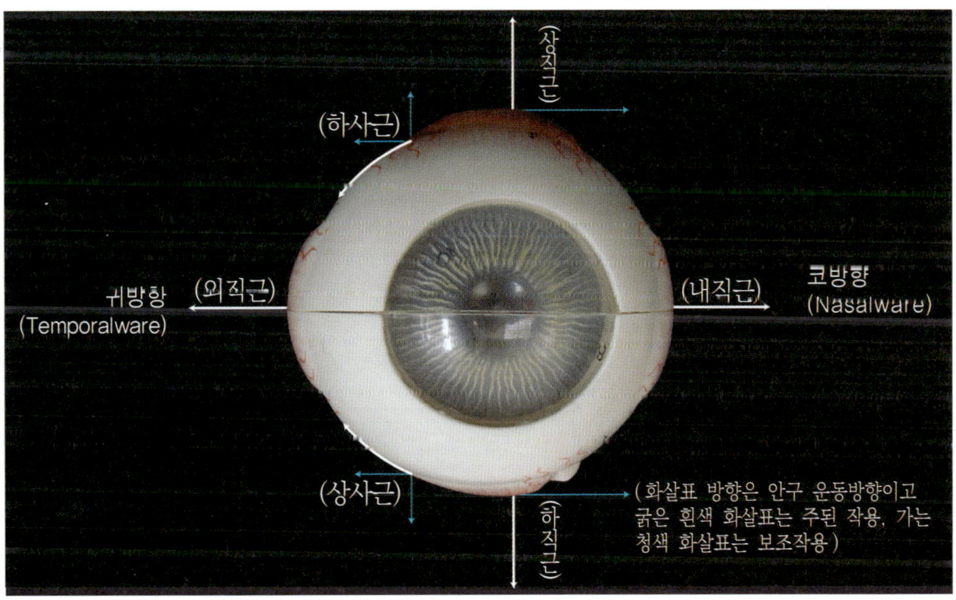


[그림 3-31] 단안구운동방향과 작용하는 외안근(오른쪽 눈을 정면에서 봄)

## 12 양안구운동에는 동향운동과 이향운동이 있다.

두 눈이 함께 움직여 한 물체를 주시할 때, 두 눈의 조준선이 평행하게 같은 방향으로 움직이는 양안구운동이 **동향운동(Version, Conjugate Movement)**이다.

동향운동에서 짝이 되어 기여하는 좌우 안구의 외안근을 협력근이라고 한다. 예를 들면 두 눈의 조준선을 좌우로 움직이려면 오른쪽 눈의 외직근과 왼쪽 눈의 내직근이 짝을 이루어 협력근으로 작용한다. 단안에서는 운동방향에 따라 한쪽이 수축하면 다른 한쪽은 이완하면서 양안협력근의 수축, 이완으로 두 눈이 마치 한 눈과 같이 일체가 되어 움직인다. 그림 3-32에 운동방향과 그 협력근을 실었다.

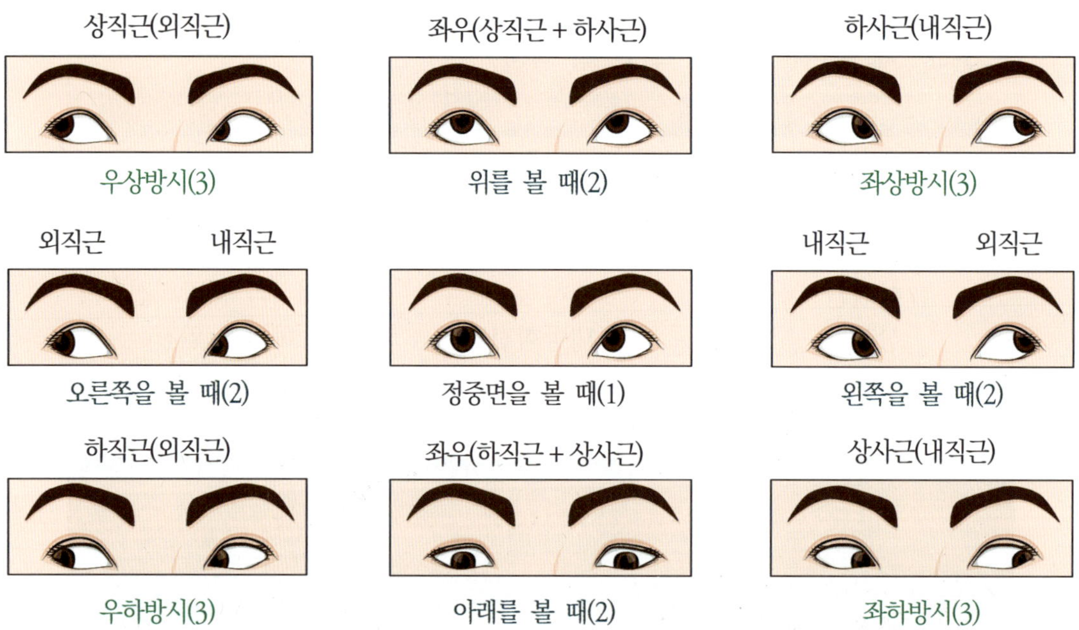


[그림 3-32] 동향운동 때 협력작용근과 양안위(괄호안 숫자는 안위 종류)

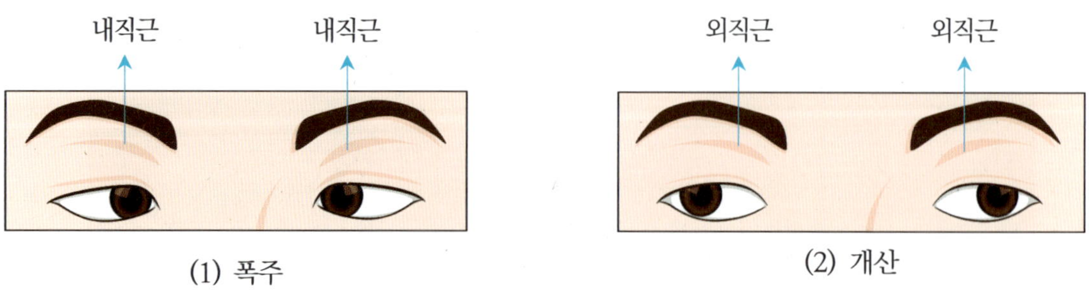


[그림 3-33] 이향운동 때 협력 작용근

이향운동(Vergence, Disjunctive Movement)은 양안구의 운동방향이 서로 반대되는 것으로 가까운 곳을 보려할 때는 좌우 조준선이 코방향으로 모이고, 다시 먼 곳을 보면 귀방향으로 두 조준선을 벌리는 안구운동이다. 이향운동이 양안시기능에 중요한 역할을 한다. 그림 3-33과 같이 두 눈으로 가까운 곳을 볼 때 코방향으로 좌우 조준선이 모이는 것을 **폭주**(Convergence)라고 하고, 먼 곳을 볼 때 귀방향으로 두 조준선을 벌리는 것을 **개산**(Divergence)이라고 한다.

이와 같이 조준선의 방향을 바꾸기 위한 안구운동을 하는 데 기여하는 외안근은 안구 밖에 부착되어 있는 반면, 안구조직 안에 있는 근육을 **내안근**(Intraocular Muscle)이라고 한다.

내안근의 종류는 '뮬러(Müller)근'과 '브리케(Brüke)근'으로 구성된 **모양체근** 그리고 '동공괄약근'과 '동공산대근'으로 이루어진 **동공근**이 있다.

모양체근의 역할은 조절을 하는 데 있고 동공괄약근은 동공의 크기를 작게 하고 동공산대근은 동공을 크게 하는 역할을 한다.

가까운 곳의 물체를 볼 때, 좌우 양조준선을 물체로 향하기 위해서는 이향운동인 **폭주**(Convergence)를 하여야 하며, 선명하게 보기 위해서는 **조절**(Accommodation)을 하여야 하며 그리고 동공은 **축소**(Miosis)된다. 모양근, 내직근 그리고 동공괄약근의 흥분으로 이상의 세 가지 운동이 동시에 일어나는 것을 **협동안운동**(Synkeinetic Eye Movement) 또는 **근접연합운동**(Near Synkinesis)라고 하고 근거리 양안시에서 아주 중요한 운동이다.

좌우 두 눈의 조준선을 여러 방향으로 움직여 주시물체로 향하게 하기 위해서는 안구가 회전운동을 하여야 한다. 안구의 회전운동을 하도록 하는 것이 그림 3-34에서

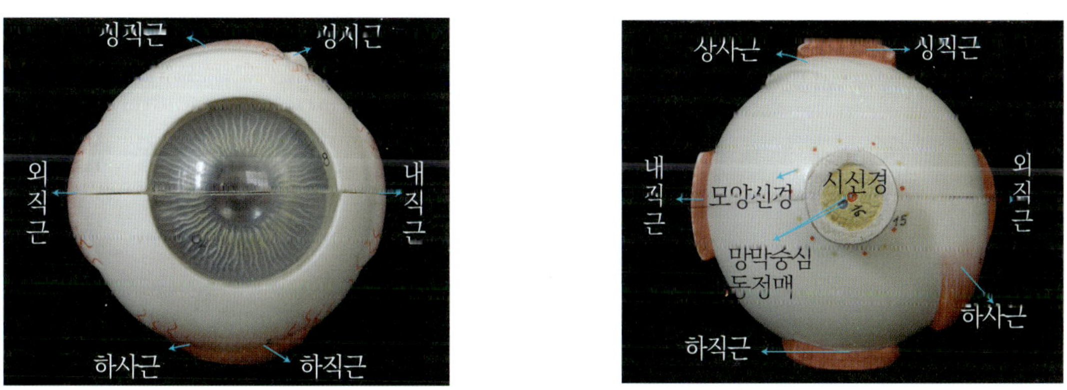


(1) 앞에서 본 그림 (2) 뒤에서 본 그림

[그림 3-34] 외안근의 해부(오른쪽 안구)

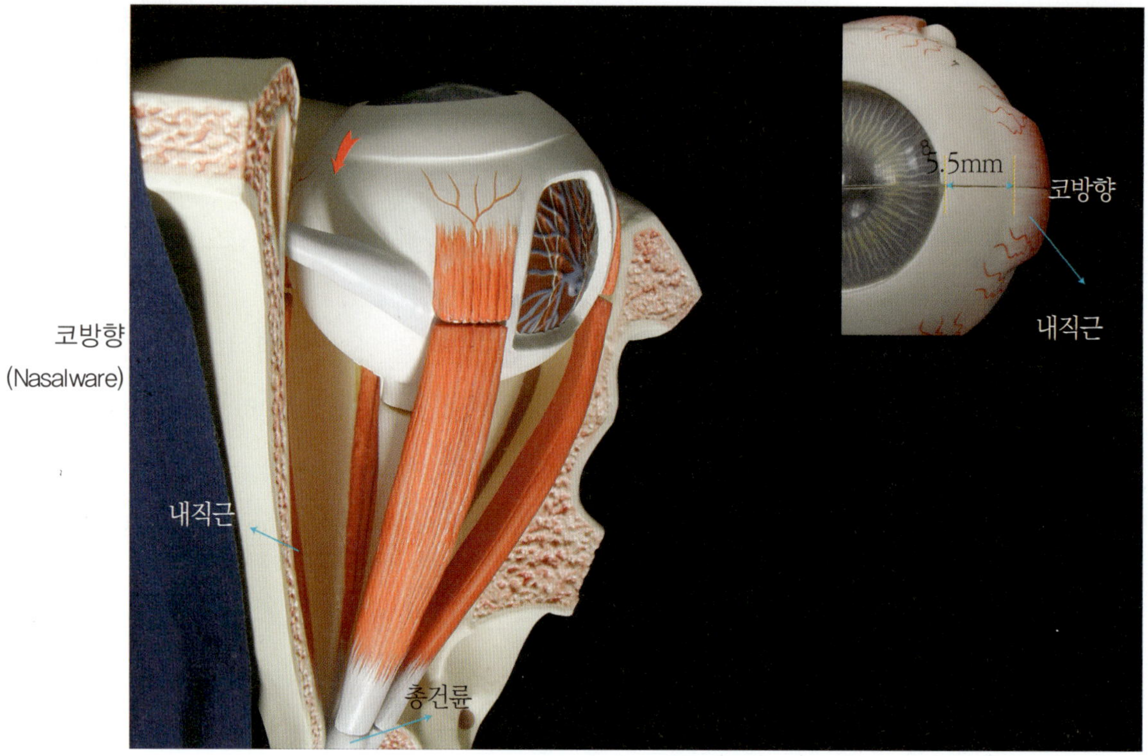


[그림 3-35] 내직근(오른쪽 안구)

와 같이 안구에 연결되어 있는 6개의 외안근이다. 이 외안근은 앞서 설명한 것 같이 4개의 직근(Rectus Muscle)과 2개의 사근(Oblique Muscle)으로 이루어져 있다. 주목할 것은 직근은 안구 적도부에서 전면 쪽에, 사근은 후면 쪽에 부착되어 있는 점이다.

**내직근(Medial Rectus)**은 그림 3-35에서와 같이 안와의 끝부분의 시신경을 감싸고 있는 총건륜(Common Tendinousring)에서 시작하여 좌, 우 대칭적으로 코쪽의 안와벽을 따라 안구의 수평자오선 방향으로 각막 윤부에서 5.5 $mm$ 떨어진 곳까지 걸쳐 있는 근육으로 안구운동 중 주로 **내전** 및 **폭주운동**을 행한다.

제 1안위의 안구위치에서는 내직근의 수축에 의해 안구를 코방향으로 내전시키며 안구가 위로 향했을 때, 즉 상전(Supraduction)된 위치에서는 더욱 위로 향하게 하고 안구가 밑으로 향했을 때에 더욱 아래로 향하게 한다.

**외직근(Lateral Rectus)**은 그림 3-36에서와 같이 총건륜에서 좌, 우 대칭적으로 안구의 수평 자오선을 따라 귀방향의 각막윤부(Corneal Limbus)에서 7 $mm$ 떨어진 부위까지 걸쳐진 근육이다. 이 외직근의 수축으로 제 1안위에서 안구는 귀방향으로 외전(Abduction)하며, 안구가 상전(Supraduction)과 하전(Infraduction)된 상태에서는 각각 더욱 위로, 아래로 향하게 한다.

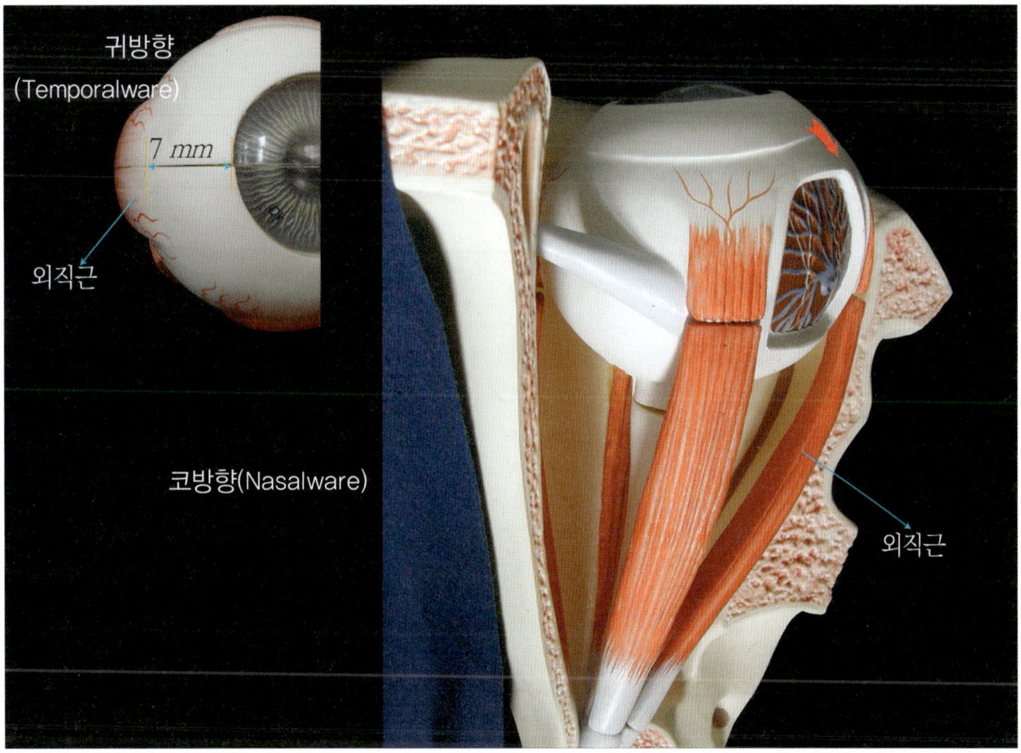


[그림 3-36] 외직근(오른쪽 안구)

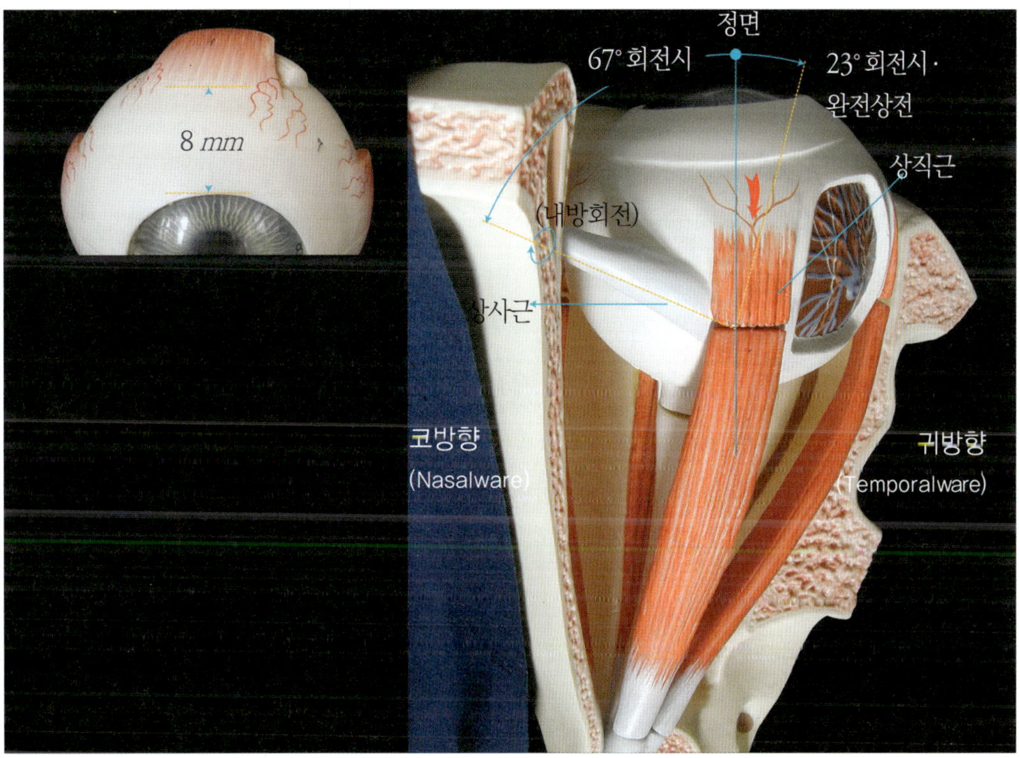


[그림 3-37] 상직근 수축으로 인한 운동방향(오른쪽 안구)

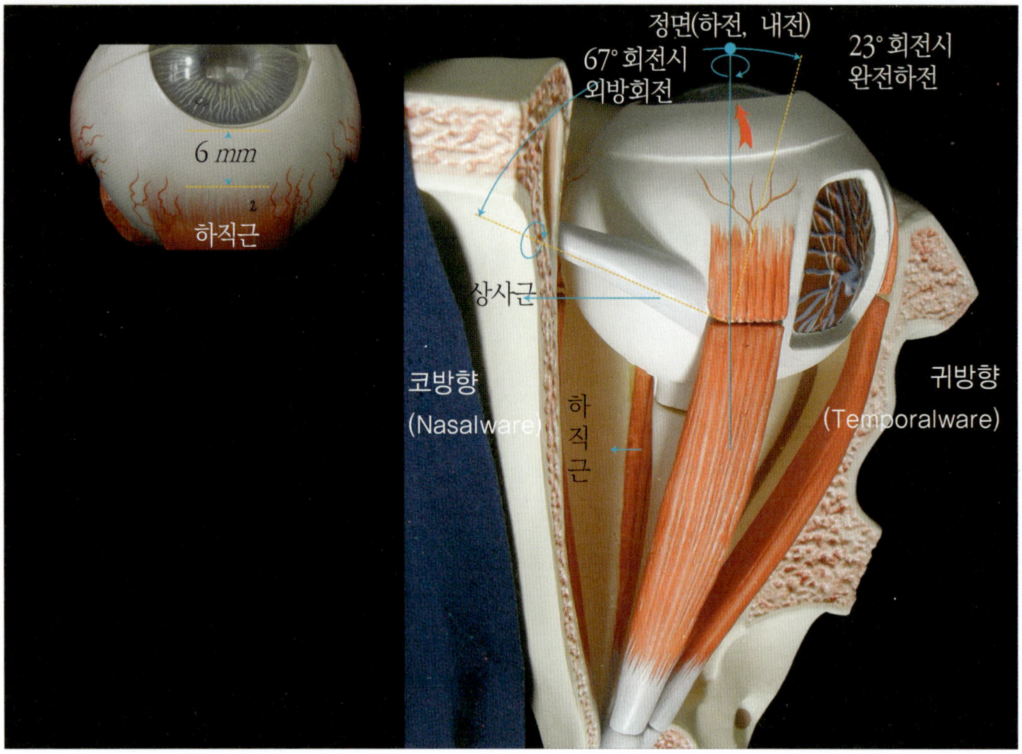


[그림 3-38] 하직근 수축으로 인한 운동방향(오른쪽 안구)

**상직근(Superior Rectus)**은 그림 3-37에서와 같이 총건륜에서 안와의 윗부분으로 가면서 직전방 주시 조준선에 대해 약 23° 각도로 상, 외방을 지나 각막 윤부에서 8 *mm* 떨어진 곳에까지 연결되어 있는 근육이다. 제 1안위에서 이 근육이 수축되면 상전과 내전을 하면서 안구의 윗부분을 코방향으로 회전시킨다. 안구가 정중선에서 67° 내전하고 있을 때는 코방향 선회만 일으키고, 23° 외전하고 있을 때는 상전만 한다.

그림 3-38에서와 같이 총건륜에 연결되어 중앙선에서 23°의 기울기로 상직근과 평행하게 안와의 밑부분을 감돌아 각막 가장자리에서 6 *mm* 떨어진 안구 외벽에 연결된 근육을 **하직근(Inferior Rectus)**이라고 한다. 제 1안위에서 이 근육의 수축으로 안구는 하전과 내전을 하면서 귀방향으로 회전시킨다.

정중선에서 23° 외전한 상태에서 수축하면 하전만 일으키고 67° 내전한 상태에서는 바깥쪽으로 회전한다.

그림 3-39에서와 같이 총건륜에서 안와(Orbit)의 코부분 약간 윗쪽벽을 따라 활차(Trochlea)를 우회한 다음, 방향을 변경하여 정중면으로 약 51°의 각으로 뒤 귀방향으로 약간 아랫쪽으로 이어나가다, 상직근의 아랫쪽을 통과하여 안구 적도부 후극에 연결되어 있는 근육을 **상사근(Superior Oblique)**이라고 한다. 안구가 제 1안위에 있을 때,

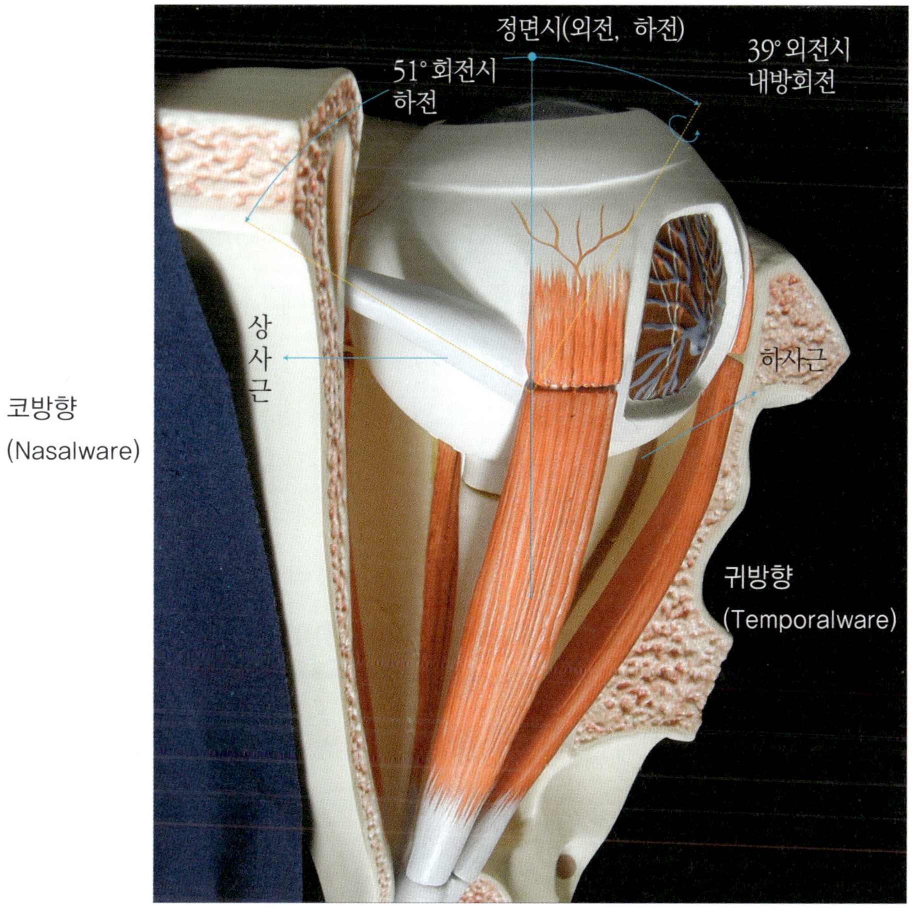


[그림 3-39] 상사근 수축으로 인한 단안구운동 방향(오른쪽 안구를 위에서 본 단면)

이 근육이 수축되면 하전, 외전하며 코방향으로 회전한다. 안구가 39° 외전하고 있을 때는 주로 내방회전을 하고, 51° 내전하고 있을 때는 하전만 강하게 일어난다.

**하사근(Inferior Oblique)**은 다른 외안근과는 달리 하안와의 안쪽, 비루관에서 시작되어 하직근 아래로 교차하여 나가다, 상사근과 평행하게 안구 후방을 감돌아 적도부 약간 윗부분에 연결된다. 이 하사근의 수축으로 안구는 상전과 외전을 하면서, 바깥쪽으로 회선운동을 한다.

안구가 약 39° 외전하고 있을 때는 바깥 쪽으로 회전운동만 일으키고, 안구가 51° 내전하고 있을 때는 상전만 일어난다.

## 13 좌, 우 조준선이 주시점을 향하여 정렬이 안되면?

두 눈 가운데 어느 한 눈의 외안근이 마비되면 한 눈의 조준선이 주시물체에 향하지 않고 **편위(Deviation)**가 되어 있고 교정운동이 없으면 양안공동운동의 장애가 일어난다. 이를 양안의 안위이상이 있으면서 또 양안시기능에 이상이 있는 **사시(Strabismus)**라고 한다.

조준선의 편위가 불규칙적이고 방향에 따라서 그 정도가 각각 다른 외안근 마비에 의한 **사시(Strabismus, Heterotropia)**를 '비공동성사시(Incomitant Strabismus)'라고 한다.

비공동성사시는 양안시운동의 중추신경계의 결함이 없고 단지 안근마비 등의 말초운동장애로 일어나는데 반해 양안시운동의 중추신경의 결함에 의한 시선의 편위를 '공동성사시(Comitant Strabismus)'라고 한다.

한 눈의 외안근이 마비되면 타각적 증상으로는 안구의 편위가 나타난다. 내, 외직근의 가벼운 마비는 양안시기능의 융합작용에 의해 편위가 밖으로 나타나지 않지만 상, 하직근과 상, 하사근, 즉 수직근의 마비는 융합력이 약하기 때문에 편위가 밖으로 드러나기 쉽다.

한 눈이 편위되면 건강한 눈으로 물체를 주시하게 된다. 그러나 마비된 눈이 우세안(Dominant Eye)이거나 건강한 눈의 시력이 아주 나쁠 때는 마비안으로 주시할 때도 있다.

**복시(Diplopia)**는 안근마비의 주된 초기 자각증상으로 한 물체를 두 눈으로 볼 때 두 개로 보이는 현상이다. 주시물체의 상은 건강한 눈쪽은 황반부 중심와에, 마비된

[표 3-6] 사시에서 마비근과 안구편위 방향

| 외안근 \ 편위 | 건강한 눈으로 주시할 때 | 마비안으로 주시할 때 |
|---|---|---|
| 외직근 | 내방 | 내방 |
| 내직근 | 외방 | 외방 |
| 상직근 | 하외방 | 상외방 |
| 하직근 | 상외방 | 하외방 |
| 상사근 | 상내방 | 하내방 |
| 하사근 | 하내방 | 상내방 |

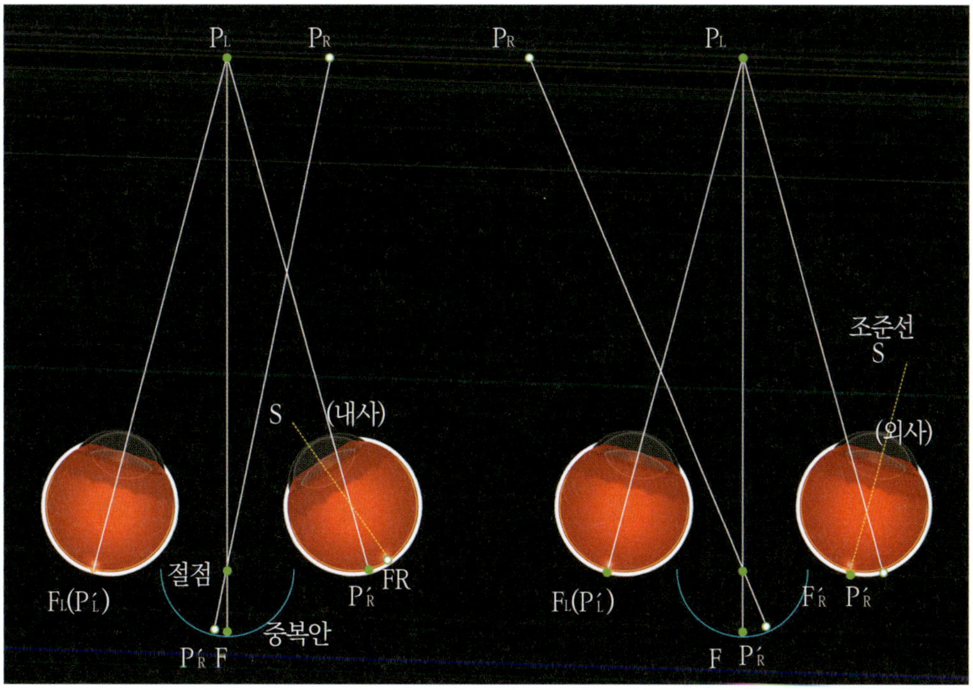


(1) 동측성 복시　　　　　　　　(2) 교차성 복시

[그림 3-40] 양안구 편위에 의한 복시의 종류

눈은 황반부 이외의 부분에 상이 생긴다.

양안의 망막에는 각각 대응점이 있어 양안의 망막의 대응점에서 맺힌 비슷한 모양의 좌우상의 자극을 받으면 감각성융합으로 한 개의 상으로 지각된다. 기하학적으로 좌, 우 양안의 중간에 좌우 두 안구가 합쳐진 가상적 안구를 하나 생각할 수 있다. 이것을 **중복안(Cyclopean Eye)**이라고 한다. 양안 망막대응점의 두개 상의 감각자극을 이 중복안의 망막상에 합성하여 생각할 수 있다. 보이는 겉보기 상의 위치는 중복안에 그린 상점으로부터 절점을 통해 외계로 연설된 신방향에 있다.

그림 3-40의 (1)에서 $F_R$, $F_L$은 오른쪽 눈과 왼쪽 눈의 중심와이고 중앙의 반원이 중복안이다. 외직근 마비로 오른쪽 안구가 **내사**되었다면 외계의 주시점 P는 왼쪽 눈에서는 중심와 $F_L$에 상이 맺혀지고, 오른쪽은 조준선상 $F_RS$에서 코방향에 있는 $P'_R$에 상이 맺혀진다. 이를 중복안으로 옮기면 P점의 상은 왼쪽 눈에서는 중심와 F에 맺혀지지만 오른쪽은 $P'_R$, 즉 중심와로부터 좌측으로 기운 점 $P'_R$에 상이 맺힌다. 따라서 점 $P'_R$에 맺힌 오른쪽 눈의 상은 중복안에서 $P'_R$에서 절점을 이은 $P'_RP_R$선상의 방향에 지각되어 진다. 즉, 오른쪽 눈으로 보이는 상은 왼쪽으로 보이는 상을 기준하면 오른쪽 방향으로 이동되어 보이는 복시현상으로 나타난다. 이 복시현상을 **동측성복시**

(Homonymous Diplopia) 또는 **비교차성복시**(Uncrossed Diplopia)라고 하고, 똑같은 설명으로 그림 3-40의 (2)에서 같이 내직근 마비로 외사된 경우는 마비안의 반대쪽에 오른쪽 눈의 상이 나타나는 복시를 일으키므로 **교차성복시**(Crossed Diplopia) 또는 **대측성복시**(Heteronymous Diplopia)라고 한다.

그림 3-40에서와 같이 오른쪽 눈의 상사근이 마비되어 오른쪽 눈이 상전됐다면 오른쪽 눈이 보는 상은 왼쪽 눈에 보이는 상의 아래쪽에 나타난다.

지금까지 살펴 본 것 같이 마비안으로 보이는 상은 안구 편위방향의 반대 방향에 위치한다. 편위의 정도가 크면 클수록 두 상간의 거리는 멀어진다. 편위의 정도가 적으면 운동성융합이 작용하여 안구의 편위를 보정하여 감각성융합으로 양안단일시가 된다. 이렇게 양안위이상은 있지만 운동성융합으로 조준선 방향을 정렬시켜 양안단일시

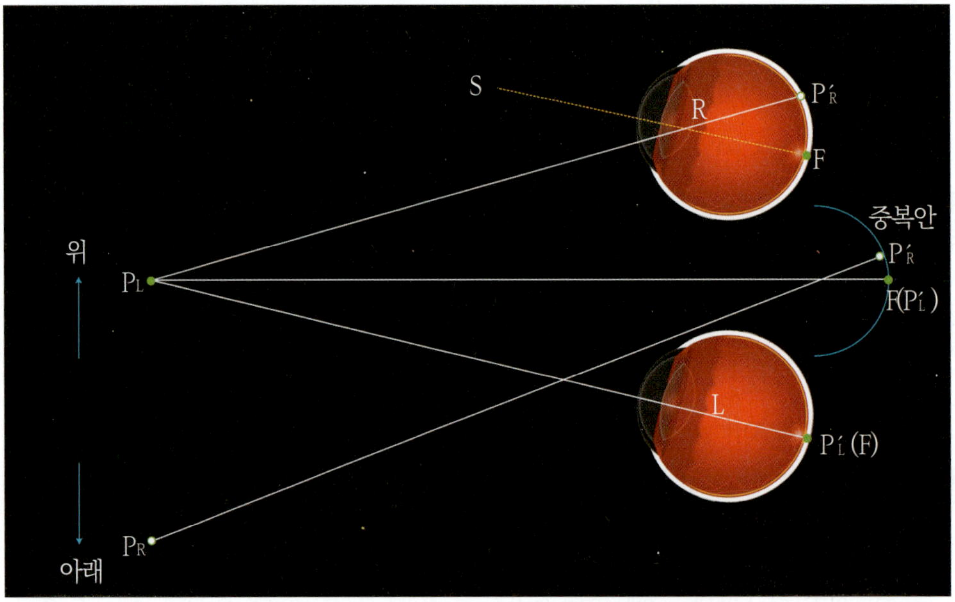


[그림 3-41] 우안 상사근 마비의 수직 복시

를 하는 눈을 **사위**(Heterophoria)라고 한다.

## 14 처방서 'P(　)△, Base(　°)'를 채워야 할 눈–사위

두 눈의 안위(Eye Position)가 균형 있게 정열 된 눈, 즉 좌우 조준선이 주시점을 향하고 있는 눈을 **정위(Orthophoria)**라고 하고 편위가 있어 그렇지 못한 눈을 **안위이상**이 있다고 한다. 약간의 편위가 있어 교정안구운동인 운동성융합으로 극복할 수 있어 양안시기능이 있는 **사위(Heterophoria)**는 원거리 물체를 주시하면, 두 눈의 주시선은 거의 평행하게 된다.

이 때 눈가리개, 혹은 손바닥 등으로 한 쪽 눈을 가리면 융합기능이 발휘되지 못하여 양안시가 되지 않는다. 따라서 가리지 않은 눈은 여전히 목표물체를 주시하고 있지만 가린 눈은 주시할 물체가 안 보이니까 원래 상태에 위치한다. 이 때에 가린 눈이 편위되지 않으면 정위이고 편위되면 사위이다. 이를 **가림검사(Cover Test)**라고 한다. 사위는 가린 눈의 편위방향에 따라 아래와 같이 나눈다. 사위는 양안의 정렬상태의 어긋남이므로 외사위와 내사위의 정확한 명칭은 각각 좌안기준 우안**외사위** 또는 우안기준 좌안**외사위**와 좌안 기준 우안**내사위** 또는 우안 기준 좌안**내사위**이다. 어느 눈을 기준으로 해도 끝단어는 **외사위** 또는 **내사위**로 끝나므로 단순히 외사위, 내사위로 생략해서 부르고 있다. 상하사위는 기준눈이 바뀌면 사위의 명칭이 바뀐 **우안상사위**는 **좌안하사위**다.

① 상사위(Hyperphoria): 편위방향 윗 쪽
② 하사위(Hypophoria): 편위방향 아래 쪽
③ 내사위(Esophoria): 편위방향 코 쪽
④ 외사위(Exophoria): 편위방향 귀 쪽
⑤ 회전사위(Cyclophoria): 편위방향 회전
⑥ 교대성 상사위(Alternating Hyperphoria): 편위방향 윗 쪽

사위는 안위이상은 있어도 양안시기능이 가능한 눈이므로 가리개를 제거하면 순간적으로 복시가 일어나지만 복시현상을 피하기 위해 곧 양안주시점으로 조준선을 옮겨 다른 눈의 조준선과 함께 주시점을 향하여 정렬된다.

이러한 양 눈의 운동을 교정운동이라고 한다. 즉, **교정운동**은 감각성융합을 하기 위한 조준선의 위치교정인 운동성융합이다.

그러나 사위의 정도가 심하거나 또는 운동성융합력이 편위된 크기 보다 작으면 외안

| | 우안주시(좌안가림) | 좌안주시(우안가림) |
|---|---|---|
| 내사위 | 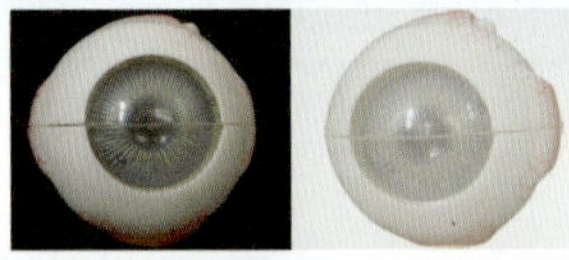 | 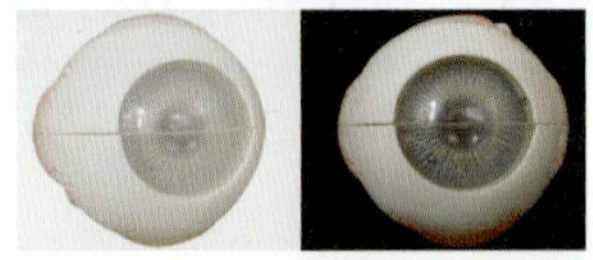 |
| 외사위 | 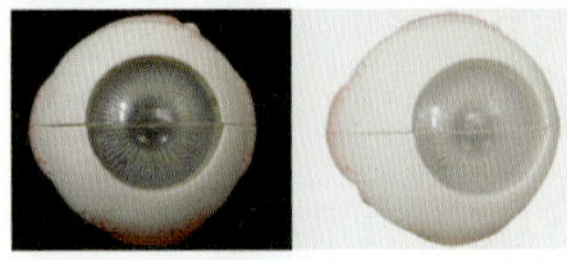 | 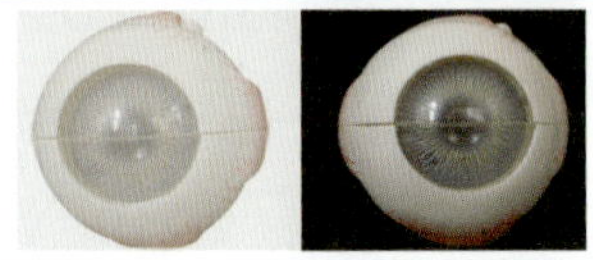 |
| 상하사위<br>(좌안 상사위)<br>(우안 하사위) | 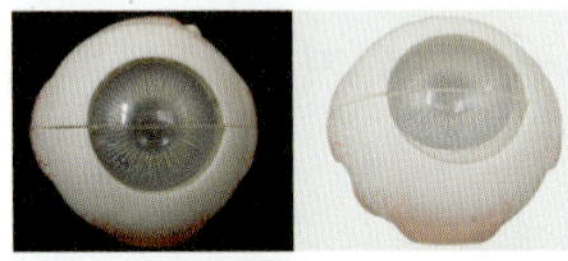 | 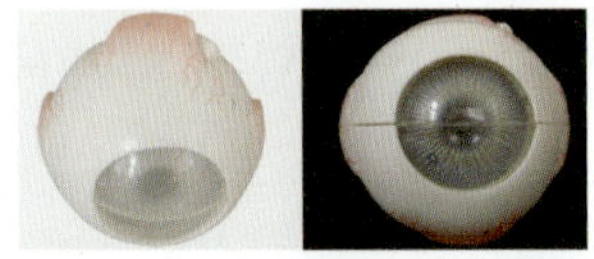 |
| 교대성 상사위 | 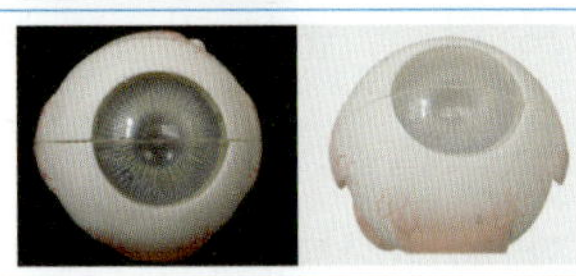 | 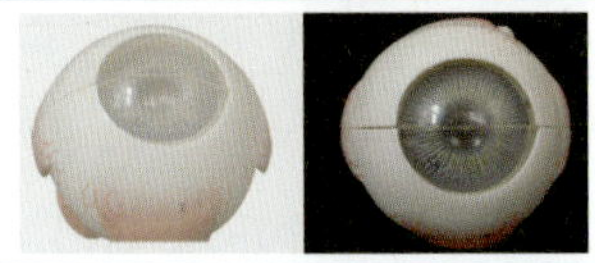 |
| 회전사위<br>(외방회전) | 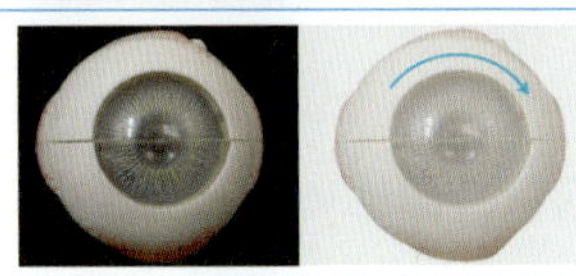 | 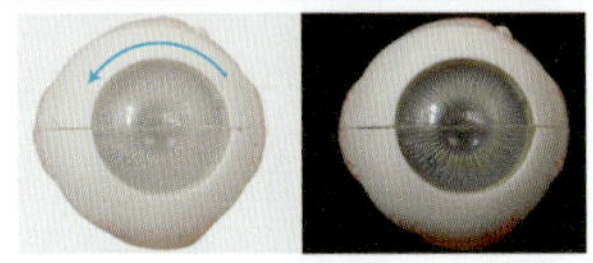 |
| 회전사위<br>(내방회전) | 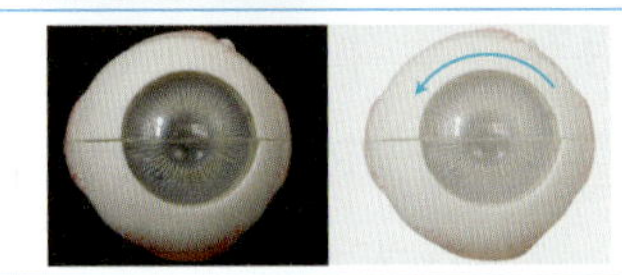 | 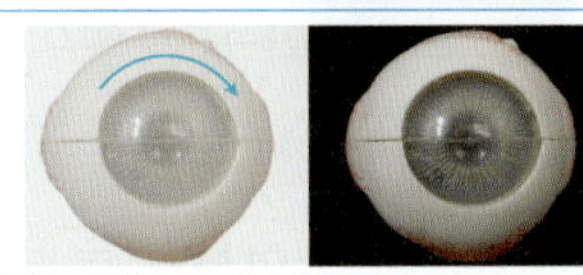 |

[그림 3-42] 가림검사로 본 사위의 종류(가린 눈은 가림판 뒤의 상태)

근의 긴장으로서는 완전한 양안시를 유지하기가 곤란하여 망막적응에는 억제가 생기고 양안의 조준선은 분리되어 복시가 일어난다.

사시는 '안위이상이 있으면서 여기에 양안시기능까지 갖추어져 있지 않은 눈'이다.

사위는 양안위의 불균형을 운동성융합으로 교정운동을 하여 양안단일시를 유지하므로 외안근에 부담이 가게 되고 이로 인한 **안정피로(Asthenopia)**가 생긴다. 외사위에서는 폭주방향의 부담으로, 내사위는 개산방향의 부담으로, 수직사위는 수직방향으로 운동성융합의 부담으로 안정피로가 생기게 된다. 이러한 외안근의 부담은 동공중앙에 프리즘을 가하여 프리즘 영향을 미치게 하면 외안근에 의한 각 방향의 교정운동 없이 원래의 편위된 안위상태로 양안단일시를 할 수 있게 된다. 그림 3-42는 **외사위(Exophoria)**를 프리즘 **기저내측(B.I.)**으로 하여 폭주부담을 없애는 것을 보여 준다. 같은 설명으로 **내사위(Esophoria)**는 프리즘 **기저외측(B.O.)**으로 해서 개산부담을 없게 한다.

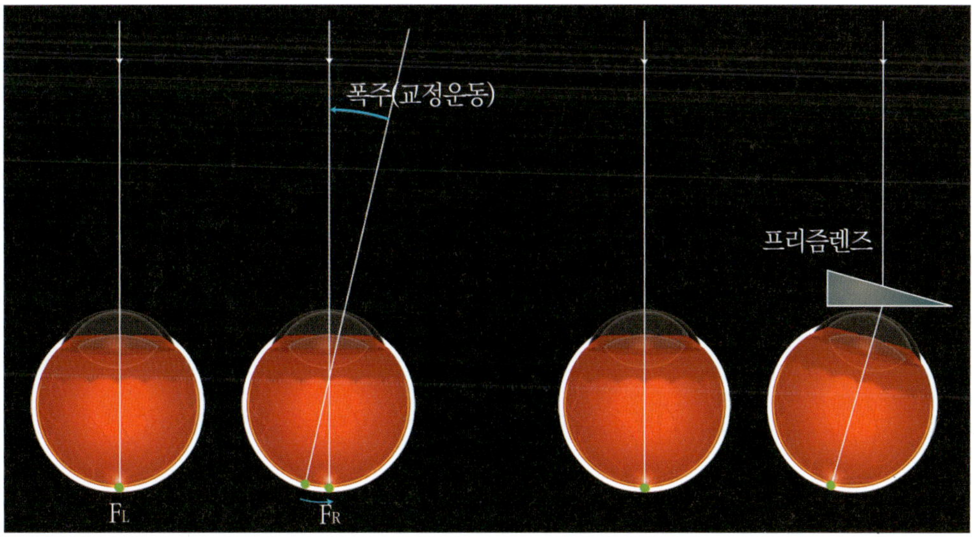


(1) 폭주부담으로 양안단일시 유지　　(2) 폭주부담을 기저내방 프리즘으로 대체

[그림 3-43] 외사위의 폭주부담과 프리즘 보정

## 15 사위는 측정방법도 측정량도 여러 가지이다.

사위를 측정하는 방법은 **편광법**, **프리즘분리법**, 쇼버검사(Schober Test), 티아이비(T.I.B, Turville Infinity Balance)법 그리고 **마독스봉(Maddox Rod)** 검사 등 여러 가지가 있다. 여기서는 가장 오래동안 사용된 마독스봉을 이용한 검사과정을 간단하게 소개한다.

'마독스봉'은 그림 3-44에서 보는 바와 같이 원통형 가는 투명한 플라스틱봉을 부착시킨 것으로 플라스틱봉은 빨간색과 무색투명한 것 두 종류가 있다.

그림 3-44의 (2)에서 보는 바 같이 점광원으로부터 '마독스봉'을 통과한 광선은 마독스봉의 봉 길이 방향에 대해 수직방향으로 뻗는 점선모양의 상이 생긴다.

원거리사위 측정은 눈 앞 5 $m$ 거리에 점광원을 놓고 두 눈으로 점광원을 보도록 한 다음 좌우 한 쪽 눈에 '마독스봉'을 대면 이 눈에는 점광원의 상이 그림 3-44의 (2)와 같이 점선모양으로, 또 다른 눈에는 점광원으로 분리되어 보이게 된다.

수직사위를 측정할 때는 '마독스봉'을 수직으로 위치시키고, 수평사위를 측정할 경우는 '마독스봉'을 수평으로 위치시킨다. 선조상과 점상의 위치관계로 사위의 종류와

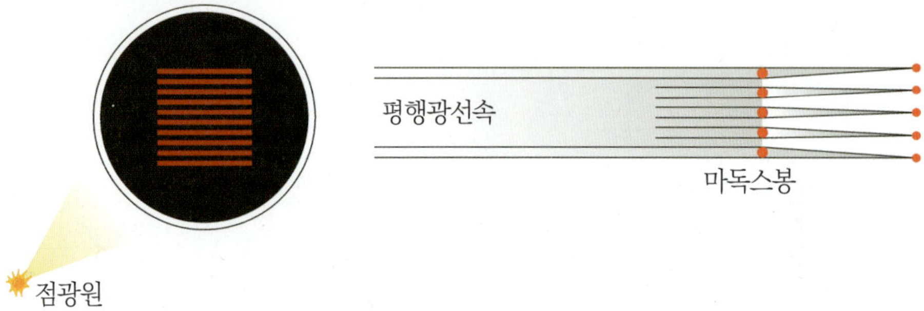


(1) 마독스봉판(전면) (2) 마독스봉에 의해 만든 선상(측면)

[그림 3-44] 마독스봉판과 점선상을 만드는 광선 굴절도

그 정도를 정량적으로 측정할 수가 있다. 예를 들어, 수평사위를 검사하려고 오른쪽 눈에 마독스봉의 축을 수평으로 위치시켰을 때,

(1) 그림 3-45의 (2)와 같이 왼쪽 눈의 점광원과 오른쪽 눈의 수직선조상이 일직선 상에 일치되어 보이면 : **수평사위 없음(Horizontal Orthophoria)**

(2) 그림 3-45의 (3)과 같이 수직선조상이 점광원보다 좌측에 보이면 **교차성(Crossed)**으로 : **외사위(Exophoria)**

(3) 그림 3-45의 (1)과 같이 수직선조상이 점광원보다 우측에 보이면 비교차성, 즉 **동측성**으로(Uncrossed) : **내사위(Esophoria)**

또, 수직사위를 검사하기 위해 오른쪽 눈에 마독스봉의 축을 수직으로 하였을 때

(1) 그림 3-45의 (5)와 같이 오른쪽 눈의 선조상과 왼쪽 눈의 점광원이 일치되어 보이면 : **수직사위 없음(Vertical Orthophoria)**

(2) 그림 3-45의 (4)와 같이 수평선조상이 점광원보다 아래에 보이면 : **우안상사위(Hyperphoria)[=좌안하사위]**

(3) 그림 3-45의 (6)과 같이 수평선조상이 점광원보다 위에 보이면 : **우안하사위(Hypophoria)[=좌안상사위]**이다.

이와 같이 하여 사위종류의 정성적 판단이 되었으면 다음에는 마독스봉을 대지 않은 눈에 포롭터 등에 부착된 로터리프리즘렌즈를 약한 굴절력에서 높은 굴절력으로 올려가면서 점광원을 이동시켜 선조상에 점광원이 일치되도록 한다. 프리즘렌즈의 기저방향은 **외사위**는 좌우안에 **기저내방(Base In, B.I.)**으로 하고, **내사위**는 좌우안에 **기저외방**

(Base Out, B.O.)으로 하며, 좌(우)안상사위는 좌(우)안에 기저하방(Base Down, B.D.)으로, 좌(우)안하사위는 기저상방(Base Up, B.U.)으로 위치시킨다.

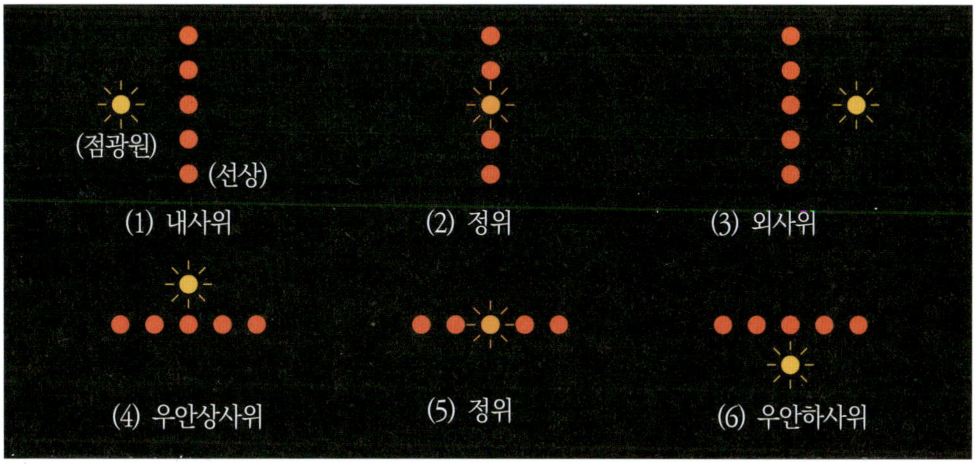


[그림 3-45] 오른쪽에 마독스봉을 대고 검사했을 때 사위 종류

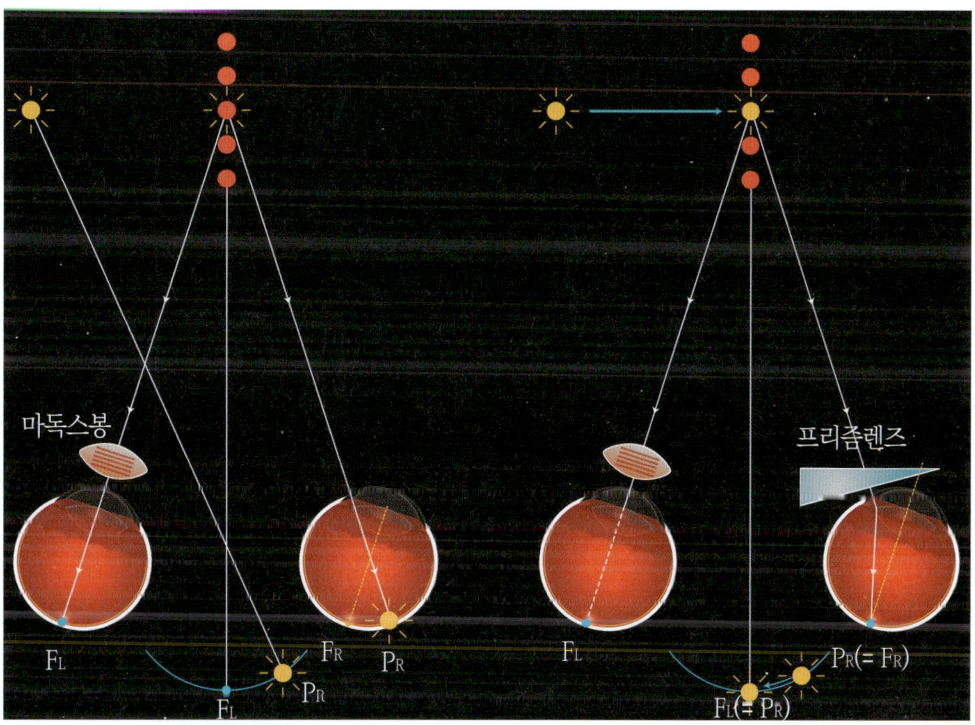


[그림 3-46] 외사위의 교정(왼쪽 눈에 마독스봉을 대었을 때)

## 16 근거리 주시점으로 양안 조준선을 모으는 양안구운동 – 폭주

양안위는 해부학적안위, 생리적안위, 융합제거안위, 제 1양안시안위, 조절성폭주후안위 그리고 근방양안시안위가 있고, 좌우 두 눈의 조준선을 보려는 주시점으로 모으는 것을 **폭주** 또는 **눈모임(Convergence)**이라고 했다. 양안의 중앙에 있는 한 점에 폭주하는 것을 '대칭성 폭주'라고 하고, 중앙이 아닌 점에 폭주하는 것을 '비대칭성 폭주'라고 한다.

두 눈이 주시점으로 폭주된 상태에서 두 눈의 조준선이 이루는 각을 **폭주각(Angle of Convergence)**이라고 하고 정량적 표시는 **미터각(Meter Angle, M.A.)** 또는 **프리즘 디옵터(Prism Diopter, △)**로 표시한다.

그림 3-47에서 좌우 두 눈의 조준선이 정중정면에 있는 주시점 Q에 폭주하고 있다면 ∠LQR이 폭주각이다.

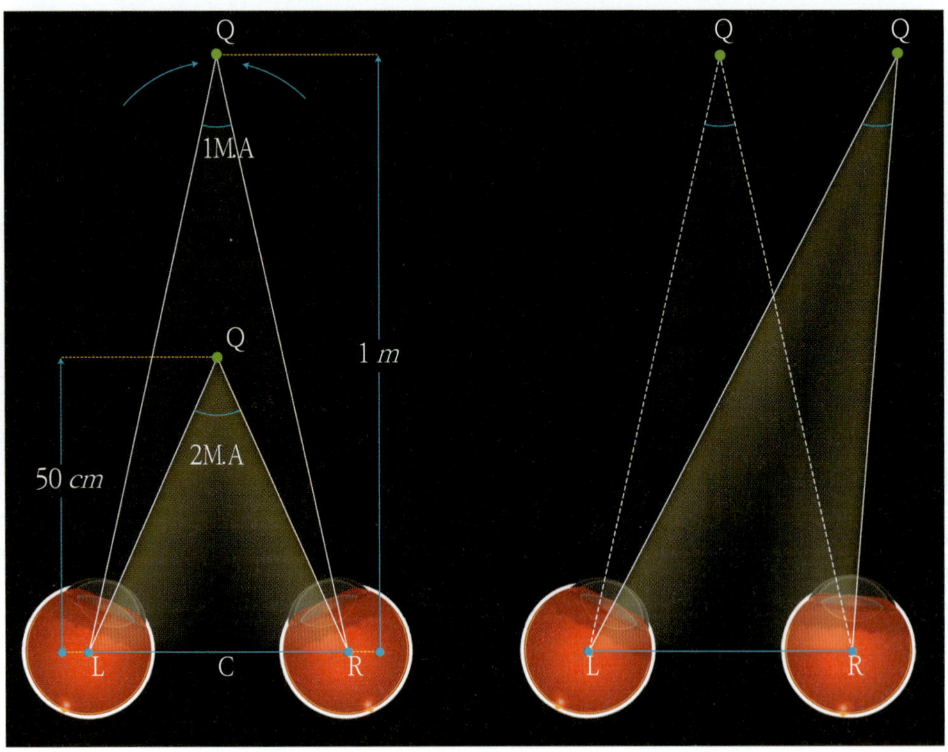


(1) 대칭성 폭주 (2) 비대칭성 폭주

[그림 3-47] 폭주의 종류와 미터각

미터각 단위는 좌우 두 눈의 회전점으로부터 주시점까지 거리를 미터($m$)로 잰 역수로 정의한다. 그림 3-47의 (1)에서 주시점 Q가 회전점에서 1 $m$ 떨어진 거리에 있으면 $\frac{1}{1(m)}=1$, 즉 1미터각(M.A.)이고 50 $cm$ 거리에 있으면 $\frac{1}{0.5(m)}=2$로 2 미터각(M.A.)이 된다.

폭주는 가까운 물체를 볼 때 필요한 기능이므로 협동안운동(Synkeinetic Eye Move-ment)인 **조절**과 동시에 일어난다. 정시에서 미터각으로 1 M.A.을 이루려면 양안에서 농시에 1D의 조절이 필요하게 되어 조절력의 단위인 디옵터와 미터각의 정의가 이론적으로 같아 같은 수로 표기된다는 연관성이 있다. 그러나 조절력의 단위인 디옵터 수치는 근점과 주점까지의 거리의 역수로 정확한 데 비하여, 폭주는 사람마다 양안 P.D.가 다르면 같은 값의 미터각이라도 실제 각의 크기가 다르게 된다.

가까운 곳에 있는 물체를 본 폭주상태에서 다시 먼 곳에 있는 물체를 보려면 폭주각이 적어지면서 두 눈의 조준선은 귀방향으로 열리는 상태로 된다. 이와같이 폭주각이 작아지는 두 조준선의 벌림운동을 **개산**(Divergence), 또는 **음성폭주**(Negative Convergence)라고 한다.

주시점을 눈앞으로 가깝게 이동하면서 두 눈 모임이 가능한 가장 가까운 위치를 **폭주근점**(Near Point of Convergence, N.P.C.)이라고 한다. 폭주근점까지를 폭주각으로 표시한 양을 '폭주력'이라고 한다. 유아기의 폭주근점은 눈으로부터 약 5 $cm$로 20 M.A.이고, 정상적인 성인의 경우는 폭주근점이 약 8 $cm$로 12.5 M.A.이다.

미터각은 수학적으로 정확하지 못하여 실용적으로는 폭주량의 단위로서는 이미 배운 바 있는 '프리즘디옵터, △'로 나타낸다.

눈 앞에 기저외방(B.O.)의 프리즘렌즈를 대면 조준선은 프리즘의 꼭지점 방향으로 이동된다. 1 $m$ 거리 떨어진 곳의 물체가 꼭지점방향, 즉 코방향으로 1 $cm$ 수평이동하여 보였을 때 조준선은 1 △만큼 폭주한 것이 된다.

미터각(M.A.)으로 측정된 편위각이 몇 프리즘디옵터(△)에 해당하는가를 계산할 수 있다.

예를 들어 그림 3-48에서 보듯이 양안 P.D. 6 $cm$의 사람이 눈 앞 1 $m$ 거리의 물체를 보려고 내칭성 폭주를 했을 때 폭주량은 좌우 양안은 1 $m$ 위치에서 각각 3 $cm$씩 안으로 이동된 것이므로 좌우 각각 3△이고 전체는 6△ 이다. 그러니까 양안 P.D. 6 $cm$인 사람의 1 M.A.각을 프리즘디옵터로 변환하면 6△이 된다.

위 내용으로부터 폭주각 단위인 미터각(M.A.)과 프리즘디옵터(△)와의 상호관계식은

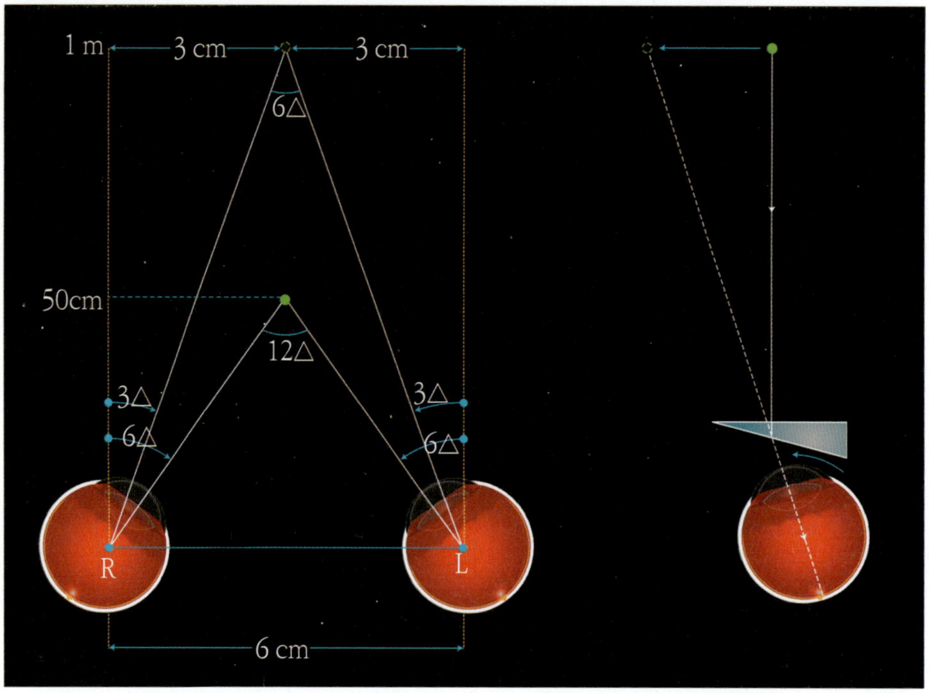


[그림 3-48] 폭주량의 단위로서의 프리즘 디옵터

$$\triangle = \text{M.A.} \times \text{P.D.}(cm)$$

이다.

근거리 주시물체를 양안시할 때 이루어진 전체 폭주를 단계별로 그 성분을 분석해보면, 다음 네 가지로 되어 있다.

첫째, **긴장성폭주**(Tonic Convergence)로 먼 곳을 볼 때 두 눈의 조준선이 귀쪽으로 약간 개산된 상태에 있는 '생리적 안정위상태'에서 먼 곳을 보려는 무의식적 자극으로 약간 안쪽으로 모여 주시점으로 정렬하려는 폭주다. 이는 내직근의 긴장에 의해 일어난다. 긴장성폭주는 두 눈을 뜨고 각성하고 있을 때는 언제나 일어나며 수면, 마취했을 때는 일어나지 않는다. 긴장성폭주량을 실측하기는 불가능하고 임상적으로도 큰 의미가 없다.

둘째, **조절성폭주**(Accommodative Convergence)다. 조절과 폭주기능은 서로 밀접하게 관련되어 동시에 일어나는 **협동안운동**(Synkeinetic Eye Movement)으로 폭주와 조절 어느 한쪽이 자극되면 두 기능이 동시에 일어난다. 따라서 가까운 곳을 볼 때 조절자극에 의해 일어나는 폭주를 조절성폭주라고 한다.

단위 조절량에 의한 폭주량은 개인차가 있다. 폭주량 단위는 1D의 조절에 대한 조절성폭주량으로 표시하고 이를 AC/C의 비라고 한다.

$$\frac{\text{조절성폭주량(Accommodative Convergence)}}{\text{조절량(Accommodation)}} = \frac{Ac}{A}$$

이론적으로 이상적인 $\frac{A_C}{A}$는 $1(\frac{M{\cdot}A{\cdot}}{D})$ 이지만 일반적으로 조절성폭주량은 P.D. 6 $cm$인 경우 프리즘디옵터로 나타내면 1 M.A. 보다 모자란 $4{\sim}5(\frac{\Delta}{D})$이다.

셋째, **융합성폭주**(Fusional Convergence)로 조절성폭주의 과부족분이 있으면 두 눈의 조준선은 주시점으로 정렬이 되지 않게 되어 감각성융합이 되지 않으므로 이를 보완하기 위한 운동성융합이 일어난다. 이 운동성융합이 **융합성폭주**(Fusional Con-vergence)이다.

끝으로 **근접성폭주**(Proximal Convergence)는 물체가 가깝게 있다는 감각에 의해서 일어나는 폭주로 약 2.5 △ ~ 3.5△이고 임상적으로는 중요하지 않다.

그러므로 눈 앞 $a$ $m$의 목표를 주시할 때, 전체 폭주량은 $\frac{1}{a}$(M.A.)이며, 이 폭주량에는 긴장성폭주, 조절성폭주, 융합성폭주 그리고 근접성폭주가 포함되어 있다.

가까운 물체를 보려 할 때 먼저 긴장성폭주로 양조준선이 먼 곳으로 평행하게 정렬되고 바로 조절성폭주로 두 눈의 조준선 주시물체로 향한다면 융합성폭주가 필요없게 되어 조절량의 디옵터 수치가 곧 폭주량의 미터각 수치와 같게 되어 이상적인 상태가 된다.

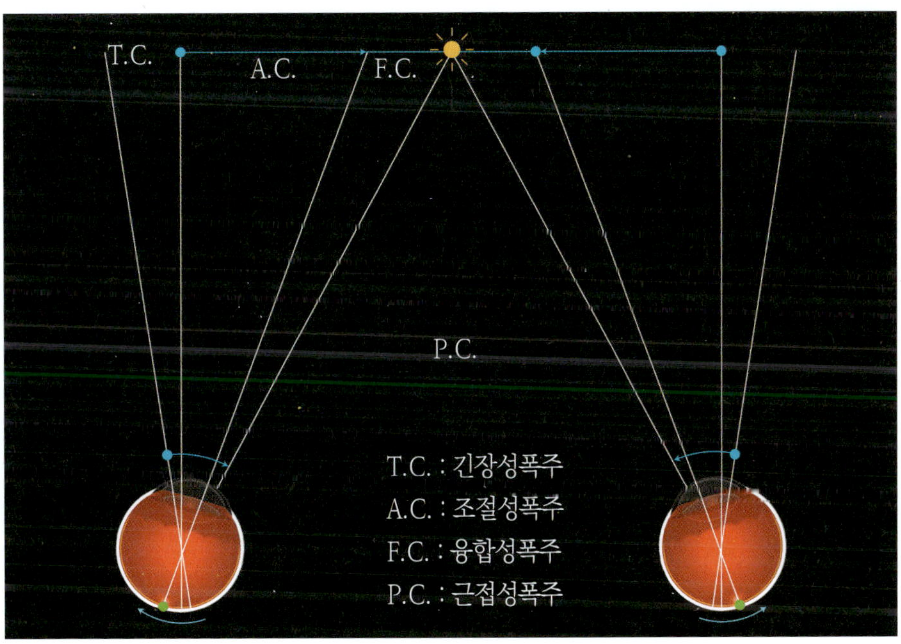


[그림 3-49] 전 폭주의 분석과 그 종류

긴장성과 조절성폭주를 한 양이 적거나 많음에 따라 융합성폭주량이 (+)양이 될 때와 (-)양이 될 때가 있다. (+)값을 가지면 코방향으로 눈모임이 되며, (-)값을 가지면 음성폭주, 즉 귀방향으로 개산된다.

원시의 눈을 가진 사람이 나안으로 가까운 물체를 보려 했을 때는 조절력이 많이 작용하므로 조절성폭주량이 커져 내사위가 되기 쉽다. 융합성폭주로 내사위를 상쇄하지 못하거나, 그 정도가 심하면 내사시로 이행된다.

근시의 경우도 같은 설명으로 가까운 곳을 볼 때 외사위가 많으며 정도가 심하면 외사시로 이행된다. 따라서 적절한 안경으로 **굴절이상을 교정함**으로써 **사위 및 사시를 예방**할 수 있다. 융합성폭주량의 검사는 조절하지 않은 상태에서 측정하여야 하지만 안협동운동으로 실제로 그런 상황을 만들 수 없어 차선책으로 조절을 일정하게 유지시킨 다음 융합폭을 측정하는 방법을 취한다. 이러한 이유로 이를 **상대폭주**라고도 한다.

측정방법은 프리즘렌즈를 두 눈 앞에 세팅한 후에 원거리 또는 근거리의 시표를 양안시하게 하고 **양성융합성폭주(Positive Fusional Convergence, P.F.C.)**는 프리즘의 **기저(Base)**를 **외방(B.O.)**으로 셋팅하여 서서히 프리즘디옵터의 양을 올려가면서 원근거리 모두 주시점이 흐려지는 첫 지점[이를 **흐린점(Blur Point)**이라고 한다]까지 가한 프리즘량을 구한다. **음성융합성폭주(Negative Fusional Convergence, N.F.C.)**는 프리즘의 **기저(Base)**를 **내방(B.I.)**으로 셋팅하여 프리즘디옵터양을 올려 복시가 나타나는 직전까지 가한 프리즘량을 구한다.

수직융합성폭주는 프리즘을 한 눈에는 기저상방(B.U.), 또 다른 눈에는 기저하방(B.D.)으로 셋팅하여, 서서히 프리즘디옵터양을 올려 복시가 나타나는 첫 지점의 프리즘량을 상하의 융합폭으로 정한다.

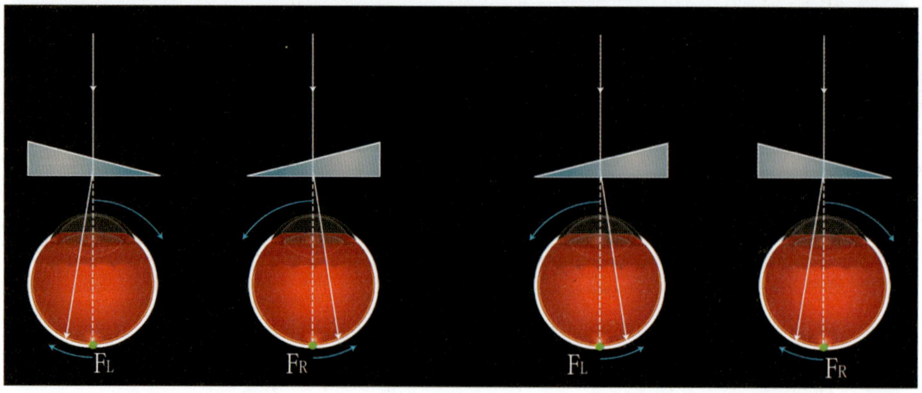


(1) 폭주 : 내전강요　　　　(2) 개산 : 외전강요

[그림 3-50] 원거리에서 프리즘과 안구운동

이 검사는 앞절에서 설명한 운동성융합량을 구하는 것으로 평균값은 앞에서의 표 3-4와 같다. 원근거리의 **융합성폭주력**, 즉 **운동성융합력**은 안경의 조제 및 가공에서 광학중심점의 위치 설계에 있어 허용오차 결정과 사위보정 프리즘처방의 결정에 중요한 사항이 된다.

이 측정은 양안의 굴절이상을 완전교정한 후에 행해야만 한다. 이상과 같은 융합성 폭주, 즉 상대폭주량을 측정할 수 있는 까닭은 폭주와 조절은 양안시를 하는데 중요하고 서로 연동하지만 완전한 불수의적 반사운동은 아니어서 인위적으로는 어느 한 편을 일정한 양으로 유지시키면서 다른 한 편을 변화시킬 수가 있기 때문이다.

따라서 조절이 개입되는 근거리에서는 위 원거리에서의 양성, 음성융합성폭주를 기저외.방(B.O.)의 프리즘렌즈로 측정하였을 때의 폭주량을 **양성상대폭주**(Positive Relative Con-vergence, P.R.C.)라고 하고, 기저내방(B.I.)의 프리즘렌즈로 측정하였을 때의 폭주량을 **음성상대폭주**(Negative Realtive Convergence, N.R.C.)라고 한다.

조절력 크기의 측정도 같은 내용으로 정시, 정위의 상태에서 정중성년선상 근거리검사거리에 있는 시표를 주시하도록 하여 폭주를 고정시키고, 양안에 (+) 혹은 (-)렌즈를 대어 점차적으로 굴절력을 올리면서 시표가 흐려지는 첫 지점까지 가한 값을 구한다.

이와같이 가까운 거리의 주시점에 양안을 주시시켜 폭주량을 고정시킨 상태에서 측정한 조절력을 **상대조절**(Relative Accommodation, R.A.)이라고 한다. 오목렌즈를 대고 측정한 상대조절량을 **양성상대조절**(Positive Reiative Accommodation, P.R.A.)

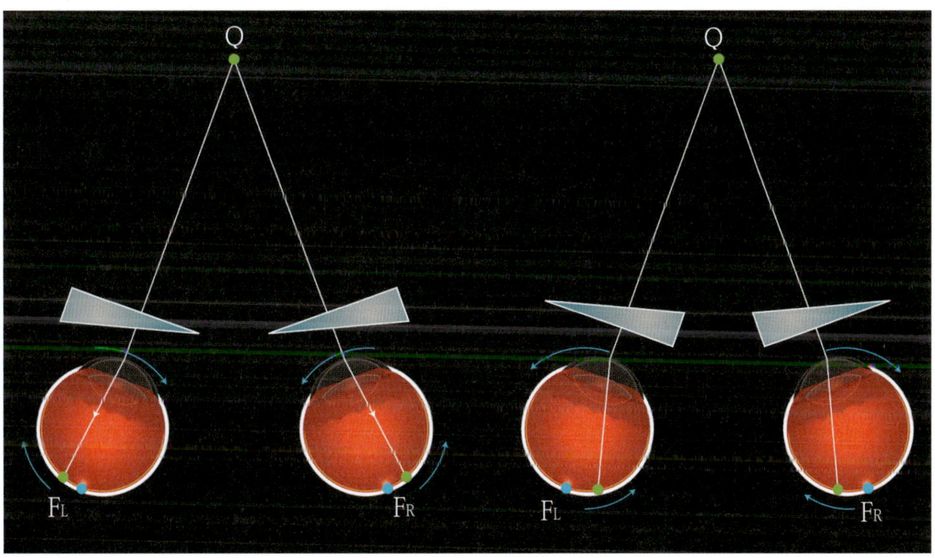


(1) 양성상대폭주　　　　(2) 음성상대폭주

[그림 3-51] 상대폭주 측정

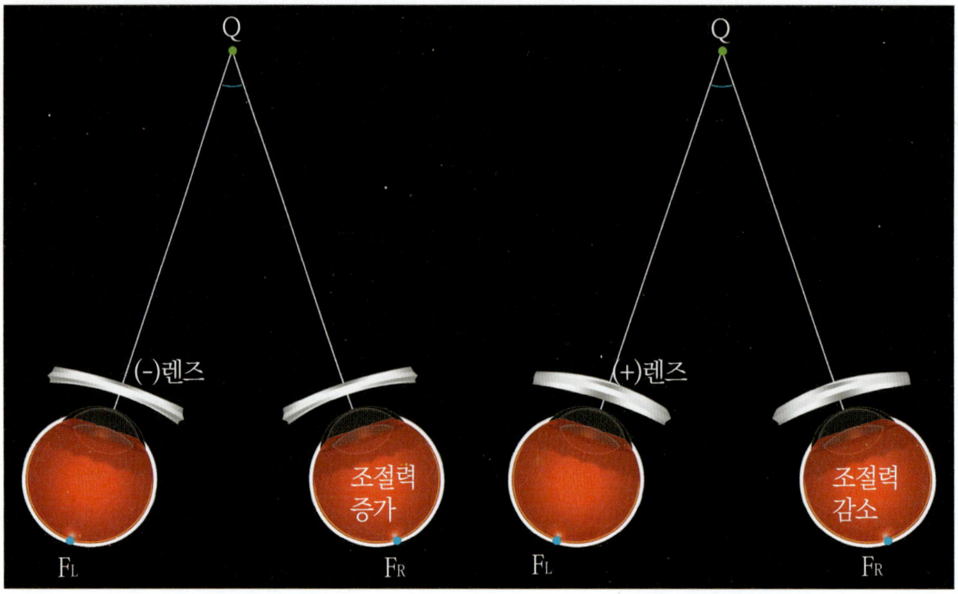


(1) 양성상대조절 (2) 음성상대조절

[그림 3-52] 상대조절 측정

이라고 하고, 볼록렌즈로 측정한 상대조절량을 **음성상대조절**(Negative Relative Accommodation, N.R.A.)이라고 한다.

그림 3-53은 정위, 정시인 20세 남자의 상대조절 및 폭주폭의 그래프이다. 가로축은 미터각(M.A.)의 폭주량을, 세로축은 디옵터(D)로 나타낸 조절력을 표시한다. 중앙 대각선은 같은 절대값의 조절과 폭주를 표시한다.

조절을 3디옵터(D)로 고정시키고 폭주를 3미터각(M.A.)에서 증가시켜 단일시가 되지 않는 위치가 6미터각(M.A.)이라면 그림에서 $c$ 점은 상대폭주근점이 되고 3미터각(M.A.)이 양성상대폭주폭이 된다. 또, 폭주를 개산시키는 방향으로 움직여 단일시가 안되는 폭주위치는 0.7미터각(M.A.)인 그림에서 $d$ 점은 상대폭주원점이 된다. 따라서 음성상대폭주폭은 2.3미터각(M.A.)이 되어 전상대폭주폭은 $cd$ 의 폭, 즉 5.3미터각(M.A.)이 된다.

이와 같이 여러 주시거리에서 상대폭주 및 상대조절($ab$의 길이)을 구하여 그린 것이 그림 3-53이다. 결국 곡선으로 둘러 쌓인 음영 부분이 **양안선명단일시**가 가능한 영역이다.

이 곡선 중에 중앙부의 대각선상에서 양안시를 하는 것이 쾌적하다. 일반적으로는 대각선을 중심점으로 좌우폭의 $\frac{1}{3}$ 범위까지는 좋다. 이 범위를 '상쾌영역'이라고 한다. 이 그래프는 양안시의 **시기능분석**에 이용된다.

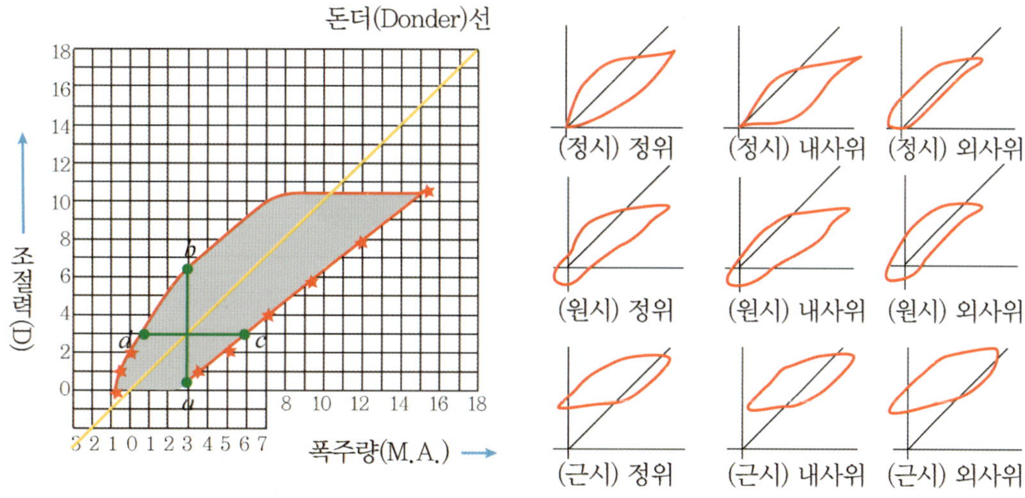


[그림 3-53] 상대조절 및 상대폭주 곡선

## 17 약시와 저시력 그리고 무수정체안

눈에 특별한 기질적 이상이 없는데도 교정시력이 좋지 못한 눈을 **약시(Amblyopia)**라고 한다. 약시의 종류는 발생원인으로 구분하여 사시로 인해 시각 자극이 차단되어 발생된 **사시성약시(Strabismic Amblyopia)**, 두 눈의 시력차이가 많아서 시력이 좋지 않은 쪽의 쓰임이 적게 되어 그 눈이 약시가 되는 **부등시성약시(Anisometropic Amblyopia)**, 선천성 백내장, 안검하수 등으로 시각자극이 차단되어 나타나는 **시자극결핍성약시(Visual Deprivation Amblyopia)** 그리고 **히스테리성약시(Hysterical Amblyopia)**로 나눈다. 그 외 심한 비정시를 교정하지 않고 장기간 방치 했을 때도 약시가 발생된다. 약시는 유아기에 건강한 시생활 환경에 있지 않을 때 발생하기 쉬우므로 어릴 때 눈의 보호에 특히 유념해야 한다. 약시를 예방하거나 개선시키는 방법으로는 두 눈 가운데 정상안에 안대 또는 차폐렌즈(Occulder)를 씌워 상당 기간 약시안의 사용을 강제시키는 방법이 가장 일반적이다. 부등시성 약시의 예방은 좌우 눈의 굴절이상을 완전 교정한 안경을 쓰도록 한다.

약시와 혼동하기 쉬운 것이 **저시력(Low Vision)**이다. 저시력은 비정상적인 시력 및 시야를 갖는 눈으로 기질적 이상은 안과적 치료를 하고, 비정시는 안광학적 교정을 하

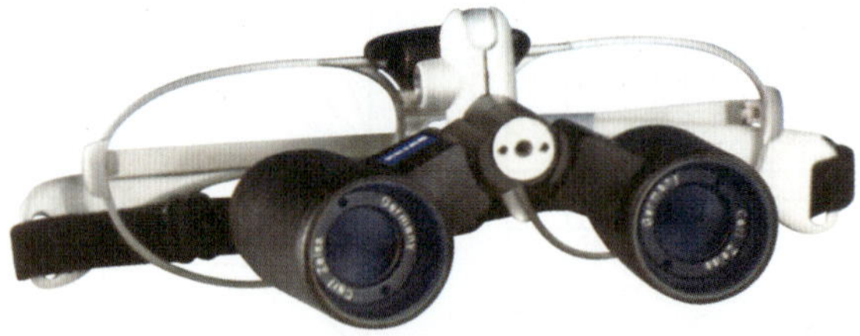

[그림 3-54] 상 확대를 위한 저시력자용 망원안경

였어도 교정시력이 좋지 않아 일상생활에 장애와 불편을 주는 눈을 말한다.

저시력자에게 시생활의 불편을 덜어 주어 삶의 질을 높이는데 저시력의 교정과 훈련의 목적을 두어야 한다. 상의 크기를 크게하는 방법으로 망원경 등을 사용하는 것이 일반적 보정방법이다. 그 밖에 조명 조정과 콘트라스트의 증가, 생활 상담 등으로 불편을 극복하도록 한다. 저시력의 원인이 되는 것에는 모든 안질환이 포함된다.

백내장 수술 등으로 수정체를 없앤, 즉 수정체를 적출한 눈을 **무수정체안(Aphakia)**이라고 한다.

안구의 광학계 중 렌즈계 요소로서 수정체는 굴스트란트(Gullstrand)에 의하면 가장 약할 때 약 +19D의 굴절력을 가지고 있다. 이 수정체가 적출되면 눈의 전체 광학계는 총굴절력이 감소됨과 동시에 조절기능을 완전히 상실하게 된다.

굴절력만을 보정하려면 약 +13D 전후의 큰 (+)굴절력의 안경렌즈 및 콘택트렌즈를 쓰게하여 정상적 눈의 굴절력으로 회복시킨다. 그러나 가까운 곳을 보기 위한 조절기능은 회복되지 않는다.

무수정체안 교정용 안경렌즈는 아주 강한 굴절력을 가진 (+)렌즈이기 때문에 두께

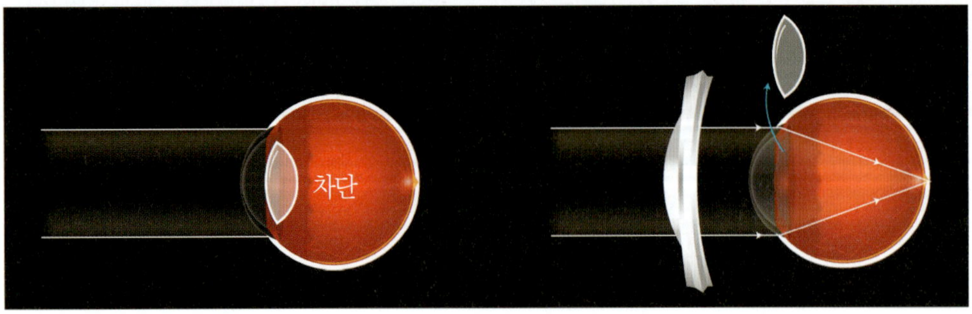


(1) 백내장의 눈 (2) 수정체 적출 후

[그림 3-55] 무수정체안과 교정

를 무시할 수 없고, 굴절력이 클수록 구면수차를 비롯한 여러 수차가 커지게 되어 내면(-면)은 구면으로, 외면(+)면은 주변부로 갈수록 곡률이 적은 비구면으로 만들어 구면수차를 적게하는 **비구면렌즈**(Aspheric Lens)로 만들어야 한다. 또, 한쪽 눈만 백내장 수술로 무수정체안이 된 때는 좌우 두 눈의 교정렌즈는 심한 굴절력 차를 가지는 **굴절부등시**(Anisome-tropia)가 된다. 무수정체안을 교정하는 좌우안경렌즈의 배율차이로 좌우안의 망막상의 크기가 다르게 되는 **부등상시**(Aniseikonia)가 되어 불편하다. 부등상시는 양안시(Binocular Vision)가 어렵게 되므로 교정수단으로 안경렌즈 대신 콘택트렌즈(Contact Lens)를 사용하는 것이 좋나. 시금은 백내장 수술직 후 적출한 수정체 내신 그 자리에 대부분 속칭 인공수정체라고 하는 **안내렌즈**(Intra Oallar Lens)를 부착시킨다.

## 18 시력, 안경처방검사의 기본 정보

보려는 물체의 형태를 알아보는 능력을 **시력**(Visual Acuity)이라고 한다. 일정한 밝기에 있는 물체를 볼 때 사람의 시력, 즉 인식능력에는 차이가 있다. 보이는 상태의 차이는 밝기, 물체의 크기와 모양 등 여러 가지 요소가 영향을 끼친다. 따라서 어느 사람의 시력을 나타낼 때는 통일된 객관적인 기준이 있어야 한다.

일찍부터 '보이는 형태'의 객관적 기준단위가 다르면 그 인식한계도 다르게 된다는 것은 잘 알려져 있었다. 현재 이 형태각을 측정하는 요소로는 **가시력**(Visible Acuity), **분리력**(Seperable Acuity), **가독력**(Legible Acuity), **판별력**(Discriminable Acuity)의 4가지가 있다.

가시력은 볼 수 있는 물체의 최소 크기로 나타낸다. 즉, 한 점을 볼 때 그것을 인식하는 **최소가시력**(Minimum Visiblity)을 기준으로 하는 분류이다. $10^{-9}$ *lux*의 밝기일 때 눈을 움직이지 않고 망막이 받는 광자극에 대한 절대감도의 값이다. 백색바탕에 검은 점으로 측정했을 때 성상인의 경우 0.5 ~ 1초의 시각(Visual Angle)을 갖는다. 시야검사가 가시력 검사에 해당된다.

분리력은 서로 떨어진 두 점을 두 점으로 식별할 수 있는 인식능력을 말한다. 두 점을 접근시켜 두 점으로 알아내는 **최소분리력**(Minimum Seperablity)을 기준으로 하는 것으로 **분해능**(Resolvable)이라고도 한다. 정상인의 경우 최소분리시각은 30초(″) ~ 1

분(′) 사이이다. 밝은 곳에서 **최소분리시각**(Minimum Angle of Resolution) 1분각을 식별할 수 있는 능력을 표준시력 1.0 시력으로 삼는다.

**스넬렌**(Snellen)의 5분각 1분각의 원리로 만들어진 **란돌트**(Landolt) **고리시표**를 표준시표(Optotype)로 사용하고 있다.

가독력은 우산, 말, 숫자 등의 형태를 판독할 수 있는 능력을 말하는 것이다. **최소가독력**(Minimum Legible)을 기준으로 하는 숫자, 그림 등은 현재 **준표준 시력검사**의 시표로 사용되고 있다. 가독력의 시표를 알아보는 능력에는 지식, 주의력, 경험 등의 심리적 요인이 많이 작용한다.

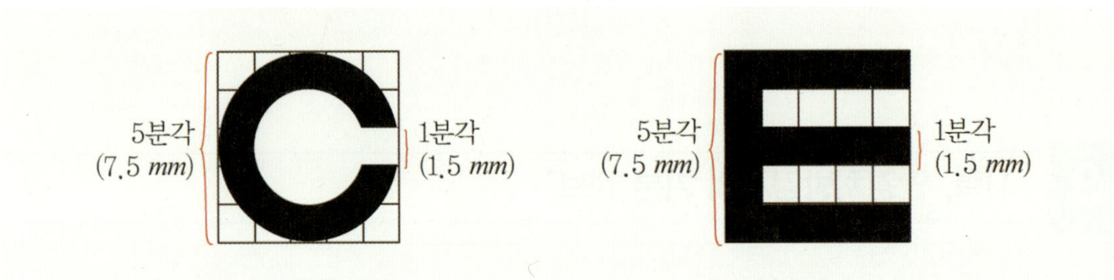


(1) 1.0 란돌트(Landolt) 고리 시표 (2) 1.0 스넬렌(Snellen) 시표

[그림 3-56] 5 m 거리용 분리력측정 표준시표

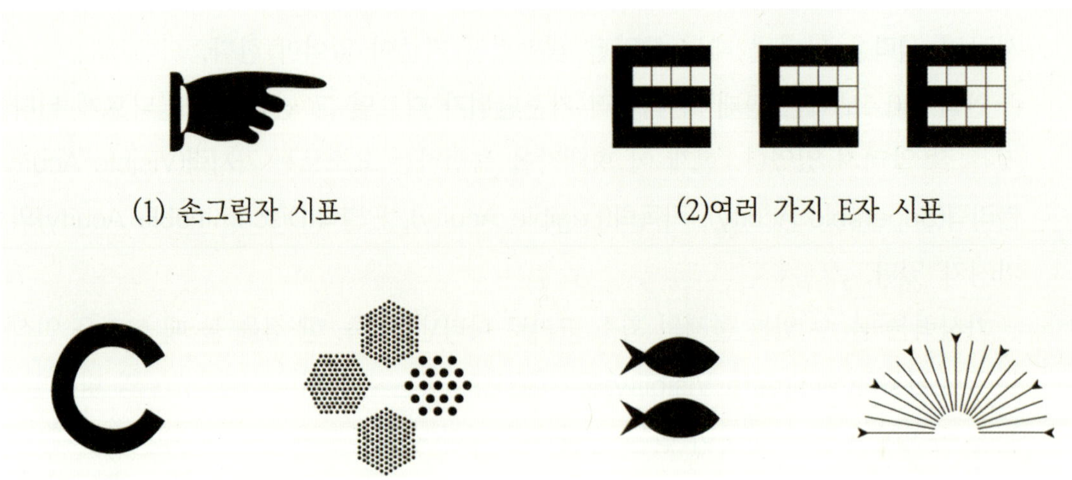

(1) 손그림자 시표 (2)여러 가지 E자 시표

(3) 육육고리 시표 (4) 점군 시표 (5) 쌍고기 시표 (6) 방사선 시표

[그림 3-57] 방향식별을 이용한 준시표

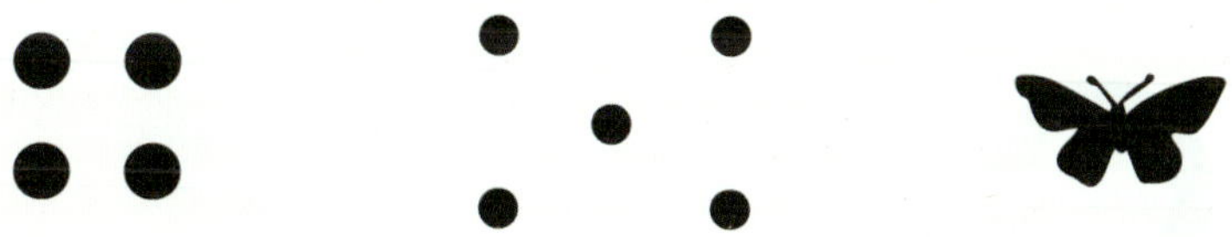

(1) 4점 시표　(2) 5점 시표　(3) 동물그림자 시표

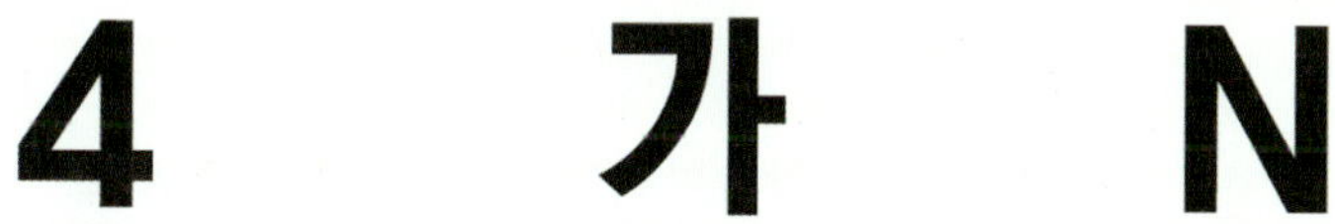

(4) 숫자 시표　(5) 한글 시표　(6) 영문자 시표

[그림 3-58] 형태식별을 이용하는 준시표들

끝으로 판별시력인데 이는 물체의 형태를 얼마나 세밀하게 파악하느냐도 중요하지만 시야 내에 있는 여러 물체의 상호 위치관계를 얼마나 빨리 그리고 정확하게 인식하는가 하는 능력을 가늠하는 시력값이다. 대표적으로 입체시력(Stereo Acuity)과 동체시력(Motion De-tection Acuity)이 있고, 그외 배열과 기울림 등의 상호 위치를 밝히는 시력이 있다.

처음 스넬렌(Snellen)이 시표를 만들 때 가독력을 측정하는 E 문자라든가, 물체의 모양의 획의 크기를 1분 시각, 전체 크기는 5분각의 비율로 만들었다가 1988년 프랑스의 란돌트(Landolt)가 5분각 1분각의 원리에 따라 그림 3-60과 같이 고리 모양의 시표를 만들었다. 즉 고리의 잘린 곳 나비를 보는 최소시각의 역수 값을 시력값으로 한다.

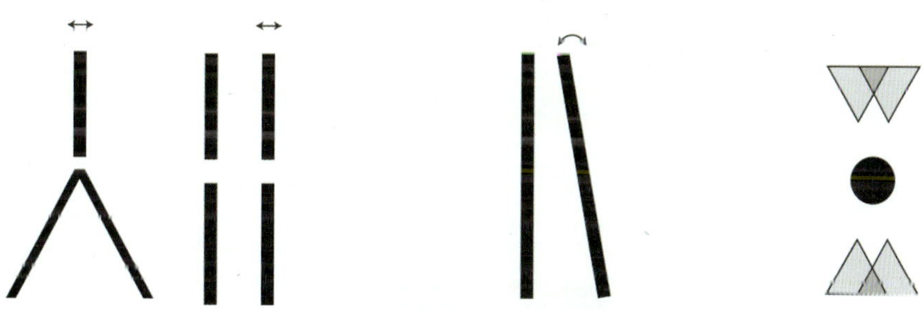

(1) 배열 시력　(2) 기울림 시력　(3) 편광입체시 시력

[그림 3-59] 판별시력의 여러 가지 시표

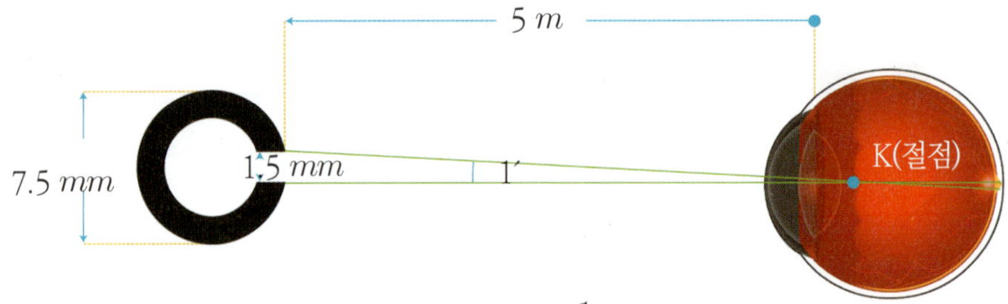


$$\text{시력(Visual Acuity)} = \frac{1}{1'} = 1.0$$

[그림 3-60] 최소시각 1분각을 갖는 1.0 표준시력

시력을 측정하는데는 **시시력표(Test Chart)**라고 부르기도 하는 **시력표(Test Chart)**를 사용한다. 시력표(Test Chart)는 여러 가지 크기의 **시표(Optotype)**를 그림 3-61과 같이 배열한 것으로 기준시표를 단수 1.0으로 하여 그 외 시표는 크기에 반비례하여 시표에 시력단수를 적어 넣도록 하였다.

배열되는 시표는 제일 큰 시표인 0.05 또는 0.1 크기의 시표에서 차례로 0.2 …… 0.9, 1.0, 1.2 그리고 제일 작은 2.0 크기의 시표의 13단계로 되어 있거나, 0.15를 넣은 14단계의 시력표가 사용되고 있다.

일반적으로 많이 쓰는 시력표는 란돌트(Landolt) 고리시표와 문자 혹은 숫자 등 판별시표를 넣은 **준시력표**이다. 숫자, 문자, 물체모양 등으로 만든 준시표는 란돌트 고리

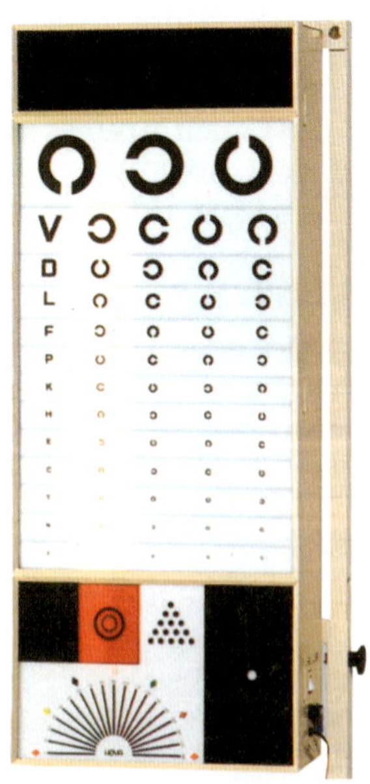

[그림 3-61] 시력표

[표 3-7] 란돌트 고리시표의 크기

| 시력 | 시각(′) | 바깥지름의 관례적 크기(mm) | 선굵기 및 잘린 곳 나비(mm) |
|---|---|---|---|
| 0.1 | 10.00′ | 75.000(72.72) | 15.000(14.544) |
| 0.2 | 5.00′ | 37.500(36.36) | 7.500(7.272) |
| 0.3 | 3.33′ | 25.000(24.24) | 5.000(4.848) |
| 0.4 | 2.50′ | 18.750(18.18) | 3.750(3.636) |
| 0.5 | 2.00′ | 15.000(14.54) | 3.000(2.909) |
| 0.6 | 1.67′ | 12.500(12.12) | 2.500(2.424) |
| 0.7 | 1.43′ | 10.714(10.39) | 2.143(2.078) |
| 0.8 | 1.25′ | 9.375(9.09) | 1.875(1.818) |
| 0.9 | 1.11′ | 8.333(8.08) | 1.667(1.616) |
| 1.0 | 1.00′ | 7.500(7.27) | 1.500(1.454) |
| 1.2 | 0.83′ | 6.250(6.06) | 1.250(1.212) |
| 1.5 | 0.67′ | 5.000(4.85) | 1.000(0.970) |
| 2.0 | 0.50′ | 3.750(3.64) | 0.750(0.727) |

(괄호안은 정밀하게 계산한 것임)

시표보다 판별하기 위우므로 전체크기를 란돌트 고리시표의 $\frac{4}{5}$의 크기로 하여야 한다.

준시력표에 속하는 것으로 가장 많이 쓰이는 것이 프로젝터(Projector)를 이용한 **투영식시력표**이다. 원격조정으로 시표를 바꿀 수 있어 시표를 지시할 사람이 따로 필요하지 않아서 포롭터(Phoropter)와 같이 쓰기에 아주 좋다. 또, 편광시표를 가지고 있어 양안시기능을 측정할 수가 있다. 그림 3-62와 그림 3-63에 시표투영기와 투영식의 여러 시표를 실었다.

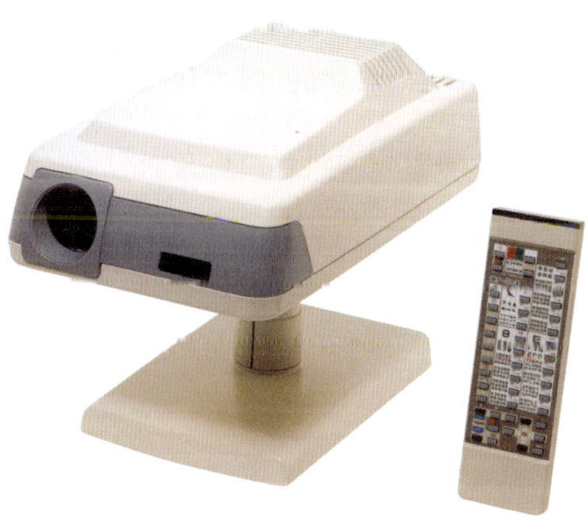

[그림 3-62] 시표투영기(Chart Projector)와 리모트 콘트롤러

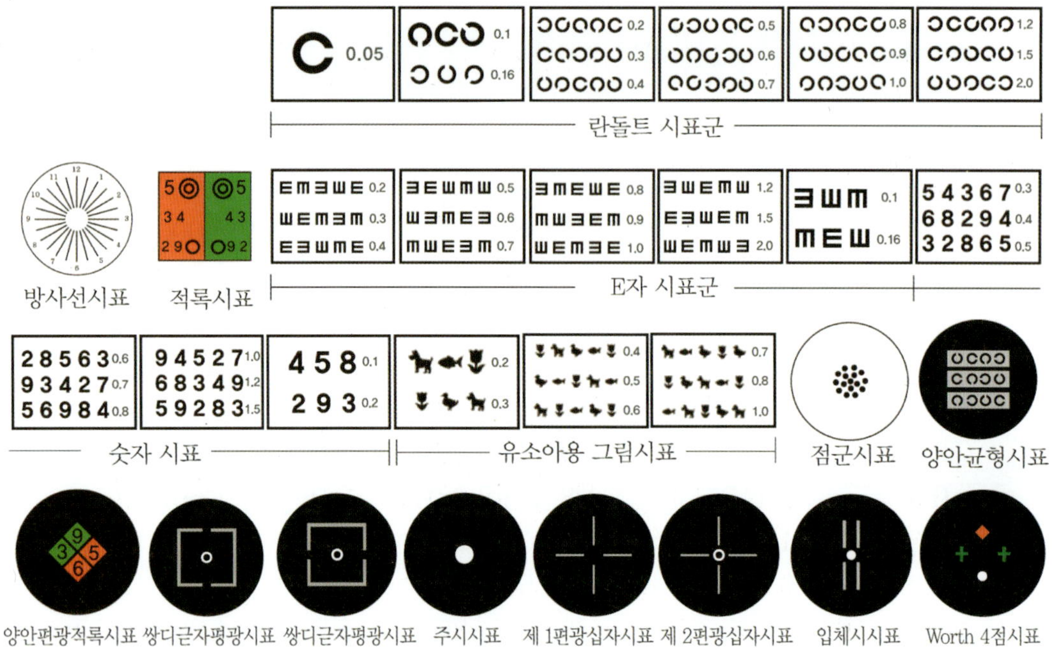


[그림 3-63] 시표투영기(Chart Projector)의 여러 시표

## 19 시력이라 해서 다 같은 시력이 아니다.

일상생활을 영위하는 데 불편이 없는 시력은 1.0, 1.2, 1.5를 정상시력으로 여기고 있다. 유아기는 시력이 발달해가는 과정으로 만 7세에 이르러서 시력 1.0에 이른다. 그러나 시력 1.0은 일반적인 표준시력일 뿐이다. 개개인의 정상시력은 그 사람의 직업, 환경에 원활히 적응할 시력으로 정해야 된다.

다시 말해서 어느 정도를 정상시력으로 할 것인가는 개개인이 불편 없이 생활할 수 있는 최저시력으로 하여야 한다는 말이다. 판정하는 것도 정지된 상태에서 움직이지 않는 시표를 파악하는 것을 객관적인 기준으로 삼기 어렵다.

[표 3-8] 나이에 따른 시력의 발달

| 나이 | 시력 |
|---|---|
| 생후 1개월 | 안전수동(Hand Movement) |
| 생후 2개월 | 0.01 |
| 생후 3개월 | 0.02~0.03 |
| 생후 4개월 | 0.02~0.04 |
| 생후 8개월 | 0.1 |
| 만 2세 | 0.5~0.6 |
| 만 3~5세 | 0.8~0.9 |
| 만 7세 | 1.0 |

**중심시력**(Central Visual Acuity)은 우리가 흔히 시력이라고 일컫는 것으로 조준선이 향하는 **주시점**(Fixation Point)을 보는 시력으로서 망막 황반부의 중심와 해상력이다.

중심시력은 가장 예민한 시력이다. 그 이유는 중심와에는 추체세포가 모여 있기 때문이다. **주변시력**(Peripheral Visual Acuity)은 조준선을 주심점에 고정하고 주변부에 있는 물체를 인식하는 시력을 말한다. 중심시력에 비하면 주변시력은 아주 좋지 않다. 시야의 주변으로 갈수록 추체의 숫자가 비례해서 줄어드는 것이 중심시력보다 주변시력이 떨어지는 원인이다.

표준검사거리 5 $m$에서 조절력의 개입을 최소화시켜 측정한 시력을 **원거리시력**(Distant Vision)이라고 한다. 흔히 시력이라고 지칭할 때는 이 원거리시력을 말하는 경우가 대부분이다.

근거리에서 조절력을 개입시켜 측정한 시력을 **근거리시력**(Near Vision)이라고 한다. 25 ~ 40 $cm$를 검사거리로 한다. 안질환이 없고 조절기능에 이상이 없으면 원, 근거리시력은 같거나 근거리시력이 좋을 것으로 생각하기 쉽지만 실제는 근거리시력이 약간 떨어진다.

원거리시력과 근거리시력이 모두 양호하면 시력에 관한한 이상이 없는 것이고, 원거리시력은 좋은데 근거리시력이 좋지 않으면 조절기능 이상과 폭주미비 및 부전을 의심할 수 있다. 반대로 원거리시력이 좋지 않고 근거리시력이 좋으면 내사위, 근시 그리고 **가성근시**(Pseudo Myopia)를 의심할 수 있다. 원거리시력과 근거리시력 모두 좋지 못하면 절대원시, 근시 그리고 난시가 있다고 예측할 수 있다.

**나안시력**(Naked Vision)은 안경, 콘택트렌즈 등의 교정 및 보정기기를 쓰지 않고 맨눈으로 보고 잰 시력이고, **교정시력**(Corrected Vision)은 최적 안경 혹은 콘택트렌즈를 쓰고 측정한 시력을 말한다. 일반적으로 나안시력이 어느 정도인가 하는 것은 중요하지

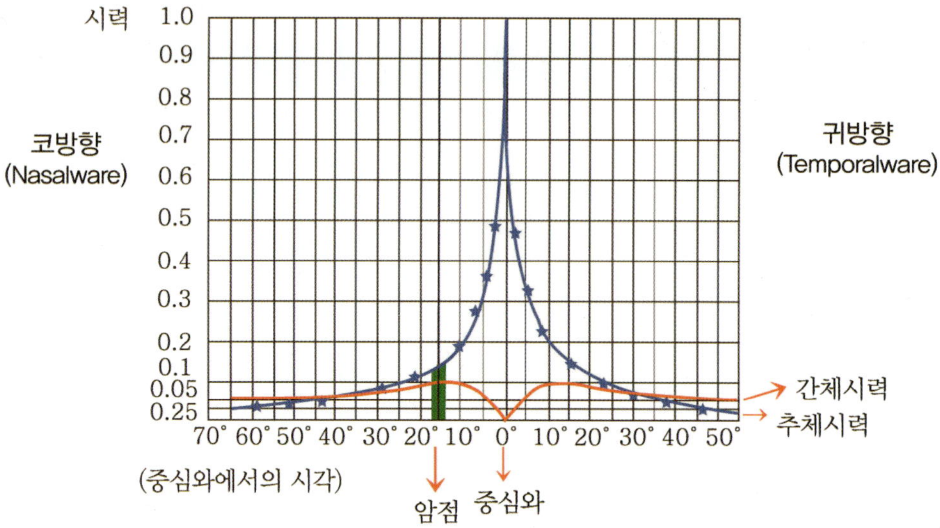


[그림 3-64] 중심시력(1.0)과 주변시력의 차

않다. 왜냐하면 사회생활에서 안경 또는 콘택트렌즈로 교정된 상태로 시생활을 하기 때문이다.

## 20 나안시력 검사의 조건

나안시력 검사는 근시, 원시 그리고 여러 난시의 유무 등 시기능에 대한 대략적인 기본정보를 알아내는데 중요하다. 또, 안질환의 진단, 경과 상황을 알아내는데도 나안시력을 기초자료로 사용할 수 있기 때문에 나안시력은 안경처방값의 검출뿐만 아니라 안과적인 검사에서도 중요하다.

시력을 판정하는데는 객관적이고 과학적이며 통일된 조건이 필요하다. 시력표의 통일적 구조, 시표의 콘트라스트, 시표의 조도, 검사거리 그리고 측정실의 밝기 등의 규정이 같지 않으면 각기 다른 측정결과가 나오기 때문이다. 따라서 여러 나라는 나안시력검사 조건에 대한 규약을 정하고 있다.

다음은 우리나라의 한국산업 규격 KS PISO 8596에 정해진 안광학 시력검사 표준 시표와 그 표시법의 일부 내용이다. 이 규격은 2006년 12월 5일 제정된 최근의 것이지만 뒤에 실은 1994년에 제정된 국제표준화기구 I.S.O의 ISO8596의 Ophthalmic Optics Visual Acaity Testing Standard Optotype and its Presentation 것을 그대로 베껴 쓴 것이다. 따라서 폐기된 산업규격이지만 알기 쉽게 구분된 1990년에 제정된 구 KSP4406 시력검사 내용에서 참고될 부분을 정리하였다.

(1) **표준 시력검사 장치:** 검사거리 5 m용으로 제작되어, 그것을 사용하여 실시하는 검사의 정확성에 중점을 두는 장치.

(2) **준표준 시력검사 장치:** 검사거리 5 m용으로 제작되어, 실용성에 중점을 두어 검사의 정확성이 어느 정도는 희생되는 장치. 거울에 의한 반사를 이용하는 것도 포함한다.

(3) **특수 시력검사 장치:** 표준 시력검사 장치 및 준표준 시력검사 장치에 포함되지 않는 장치. 보기를 들면, 5 m용 이외의 시력검사 장치, 근거리 시력검사 장치, 글자 하나 시력검사 장치, 스크리닝용 시력검사 장치, 두 눈 개방 시력검사 장치 등을 말한다. 다만, 차트 프로젝터는 차트 프로젝터에서 규정한다.

(4) **근거리 시력검사 장치:** 근거리 작업을 대상으로 하는 근거리 시력검사용으로서 임상적으로는 주로 노안경의 처방을 목적으로 사용되는 장치.

(5) **낱글자 시력검사 장치:** 시표(視標)를 1개씩 제시하는 시력검사 장치.

(6) **스크리닝용 시력검사 장치:** 정밀검사의 제 1 단계의 선별검사(Screening Test)에 사용되는 집단검진용 시력검사 장치.

(7) **두 눈 개방 시력검사 장치:** 두 눈을 뜨고 좌우 각각 및 두 눈의 시력검사를 동시에 할 수 있는 시력검사 장치.

(8) **검사 거리:** 피검자의 입사 동공으로부터 시표까지의 거리.

(9) 시력검사 장치의 종류는 다음 3종류로 구분한다.
- ① 표준 시력검사 장치
- ② 준표준 시력검사 장치
- ③ 특수 시력검사 장치

(10) 시력검사용 시표
- ① 표준 시표는 란돌트 고리로 한다.
- ② 표준 시표의 치수는 시력치 1.0의 란돌트 고리의 바깥지름을 시각 5´, 선나비 및 잘린 곳 나비를 시각 1´로 하고, 시력치 $a$의 시표치수는 시력치 1.0시표치수의 $\frac{1}{a}$로 한다.
- ③ 란돌트환 이외의 시표는 임상 실험적으로 란돌트 고리와 관련지어진 작도법 및 치수의 표준치가 명확하게 된 E 문자, 한글, 숫자, 로마자, 도형, 소아용 등의 시표로 한다.

(11) 시력검사 장치
- ① 사용하는 시표는 란돌트 고리로 한다. 그 치수의 허용차는 규정에 따라 측정하였을 때, 시력치 1.5까지는 표준치의 ±5%로 하고, 시력치 2.0은 표준치의 ±10%로 한다.
- ② 시표의 백분율 대비는 규정에 따라 측정하였을 때, 90% 이상으로 한다.
- ③ 시표 단계의 구분은 최소한 0.1, 0.15, 0.2, 0.3, 0.4, 0.5, 0.6, 0.7, 0.8, 0.9, 1.0, 1.2, 1.5 및 2.0으로 하는 것이 바람직하며, 각 시표 단계마다 시력치를 명시한다.
- ④ 동일 단계의 시표수는 시력치 0.2 이상인 시력치의 시표 단계에서는 같은 열 5개 이상으로 하는 것이 바람직하다.

⑤ 시표상호의 간격은 1.5 cm 이상 떨어져야 한다.

⑥ 조명장치에 의한 시표주위 배경의 흰바탕의 휘도는 규정에 따라 측정하였을 때, 80 ~ 320 $cd/m^2$(표준휘도는 200 $cd/m^2$)로 한다.

(12) 시표의 정밀도

① 측정 위치는 란톨트환인 경우, 그림에 나타내는 바깥지름, 선나비, 잘린곳 나비를 측정한다. 바깥지름은 수평 또는 수직의 잘린곳이 없는 방향의 길이, 선나비는 그림에 나타내는 3곳의 측정치의 평균치로 한다. 란톨트환 이외의 시력검사용 시표에 대해서는 각각 지정된 위치의 측정을 한다.

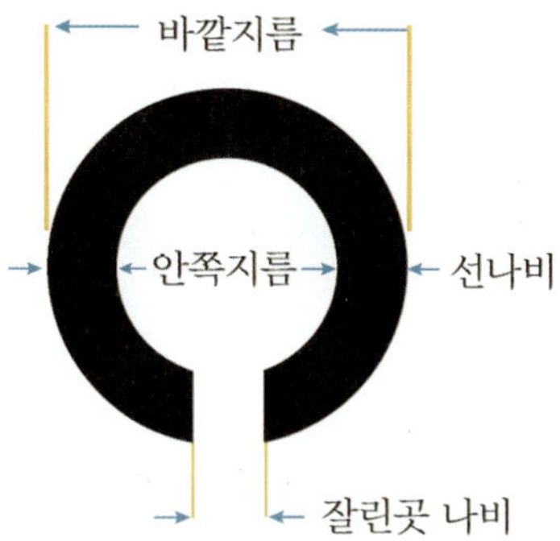


[그림] 란돌트 고리

② 시표의 오차는 바깥지름, 선나비, 잘린곳 나비에 대하여 실측치와 각 시력치 표준치의 차의 표준치에 대한 백분율로 표시하고, 다음 식으로 산출한다.

$$\text{시표의 오차(\%)} = \frac{\text{실측치} - \text{표준치}}{\text{표준치}} \times 100$$

③ 시표의 백분율 대비의 측정 방법은 다음과 같다.

- 휘도계를 사용하여 KS C 7613(휘도 측정 방법)에 따라, 암실 내에서 휘도를 측정한다.
- 측정은 시력치 0.1의 시표에 대해, 시표의 상하좌우 4곳의 검은 바탕 부분의 측정과 같은 시표로 시표에서 상하좌우 방향으로 약 1 cm 떨어진 시표 주위 배경의 흰바탕 부분 4곳을 측정한다. 시표 주위 배경의 흰바탕의 휘도 $a$ 및 시표 검은 바탕의 휘도 b는 각각의 실측치의 평균치로 한다.
- 시표의 백분율 대비는 a와 b를 사용하여 다음 식으로 산출한다.

$$\text{시표의 백분율 대비(\%)} = \frac{a - b}{a} \times 100$$

(13) 밝기

① 휘도계를 사용하여 KS C 7613에 따라, 암실 내에서 휘도를 측정한다.

② 측정은 시력검사 장치의 중심 및 상하좌우 방향 5곳에서 시표 주위 배경의 흰바탕의 휘도를 측정하고 그 평균치를 구한다.

ICS 11.040.70

한 국 산 업 규 격 **KS**

# 안광학－시력 검사－표준 시표와 그 표시법

**P ISO 8596** : 2006

**Ophthalmic optics－Visual acuity testing－Standard optotype and its presentation**

**1. 적용 범위** 이 규격은 증명과 면허의 목적으로 일정 범위의 란돌트 고리 시표를 규정하고 일광하에서의 원거리 시력 측정 방법에 대하여 규정한다. 그것은 임상적 측정의 표준으로 의도된 것도 아니고 실명 또는 부분시의 증명을 위한 표준으로 의도된 것도 아니다.

**비 고** 시력 측정 목적으로는 표준 시표나 표준 시표와 상관 있는 다른 시표(**KS P ISO 8597**에 기술된 대로)들을 사용해야 한다.

임상 목적으로는 국제 안과 협회의 시기능 위원회에서 준비한 권장 사항을 참조하기 바란다(2. 참조).

**2. 인용 규격** 다음에 나타내는 규격은 이 규격에 인용됨으로써 이 규격의 규정 일부를 구성한다. 이러한 인용 규격은 그 최신판을 적용한다.

**KS A ISO 3** 표준수－표준수 수열

**KS P ISO 8597** 광학 및 광학기구－시력 측정－시표 상관 방법

**3. 표준 시표** 표준 시표는 **표 1**과 **그림 1**에 자세히 소개되고 **그림 1**에 보인 란돌트 고리가 된다.

한 등급의 시력은 정해진 시거리에서 바깥 지름($d$)이 5′를 이루고 고리의 너비는(고리의 공백도 마찬가지로) 1′의 각을 이룬다.

란돌트 고리는 8개의 서로 다른 위치에서 표시될 수 있다(6.2 참조).

**4. 시력 등급과 표준 시표 등급** 시력 등급은 **표 1**에 주어진 것과 같고, 호의 분 단위(minutes of arc)로 측정된 공백 너비의 역수로 표시된다.

시표의 각 크기별 시력치는 로그 단위로 등급이 지어진다. 검사 시표의 크기와 그보다 한 단계 작은 시표의 크기의 비율은 다음과 같다.

$\sqrt[10]{10} = 1.258\,9$(**KS A ISO 3**의 표준수 R10 시리즈)

시력 0.05, 0.06, 0.08, 2.0의 시표는 필요시에 생략될 수 있다. 그 이상의 시력 등급의 추가는 허용된다.

**5. 검사 영역과 표준 시표 간의 간격** 시야는 표의 모양에서부터 검사 영역의 경계까지 모든 방향에서 적어도 0.5°가 늘어난다. 같은 검사 영역에서 하나 이상의 표준 시표가 사용된다면 **표 2**에 주어진 간격이 적용된다. 같은 검사 영역에서 하나 이상의 시력 등급이 사용되면 가장 큰 시표의 간격이 적용된다.

**표 2**는 가로와 세로의 간격 둘 다에 적용된다.

시표들의 배경은 균일하게 밝게 보이고 기호의 방향을 나타낼 수 있는 색깔이나 질감의 변화가 없다. 만약 시표들의 회전에 의해 방향이 서로 달라지면 이런 회전 운동은 피검자에게 관찰되지 못한다.

**표 1 시력 등급**

| 시력 등급([1]) | 시표 크기 | | | 최소 표시 개수 |
|---|---|---|---|---|
| | 로그 공백 크기 | 공백과 고리 너비의 각도 | | |
| | | 호의 분단위(′) (minutes of arc) | 허용 오차 % | |
| 0.05 | +1.3 | 20 | | |
| 0.063(0.06) | +1.2 | 16 | | 2 |
| 0.08 | +1.1 | 12.5 | | |
| 0.1 | +1 | 10 | | |
| 0.125 | +0.9 | 8 | | |
| 0.16 | +0.8 | 6.3 | ±5 | 3 |
| 0.2 | +0.7 | 5 | | |
| 0.25 | +0.6 | 4 | | |
| 0.32 (0.3) | +0.5 | 3.2 | | |
| 0.4 | +0.4 | 2.5 | | |
| 0.5 | +0.3 | 2 | | |
| 0.63 (0.6) | +0.2 | 1.6 | | 5 |
| 0.8 | +0.1 | 1.25 | | |
| 1.0 | 0 | 1 | | |
| 1.25 | −0.1 | 0.8 | | |
| 1.6 | −0.2 | 0.63 | | |
| 2.0 | −0.3 | 0.5 | ±10 | 5 |

주([1]) 괄호 안의 값은 같은 시력 등급임을 나타내기 위해서만 사용되어야 함.

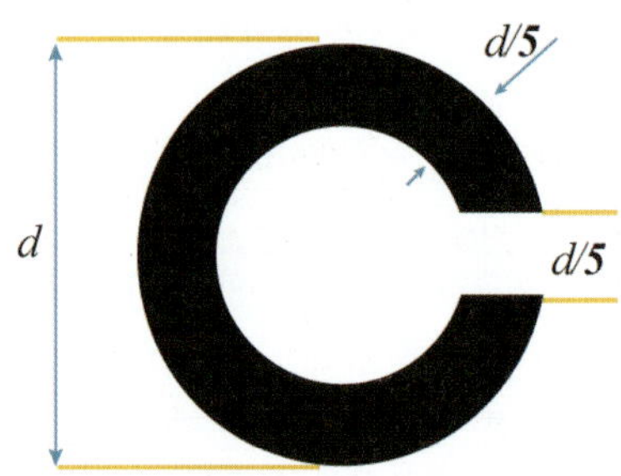


[그림 1] 란돌트 고리

표 2 표준 시표 간의 간격(경계에서 경계까지)

| 시력 등급 | 표준 시표 사이의 최소 간격 |
|---|---|
| 0.06 미만 | 란돌트 고리의 공백 너비×2 |
| 0.06~0.125 | 란돌트 고리의 지름 |
| 0.16~0.32 | 란돌트 고리의 지름×1.5 |
| 0.4~1.0 | 란돌트 고리의 지름×2 |
| 1.0 이상 | 란돌트 고리의 지름×3 |

**6. 표준 시표의 제시**

**6.1 표시의 질** 제시된 표준 시표는 검사 종류들이 쓰이기로 계획된 거리의 1/3의 관찰 거리에서 적어도 1.0의 시력을 갖는 관찰자에게는 경계가 분명하게 보인다. 기구들 속에 제시된 검사 종류들은 3배 확대되어 보인다. 일련의 시표들은 모양과 대비에 있어서 서로 눈에 띌 만큼 다르지 않다.

**6.2 시표의 위치** 시표는 **표 1**에서 보인 것처럼 각 시력 등급당 적어도 서로 다른 위치의 수로 제시된다. 이런 위치들의 50 %에서 공백은 가로나 세로가 될 것이지만 홀수로 제시되는 경우 이러한 가치는 그 다음으로 큰 정수로 반올림된다. 제시의 순서는 가능한 한 다양하고 무작위로 정해진다. 표준 시표가 단독으로 제시된다면 이런 사실은 검사 결과에 정확히 언급된다.

**비 고** 대체로 상관 관계가 있는(**KS P ISO 8597** 참조) 시표가 사용되면 적어도 각 크기별로 5번 제시되어야 한다. 수가 변할수록 시표의 선택은 가능한 한 다양하고 무작위로 정해져야 한다.

**6.3 원거리 시력 측정을 위한 시거리** 피검자의 동공과 시표 사이의 시거리가 최소 4 m 지점에서 검사해야 한다.

**6.4 시력 등급의 결정 및 부여 기준** 시력을 측정할 때에 시표의 제시가 끝나는 수행 단계는 각 크기에 이용된 시표의 수에 달려있다. "합격" 판정을 위해서는 시표의 전체 숫자가 5개라면 적어도 3개 이상, 전체 숫자가 6~7개라면 적어도 4개 이상, 전체 숫자가 8~9개라면 적어도 5개 이상, 전체 숫자가 10개라면 적어도 6개 이상 맞춰야 한다.

**비 고** 선호되는 표준수는 5, 8, 10이다. 각각의 경우에 정확히 불리워진 최소의 숫자가 대략 전체의 60 %를 나타낸다.

이 검사는 정확히 불리워진 숫자가 합격에 못 미치는 첫 번째 등급에서 끝낸다. **표 1**과 같이 검사가 끝나는 등급보다 하나 낮게 시력이 주어진다.

표 3 명 시 도

| 명시도 범위 cd/m² | 검사 구역 명시도의 일부로서의 전반적인 주변 명시도 | |
|---|---|---|
| | 10° 이하 범위 | 10° 초과 범위 |
| 80~320 | 0.1 이상<br>0.25 이하 | 0.01 이상([1]) |
| 주([1]) 10° 범위보다 밝지 않음. | | |

**7. 명시도** 검사 영역의 명시도는 **표 3**에 주어지고 모든 제시 방법에 적용된다.

표준 시표의 명시도는 실내 조도를 고려하여 검사 영역 명시도의 15 %를 넘지 못한다. 주변 영역(검사실)은 검사 영역보다 어두워야 한다. 그러나 10°의 지름 이내에서 주위 영역의 명시도는 검사 영역 명시도의 1/10~1/4 사이가 될 것이다. 시야 내에서 직간접적인 눈부심(예를 들면 광원, 광원의 반사 이미지, 번쩍번쩍하거나 매우 밝은 표면)의 유발 요소는 없게 된다. 2 500~7 000 K 범위의 색온도 내의 백색광이 사용된다.

**비 고** 시력 측정에 있어 명시도와 대비 조건은 정상 안에서 일관된 결과가 예상될 수 있는 정도여야 한다.

8. **결과 보고** 결과 보고는 다음의 정보들을 포함한다.

a) 참조한 이 규격 번호(**KS P ISO 8596**)

b) 검사에 사용된 시표들의 시력 등급 확인(**표 1 참조**)

c) 사용된 기구(만약 있다면)

d) 각 시력 등급들의 서로 다른 위치 수(6.2 참조)

e) 사용된 시거리(6.3 참조)

f) 주어진 시력 등급(6.4 참조)

g) 검사 날짜

다음은 국제표준화기구(I.S.O.,International Orgarnization for Standardization)의 규정이다.

# INTERNATIONAL STANDARD

ISO 8596:1994(E)

## Ophthalmic optics – Visual acuity testing – Standard optotype and its presentation

### 1. Scope

This International Standard specifies a range of Landolt ring optotypes and describes a method for measuring distance visual acuity under daylight conditions for the purposes of certification or licensing.

It is neither intended as a standard for clinical measurements nor for the certification of blindness or partial sight.

NOTE 1: For the purposes of measuring visual acuity, the standard optotype, or other optotypes which have been correlated with the standard optotype(as described in ISO 8597), should be used.

For clinical use, see the recommendation prepared by the Visual Functions Committee of the International Council of Ophthalmology(see clause 2).

## 2. Normative references

The following standards contain provisions which, through reference in this text, constitute provisions of this International Standard. At the time of publication, the editions indicated were valid. All standards are subject to revision, and parties to agreements based on this International Standard are encouraged to investigate the possibility of applying the most recent editions of the standards indicated below. Members of IEC and ISO maintain registers of currently valid International Standards.

ISO 3:1973, Preferred numbers Series of preferred numbers.
ISO 859TOptics and optical instruments Visual acuity testing Method of correlating optotypes.
Consilium Ophthalmologicum Universale Visual Functions Committee, Visual Acuity Measurement Standard. Ital. J. Ophthalmol. 11/1(1988), pp. 5

## 3. Standard optotype

The standard optotype shall be the Landolt ring as detailed in table 1 and as shown in figure 1.The visual acuity grade 1 shall be represented by a Landolt ring whose outer diameter, d, subtends an angle of 5' and whose width, as well as the gap in its continuity, subtends an angle of 1' at the designated viewing distance.
The Landolt ring shall be capable of being presented in eight different positions(see 6.2).

## 4. Visual acuity grades and standard optotype grades

The visual acuity grades shall be as given in table 1 and shall be expressed as the reciprocal of the gap width measured in minutes of arc.
The acuity values for the size of the optotype shalt be graduated logarithmically. The quotient of the size of a test type and that of the next smaller one shall be:
$\sqrt[10]{10}$ = 1,2589 (series of preferred numbers R10 from ISO 3).
Optotypes of acuity grades 0,05, 0,06, 0,08 and 2,0 may be omitted if necessary. Addition of further acuity grades is permitted.

Table 1. Visual acuity grades[1)]

| Acuity grade[1)] | Optotype size | | | Minimum number of presentation |
|---|---|---|---|---|
| | Log gap size | Angle for gap and ring width | | |
| | | Minutes of arc(′) | Permissible deviation | |
| 0.05 | +1.3 | 20 | ±5 | 2 |
| 0.06 | +1.2 | 16 | | |
| 0.08 | +1.1 | 12.5 | | |
| 0.1 | +1 | 10 | | |
| 0.125 | +0.9 | 8 | | 3 |
| 0.16 | +0.8 | 6.3 | | |
| 0.2 | +0.7 | 5 | | |
| 0.25 | +0.6 | 4 | | 5 |
| 0.32 | +0.5 | 3.2 | | |
| 0.4 | +0.4 | 2.5 | | |
| 0.5 | +0.3 | 2 | | |
| 0.63 | +0.2 | 1.6 | | |
| 0.8 | +0.1 | 1.25 | | |
| 1.0 | 0 | 1 | | |
| 1.25 | -0.1 | 0.8 | | |
| 1.6 | -0.2 | 0.63 | | |
| 2.0 | -0.3 | 0.5 | ±10 | 5 |

1) The values in parentheses shall be used only for the purpose of identifying the acuity grades

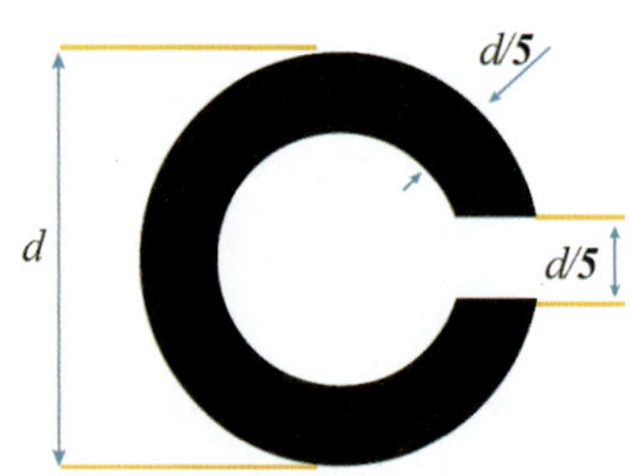


[Figure 1] Landolt ring

Table 2. Spacing between standard optotypes(border to border)

| Acuity grades | Minimum spacing between standard optotypes |
|---|---|
| less than 0,06 | 2 × width of gap in Landolt ring |
| 0,06 to 0,125 | diameter of Landolt ring |
| 0,16 to 0,32 | 1,5 × diameter of Landolt ring |
| 0,4 to 1,0 | 2 × diameter of Landolt ring |
| greater than 1,0 | 3 × diameter of Landolt ring |

## 5. Test area and spacing between standard optotypes

The field shall extend at least 0,5' in all directions from the contour of the optotypes to the border of the test field. If more than one standard optotype is used in the same test area, the spacings given in table 2 shall apply. If more than one acuity grade is used on the test area, the spacing for the largest optotype shall apply.
Table 2 applies to both horizontal and vertical spacing.
The background to the optotypes shall appear uniformly bright and without any variation of colour or texture which could indicate the orientation of the symbols. If the different orientations are achieved by rotation of the optotypes, this rotary movement shall not be observed by the subject.

## 6. Presentation of the standard optotype

### 6.1 Quality of presentation

The standard optotype as presented shall appear with sharply defined contours to an observer with a visual acuity of at least 1,0 at an observation distance of 113 of the distance at which the test types are designed to be used. Test types presented in instruments shall be observed with a magnification of 3. The optotypes in a series shall not differ noticeably in contrast and contour.

### 6.2 Positions of the optotype

The optotype shall be presented in at least the number of different positions per acuity grade as shown in table 1. In 50 % of these positions, the gap shall be either vertical or horizontal but,in the case when there are an odd number of presentations, this value shall be rounded to the next larger integer. The sequence of presentations shal be as diversified as possible and shall be randomly ordered. If the standard optotype is presented singly, this fact shall be specifically mentioned in the test report.

NOTE 2 In general, if correlated optotypes(see ISO 8597) are used, at least five presentations should be made for each size. As the number varies, the choice of optotypes should be as diversified as possible and should be randomly ordered.

### 6.3 Viewing distance for distance visual acuity testing

The test shall be performed with a minimum viewing distance of 4 m between the entrance pupil of the subject and the optotype.

### 6.4 Criteria for determination and assignment of visual acuity grade

When testing for visual acuity, the performance level at which the presentation of optotypes shall be terminated is dependent upon the number of optotypes used for each size. For a "Pass" assessment: at least three shall be called correctly if the total number of optotypes used is five; at least four shall be called correctly if the total number of optotypes used is six or seven; at least five shall be called correctly if the total number of optotypes used is eight or nine; and at least six shall be called correctly if the total number of optotypes used is ten.

NOTE 3 Preferred numbers of presentation are five, eight or ten. In each case, the minimum called correctly represents approximately 60 % of the total.
The test shall be terminated at the first grade at which the number called correctly falls below the "Pass" level. The visual acuity shall be assigned, by reference to table 1, as one grade lower than the grade at which test is terminated.

Table 3. Luminance

| Luminance ragne $cd/m^2$ | General surrounding luminance as a fraction of the luminance of the test area | |
|---|---|---|
| | field ≤ 10° | field 〉 10° |
| 80 to 320 | not less than 0.1<br>not more than 0.25 | not less than 0.01 1) |

1) Not brighter than 10°field

7. Luminance

The luminance of the test area shall be given in table 3 and shall apply to all methods of presentation.
The luminance of the standard optotype shall be not more than 15 % of that of the test area taking into account the room illumination. The surrounding field (test room) shall be darker than the test area. However. within an area of 10* diameter the luminance of the surrounding field shall be not less than 1110 nor more than 114 of the luminance of the test area. There shall be no direct or indirect glare source(e.g. light source, reflected image of a light source, glossy or very bright matt surface) within the field of view. White light within a colour temperature range of 2 500 K to 7 000 K shall be used.

NOTE 4 In measuring the visual acuity, the luminance and contrast conditions should be such that consistent results can be expected for a normal eye.

이상의 규정을 참고하면서 나안시력 측정시 유의할 점을 정리하면

(1) 될 수 있으면 오전 중에 측정하는 것이 좋다. 눈을 찌푸리거나, 고개를 옆으로 돌리는 등 무리하게 보려는 동작을 취해서는 안된다.

(2) 시표는 5 $m$용을 원칙으로 하되 3 $m$용으로 측정할 수도 있다. 또, 원칙적으로는 표준시표인 란돌트 고리시표를 사용하되, 실용적으로 준표준시표인 숫자, 문자, 유아용 그림 등을 사용할 수 있다. 시표크기 오차는 ±5% 내에 있어야 한다. 백색인 시표바탕과 검정색인 시표와의 콘트라스트(흑·백)의 백분율 대비는 90% 이상이어야 한다.

(3) 시력표의 하얀색 바탕의 **광속발산도(휘도)**는 350~650 래도럭스($rlx$) 또는 80~320 $cd/m^2$이 되어야 한다. 시표면 조도는 400~800럭스($lx$)가 되도록 한다.

(4) 측정실의 조도는 50럭스($lx$) 이상으로 하되 시표면보다 밝아서는 안 된다. 실내에는 창, 스탠드 등 불필요한 특정 광원이 없는 것이 좋다.

(5) 시력의 판정은 3개 시표 이하로 배열된 같은 단수의 시표는 모두 정확히 판정해야 하며, 4~5개의 시표로 배열된 것은 적어도 3개 이상을 읽어야 한다. 각각의 시표 하나에 대한 인지여부의 판정시간은 지시 후 3초간으로 한다.

(6) 시력기재 요령은 1.0, 1.2 등과 같이 **소수표기방식(Decimal Notation)**으로 표기한다. 5 $m$ 검사거리에서 읽을 수 있는 최소시표에 상당하는 시력치를 원거리 나안시력으로 적는다.

시력의 소수표기방식은 앞서 설명한 것과 같이 분(′)단위 최소시각의 역수로 나타낸 것으로, 1909년 제11회 국제 안과학회에서 국제적 표시법으로 결정되어 가장 많이 쓰여 지는 방식이다. 그러나 미국과 일부 유렵국가 등에서는 관례적으로 **분수표기방식(Fractional Notation)**을 계속 사용하고 있다. 분수표기방식은 스넬렌(Snellen)에 의해 제안되었던 것으로 스넬렌표기방식(Snellen Notation)이라고도 한다.

시력을 V, 검사거리를 $d$, 시표의 시각이 1분(′)이 되는 거리를 $s$라고 하면 분수시력 V는 $\frac{d}{s}$로 표시된다. 검사거리는 원거리에서 20피트($ft$) 또는 6 $m$로, 근거리는 14인치($inch$)로 한다.

그러니까 시력 1.0의 사람이 200피트(≒60 $m$)에서 읽을 수 있는 크기의 시표를 어느 사람이 검사거리 20피트(≒ 6 $m$)에서 겨우 읽었을 때 분수 시력 표기는 $\frac{20}{200}$(또는 $\frac{6}{60}$)이다. 분수표기방식으로 나타낸 시력값을 소수로 고치면 바로 소수표기방식이 된다.

즉, 위 예의 $\frac{6}{60}$의 분수표기방식을 소수로 고치면 0.1의 소수표기방식이 된다. 소수 또는 분수표기방식에서 주의할 점은 서로 다른 시력값을 비교할 때 비례적이지 않다는 점이다. 0.9에서 1.0으로 시력이 향상되었을 때와 0.1에서 0.2로 향상되었을 때 똑같이 0.1단계 향상되었지만 1.0에서는 약 11%, 0.2에서는 100% 향상되는 큰 차이가 있다. 소수시력의 이와 같은 단점을 개선한 것이 **대수시력(Visus Logarithmus)**이다. 위 예에서 국제표준화기구(I.S.O)의 규격이 바로 이 대수시력을 나타내고 있다. 대수시력을 '등비급수 표기시력(Geometric Gradations of Letters)'이라고도 한다.

## 21 시력표기에 사용하는 기호와 약속

오른쪽과 왼쪽 눈의 시력이 각각 1.0과 1.2라는 것을 다음과 같이 쓴다.

(1) 우안시력 = 1.0, 좌안시력 = 1.2

(2) Vd(Visus Dextra) = 1.0, Vs(Visus Sinistra) = 1.2

(3) RV(Right Visual Acuity) = 1.0, LV(Left Visual Acuity) = 1.2

또 $VA_C$, $V_{CC}$는 교정시력을, $V_{SC}$는 나안시력을 의미한다. pH: 0.6은 핀홀시력이 0.6이란 뜻이다.

시력표에 배열된 시표 중 제일 큰 0.1시표를 읽지 못할 경우는 5 $m$용 0.1 단독시표를 5 $m$보다 짧은 거리로 이동시켜 읽을 수 있는 최초 거리 $d$를 구한다. 최초 판독거리 $d$가 2.5 $m$라면 시력은 '$0.1\times\frac{d}{s}=0.1\times\frac{2.5}{5}=0.05$'이다. 여기서 $s$는 표준검사거리 5 $m$이다. 이 방법으로 최초 판독거리 50 $cm$까지의 시력 0.01을 구할 수 있다.

더욱 시력이 나쁘면 손가락을 눈앞에 대고 손가락수를 셈하도록 한다. 눈앞 30 $cm$에서 손가락수를 제대로 셈하였다면 시력기재는 다음과 같이 한다.

(1) 우안시력 = 30 $cm$/안전지수

(2) RV = 30 $cm$/CF(Counting Fingers)

(3) Vd = 30 $cm$/$nd$(Numerus Digitorum)

(4) Vd = 30 $cm$/FZ(Finger Zahl)

더욱 시력이 좋지 않아 손가락수를 세지 못할 때는 검사자의 손을 흔들어 피검사자가 검사자의 손의 흔듦을 아는 지를 묻는다. 손의 흔듦을 인지할 때 시력기재는 다음과 같다.

(1) 우안시력 = 안전수동

(2) RV = HM(Hand Movement)

(3) Vd = mm(Motus Manus)

(4) Vd = HB(Hand Bewegung)

검사자 손의 움직임조차 자각하지 못할 경우는 검사등(Pen Light)의 불빛을 깜박거려 이를 자각하면 다음과 같이 표기한다.

(1) 우안시력 = 광각

(2) Vd = *sl* (Sensus Luminus)

(3) RV = l*s* (Light Sense)

(4) RV = *p*l (Perception of Light)

(5) Vd = LS(Lichtsinn)

불빛의 명암조차도 알지 못한다면 기재는 다음과 같이 한다. 이 단계가 가장 시력이 좋지 않은 상태다.

(1) 우안시력 = 영 또는 맹

(2) RV = zero 또는 no *p*l, no l*p*

(3) Vd = Null

안경 또는 콘택트렌즈로 교정된 시력의 기재는 다음과 같이 쓴다. 즉,

**우안시력 = 나안시력(교정시력 × 교정렌즈 처방)**

예를 들어, 'S-9.00D ○ C-1.00D, Ax75°'의 교정렌즈로 오른쪽 나안시력 0.1이 0.4로 교정되었다면

(1) RV = 0.1(0.4 × 'S-9.00D ○ C-1.00D, Ax75°')

나안시력과 교정시력이 같을 때는 다음과 같이 표기한다.

(1) RV = 1.2(1.2 × S + 0.50D)

(2) RV = 1.2(ebenso × S + 0.50D)

교정되지 않는 경우에는 다음과 같이 표기한다.

(1) RV = 0.4(교정불능, 안경불응)

(2) RV = 0.4(n.c : Non Corrigunt)

안경을 뜻하는 약어로는 독일어 Jetzige Brille의 머리글자에서 따온 J.B. 또는 K.B.로, 라틴어로는 S.P.로, 그리고 영문으로 Patient Glasses의 머릿글자를 따 P.G.로 표기하는 것이 일반적이다. Habitual Glasses머릿자 H.G.로 표기하기도 한다.

현재의 안경을 쓰고 시력이 0.8이 나오는 나안시력이 0.3인 사람의 기재는 V = 0.3(0.8 × P.G.)라고 쓴다.

젊을 때에는 정시여서 시력이 1.0 이상의 정상시력이지만 일반적으로 45세를 지나면 원시의 경향을 띄게 되어 시력이 떨어지게 된다. 나이에 따른 원거리 중심시력 변화를 표 3-9에 실었다.

[표 3-9] 나이에 따른 시력저하

| 나이 | 10세 | 20세 | 40세 | 53세 | 62세 | 71세 | 77세 |
|---|---|---|---|---|---|---|---|
| 나안시력 | 1.0 | 1.0 | 0.9 | 0.8 | 0.7 | 0.6 | 0.5 |

눈이라는 렌즈의 굴절률값 $n$도 가시광선 내의 여러 파장에 대해서 모두 다르다. 따라서 혼합색광인 백색자연광이 눈에 의해 굴절되었을 때 눈의 색수차로 망막의 중심와에 생긴 상은 선명하지 못하게 된다. 실험적으로 시감도는 황록색광 파장(555 $nm$) 시력이 가장 좋고, 녹색광 파장, 적색광 파장 그리고 청색광 파장의 순서로 떨어진다.

나안시력과 근시 교정렌즈의 굴절력과의 대략적 관계를 표 3-10에 실었다. 원시의 나안시력은 조절작용의 영향으로 교정굴절력과 비례하지 않는다.

근시의 정도가 심하면 나안시력이 떨어지지만 그렇다고 해서 표 3-10에서 같은 관계로 딱 맞아 떨어지는 것은 아니다. 표의 값은 대략적이고 평균적인 값이다. 다시 강조하면 표에서 나안시력 0.2라고 해서 반드시 교정도수가 -2.00D가 되는 것은 아니고 단지 참고적인 값이라는 것이다.

눈의 상측초점이 망막의 중심와로부터 1 $mm$ 길거나 짧으면 약 3D 정도의 굴절이상이 생긴다.

[표 3-10] 근시의 나안시력과 교정굴절력(이시하라 : 石原)

| 나안시력 | 근시 교정도수(D) | 교정시력 |
|---|---|---|
| 0.8 | -0.5 | 1.2 |
| 0.5 | -1.0 | 1.2 |
| 0.3 | -1.5 | 1.2 |
| 0.2 | -2.0 | 1.2 |
| 0.15 | -2.5 | 1.2 |
| 0.1 | -3.0 | 1.2 |
| 0.08 | -4.0 | 1.2 |
| 0.07 | -5.0 | 1.2 |
| 0.06 | -6.0 | 0.9 |
| 0.05 | -7.0 | 0.7 |
| 0.05 | -8.0 | 0.6 |
| 0.04 | -9.0 | 0.5 |
| 0.04 | -10.0 | 0.4 |

## 22 정보의 윈도우 – 시야

조준선을 한 곳에 고정하고 한꺼번에 볼 수 있는 범위를 **시야(Visual Field)** 또는 **정적시야**라고 한다. 바꾸어 말하면 시각감도의 분포를 시야라고 정의한다. 머리는 움직이지 않고 안구만을 움직여 주시할 수 있는 더 넓은 범위를 **주시야** 또는 **동적시야**라고 한다.

정상시야는 그림 3-65과 표 3-11에서와 같다.

시야는 5～6세 정도면 거의 정상인과 같은 넓이가 된다. 나이가 들어 노령에 접어들면 시야는 약간 좁아지는 경향이 있다. 표 3-11을 보면 시야는 귀방향 아래쪽이 주시점으로부터 100°로 제일 넓고, 코방향과 코방향 아래쪽이 60°로 가장 좁다.

그것은 황반부의 중심와가 안구 후극으로부터 5~6°가량 귀방향으로 위치하기 때문이다. 그러니까 단안시야는 코쪽보다는 귀쪽 방향의 시야가 넓다. 또, 백색, 청색, 적색, 녹색 파장순으로 시야가 좁아진다.

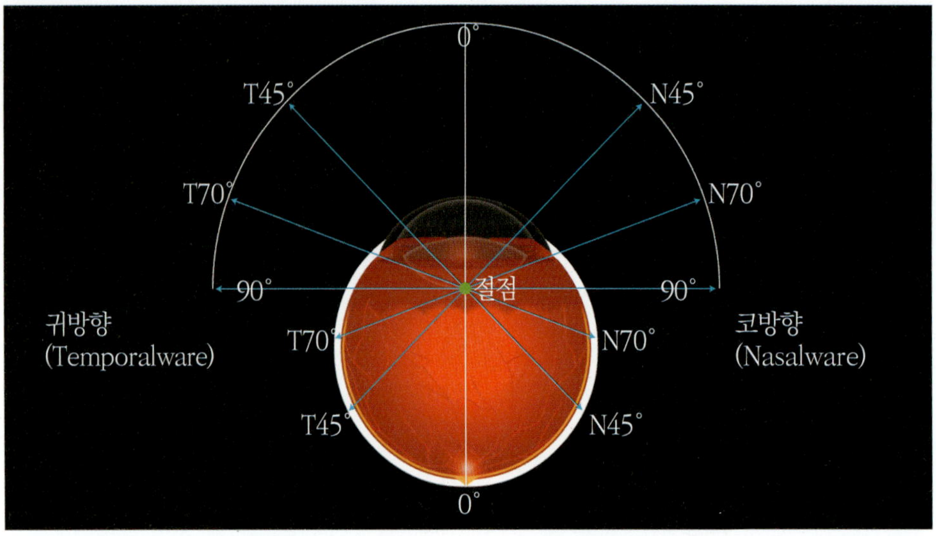


[그림 3-65] 절점에서 시각이 미치는 외계

[표 3-11] 각 방향의 시야각 크기

| 방향 / 시표 | 위 | 귀쪽 위 | 귀쪽 | 귀쪽 아래 | 아래 | 코쪽 아래 | 코쪽 | 코쪽 위 |
|---|---|---|---|---|---|---|---|---|
| 백색 | 60° | 75° | 95° | 100° | 70° | 60° | 60° | 60° |
| 청색 | 45° | 55° | 80° | 95° | 55° | 50° | 50° | 50° |
| 적색 | 35° | 40° | 65° | 75° | 45° | 40° | 40° | 40° |
| 녹색 | 30° | 30° | 60° | 70° | 40° | 35° | 35° | 35° |

(직경 10 $mm$ 의 시표로 검사거리 33 $cm$ 에서 사용, 주시점을 중심으로 한 각도단위)

시야측정의 내용을 기재할 때는 직경이 어느 정도이고, 어느 색의 시표를 사용하였으며, 검사거리는 얼마인지를 밝혀야 한다. **4/400 흰색**이라고 기재하였다면, 직경 4 $mm$의 흰색 시표를 가지고 검사거리 400 $mm$에서 측정했다는 것이다.

조준선에서 25°~30° 이내의 시야범위를 **중심시야**라고 하며 30°를 넘는 시야를 **주변시야**라고 한다. 좌우 두눈의 시야가 겹치는 범위는 모든 방향으로 약 60°이며 **양안시 시야**라고 한다.

주변시야는 물체를 확실히 보려는 기능보다는 주시점과 주변부에 있는 물체간의 위치관계를 파악하고 외계 물체가 움직이는 정보를 재빨리 알아내는 안테나와 같은 역할을 한다.

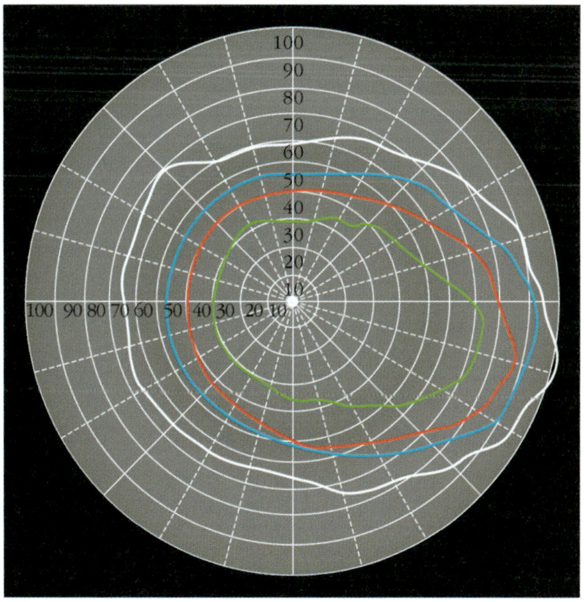


[그림 3-66] 표준시표에 의한 오른쪽 눈의 파장별 정상시야

따라서 중심시야가 정상적이라 하더라도 이 주변시야에 이상이 있으면 실생활에 큰 불편이 온다. 안경테를 고를 경우에 테의 렌즈 삽입부가 너무 작아서 이 주변시야가 좁아지는 테는 피해야 할 것이다. 주변시야의 넓이는 **시야계(Perimeter)**로 측정한다.

망막에서 **시신경유두(Optic Disc)**에는 그 구조상, 시세포가 존재하지 않기 때문에 그 부분에 대응하는 시야에 있는 물체의 상은 감지할 수가 없게 된다. 이 시야 부분을

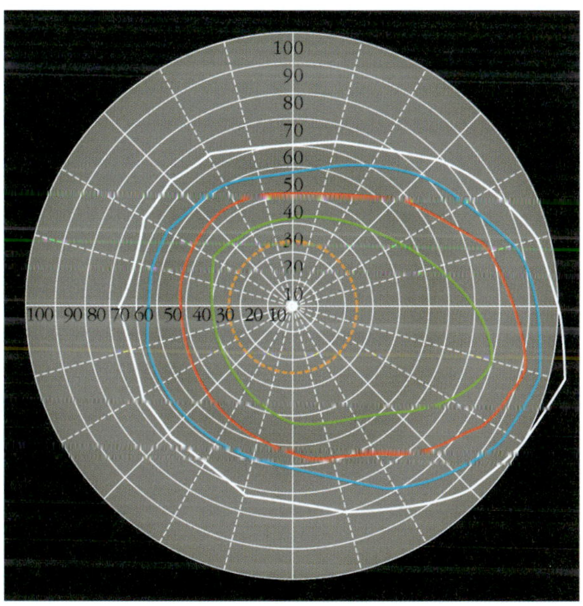


[그림 3-67] 오른쪽 눈의 중심시야와 주변시야

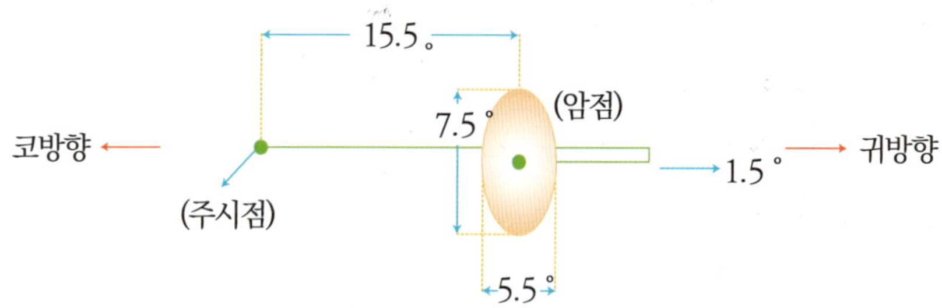


[그림 3-68] 시야 내의 마리오트 맹점의 위치와 모양

**마리오트 맹점(Mariotte Blind Spot)**이라고 하며 생리적 암점이다. 그림 3-68에서 보듯이 그 위치는 주시점에서 귀쪽으로 약 15.5°, 수평경선 보다 아래로 1.5°에 있고, 너비는 약 5.5°, 높이가 7.5°가 되는 세로 타원형 꼴이다.

시야이상은 병적인 원인으로 생기므로 병인 발견에 유용하게 이용된다. 시야이상의 대부분은 시야가 정상보다 좁게 되는 **시야협착** 및 **시야결손**으로 나타난다.

## 23 동공과 빛의 밝기에 대한 눈의 순응

상대방의 눈을 보게 되면 렌즈인 각막에 대하여 물체로 역할하는 홍채 안쪽 원형 가장자리를 볼 수 있는데 이는 눈의 구경조리개인 홍채의 각막에 의한 상으로 광학적으로 정확한 이름은 **입사동(Entrance Pupil)**이다. 이 입사동을 우리는 **동공(Pupil)**이라고 부른다. 동공은 홍채 안쪽 가장자리의 실제 지름보다 약 1.13배 크게 보인다. 밝은 낮에는 직경이 약 3.0 ~ 4.0 $mm$이고, 약간 어두운 야간에는 약 5 ~ 6 $mm$ 정도가 된다. 동공의 역할은 망막에 도달하는 빛에너지의 양을 조절하여 최상의 상을 얻을 수 있게 하는 것이다. 상을 만드는 데 필요한 빛에너지보다 적은 양의 에너지가 망막에 도달하면 어두운 상이 만들어지고, 에너지량이 많으면 너무 밝은 상이 만들어져 눈이 부시게 된다.

동공의 크기는 연령에 따라 차이가 있어 20세 전후에 최대치를 가진다. 남여 성별에서도 다소 크기가 다른데 일반적으로 여자쪽이 더 크다.

[표 3-12] 나이에 따른 동공 크기

| 나이 | 어두운 곳(*mm*) | 밝은 곳(*mm*) |
|---|---|---|
| 20세 | 7.8 | 2.8 |
| 30세 | 7.5 | 2.7 |
| 40세 | 7.2 | 2.6 |
| 50세 | 6.9 | 2.5 |
| 60세 | 6.5 | 2.4 |
| 70세 | 6.3 | 2.3 |

정신적인 영향으로도 동공 크기는 변한다. 정시와 비정시를 비교해보면 근시, 정시, 원시의 순서로 동공의 크기가 작아진다. 밝을수록 동공의 크기가 작아지는 것인데 표 3-13에서와 같이 100럭스($lx$)에서 1,100럭스($lx$)사이에서는 동공크기가 거의 일정해서 개인차가 별로 없다.

어두운 곳에 있다가 밝은 곳으로 나오면 순간적으로 눈부심을 느끼다가 빛에 대한 간체의 민감도가 떨어지면서 추체세포가 초기 0.05초 내에 즉시 순응 후 30 ~ 40초 후에 안정되어 물체의 색을 분별하는 **색각**(Color Sense)을 가지게 되고 물체의 형태도 확실하게 인식하게 된다. 이 현상을 눈의 **명순응**(Light Adaptation)이라고 한다.

반대로 휘도가 낮은 어두운 곳에서는 망막의 주변부에 많이 분포된 간체세포가 천천히 민감도를 올리면서 물체의 대략적 윤곽을 알게 되고 색각은 없어진다. 밝은 곳에서 어두운 곳으로 시환경이 바뀌면 추체가 기능했던 시각과 지각을 간체가 담당하게 되는데 초기 약 5~6분간의 간체의 초기 순응과정을 지나, 이어서 30~40분간의 영속순응으로 이어지며 약 50~60분에 최고조에 이른다. 이러한 현상을 **암순응**(Dark Adaptation)이라고 한다.

[표 3-13] 조도와 동공크기 변화 (단위: *mm*)

| 조도(lx) | 근시안 | 정시안 | 원시안 | 평균 |
|---|---|---|---|---|
| 0 | 7.79 | 7.79 | 7.23 | 7.55 |
| 0.1 | 6.84 | 6.84 | 6.09 | 6.53 |
| 1.0 | 6.13 | 5.13 | 5.48 | 5.83 |
| 10 | 5.02 | 4.02 | 4.91 | 4.97 |
| 100 | 3.97 | 3.97 | 3.88 | 3.92 |
| 1000 | 3.13 | 3.13 | 3.06 | 3.09 |
| 2500 | 2.68 | 2.68 | 2.51 | 2.60 |

어두운 곳에서 물체의 윤곽이 흐려 보이는 이른바 야맹은 암순응 기능이 없든가 기능저하에서 온다. 선천적이거나 병적인 야맹은 주로 비타민(Vitamin) A의 결핍에 의한다.

빛에 대한 눈의 순응 능력보다 높은 휘도의 빛이 눈에 들어올 경우, 그 밝기에 눈이 순응할 때까지 '눈부심'을 느낀다. 그 관계는 그림 3-69의 그래프와 같다.

주위가 어두어져서 조도가 떨어지게 되면, 단위시간에 보다 많은 유효한 빛 에너지를 망막에 보내기 위해 동공의 지름이 커진다. 동공의 지름이 커지면 주변광선이 많이 들어와 안광학계의 구면수차가 커지고, 최량의 선명상을 만드는 착란원이 중심와 앞쪽으로 이동하게 되어 약한 근시형태로 된다. 이를 **야간근시(Night Myopia)**라고 한다. 같은 이유로 45세 전후의 사람이 어두운 곳에서 가까운 거리에 있는 전화번호부, 사전 등의 글씨가 보기 어렵게 되는 것을 **야간노안(Night Presbyopia)**라고 한다.

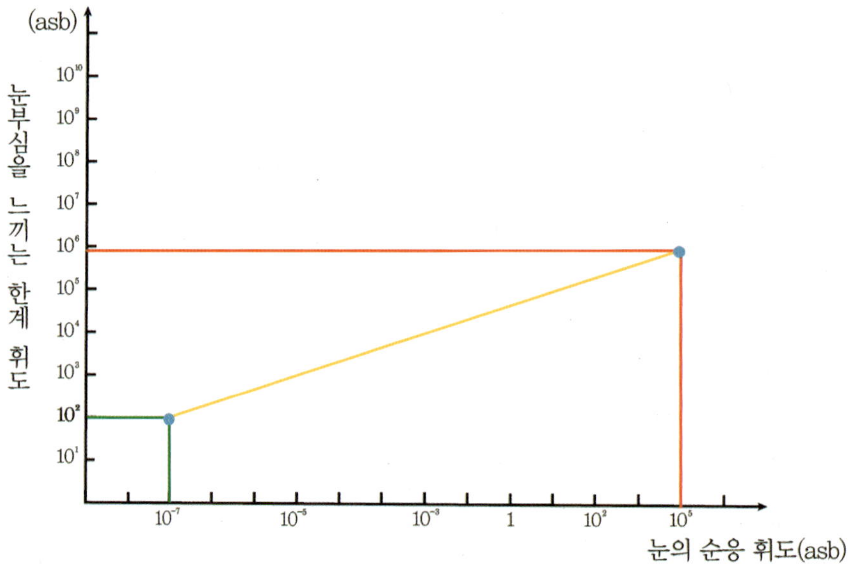


[그림 3-69] 눈부심 한계 휘도

## 24 눈은 어떻게 색을 구별하는가?

빛의 파장 중에 장파장의 가시광선에 가까운 적외선은 망막까지 침투하지만 광감각반응을 일으키지 않고, 자외선은 각막과 수정체에 흡수되어 망막에 미치지 못한다.

우리의 눈이 광감각반응을 일으키는 파장범위는 400 ~ 780 $nm$의 범위로 이를 **가시광선**(Visible Light)이라고 했다. 가시광선의 각 파장에 따라 우리 눈이 각기 다른 광감각반응을 일으켜 색감을 느끼는 기능을 **색각**(Color Sense)이라고 한다.

**색각**은 **추체세포**가 기능하여 일으키므로 시야 중심부에서 가장 예민하다.

우리들 눈에 똑같은 양의 빛 에너지를 가진 여러 가시광선 파장이 들어오더라도 눈이 느끼는 밝기는 파장에 따라 다르다. 이를 **시감도**라고 한다. 그림 3-70에 가시광선 각 파장의 시감도를 측정하여 얻은 시감도곡선을 실었다. 명순응상태에서는 파장 555 $nm$의 노란색을 가장 밝게 느낀다. 그러나 암순응상태에서는 각 파장의 특유의 색깔을 느낄 수가 없고, 밝기만 느껴지게 되는데, 약 505 $nm$ 근처의 청색파장을 밝게 느낀다.

낮에 황록색을 띤 물체가 가장 밝게 느끼던 것이 석양무렵이 되면 오히려 청색을 파장 505 $nm$의 띤 물체가 비교적 선명하게 느껴지는 현상을 **푸르키네(Purkinje) 현상**이라고 한다.

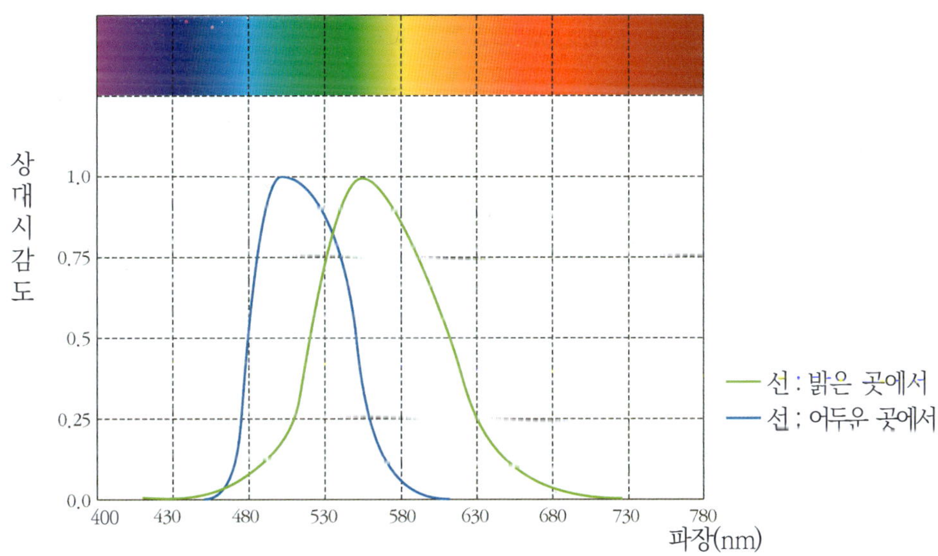


[그림 3-70] 파장별 비교시감도 곡선

색을 느끼는 감각은 다음 색의 3요소에 의해서 서로 다르게 된다.

첫째 요소가 **색상(Hue)**으로 빨강, 노랑, 녹색 등의 유채색으로서 색을 구별하는 근거가 된다. 이는 곧 가시광선 파장의 종류를 말하는 것이다.

둘째 요소는 **명도(Lightness)**로 색의 밝기를 나타내는 정도이다.

마지막으로 **채도(Saturation)**인데, 이는 색깔의 엷고 진한 정도를 나타내는 요소가 된다.

이 색의 3요소의 조합이 색의 종류와 가지수가 되므로 실제로 존재하는 색의 종류는 무수하게 많다. 그 중 우리들 눈으로 식별할 수 있는 색의 수는 약 750만 종류라고 한다.

색상은 가시광선 파장이 다르면 우리 눈은 다른 색으로 느끼는데 파장의 차이가 극히 작으면 색의 차이를 느낄 수 없다.

스펙트럼 중 단색파장에 대한 눈의 자각적 밝기가 곧 명도가 되는데 어느 파장이 강한 에너지를 가지면 그 파장이 가지는 색상은 밝게 보이게 된다. 반대로 파장의 빛에너지가 약하면 검은 색에 가까운 어두운 색으로 나타난다.

가시광선 스펙트럼 가운데 특정한 파장의 순수도를 채도(Saturation)라고 할 수 있다. 따라서 여러 가지 파장의 광선이 혼합된 상태일수록 채도가 낮아진다.

우리 눈이 여러 물체의 색을 인식하는데는 물체가 어느 파장을 반사하는가 또는 투과시키는가에 따라 반사 또는 투과되는 파장이 가지는 특유의 스펙트럼의 색으로 느끼게 되는 것이다. 어느 물체가 빨갛게 보이는 것은 빨갛게 보이게 하는 파장이 반사되어 눈에 들어오고 그 이외의 가시광선은 흡수하기 때문이다. 또 갈색 안경렌즈, 맥주병 등 투명한 물체는 갈색으로 보이게 하는 파장만을 투과시키고 나머지 가시광선은 흡수하기 때문이다.

빨강, 녹색, 남색의 3가지 색광을 여러 조합으로 동시에 하얀 색 스크린에 비추어 보면 색광이 겹치는 강약에 따라 수 많은 종류의 혼합색을 볼 수가 있다.

이와 같이 수 많은 혼합색을 만드는 **빨강, 녹색, 남색을 빛의 3원색** 혹은 **가법혼색의 3원색**이라고 한다. 가법혼색의 예로 빨강과 녹색의 혼합색광은 빨강파장의 에너지가 강하면 오렌지색으로, 녹색 파장의 에너지를 올리면 순차적으로 노랑, 황록색으로 변해 나간다. 또, 빨강과 파랑의 혼합색도 두 파장의 에너지비에 의해서 적자(赤紫), 보라의 색상으로 변해간다. 그리고 그림 3-71의 (1)과 같이 빨강, 남색, 녹색의 삼원색을 동시에 같은 에너지로 혼합시키면 **백색광**이 된다.

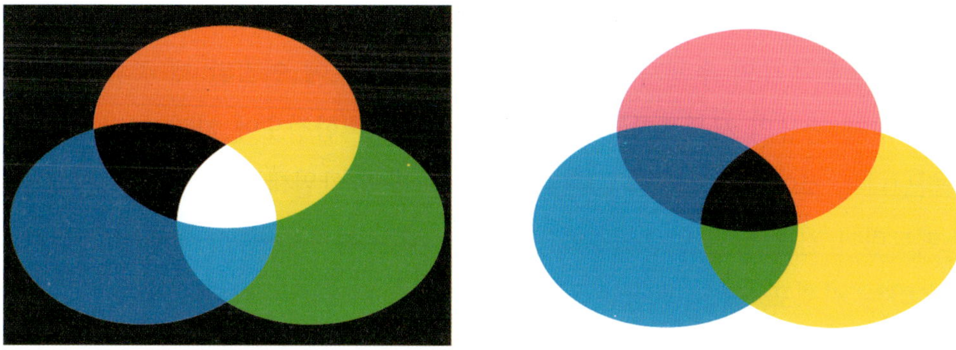

(1) 빛의 가법혼색　　(2) 물감색의 감법혼색

[그림 3-71] 가법혼색과 감법혼색

이와는 달리 그림물감을 덧칠하여 나타나는 혼합색을 **감법혼색**이라고 하는데 **마젠타(자주), 노랑** 그리고 **시안(청록)**을 **감법혼색의 3원색** 또는 **물감색의 3원색**이라고 한다. 물감색의 3원색을 똑같은 양으로 혼합하면 그림 3-71의 (2)와 같이 회색 또는 검정으로 변한다. 그림 3-72의 색상환에서 서로 마주 보는 두 색을 같은 에너지 또는 같은 양으로 혼합하였을 때 가법혼색으로 흰색이 되고, 감법혼색에서 검정으로 될 때 이 두색을 **보색 관계**에 있다고 한다.

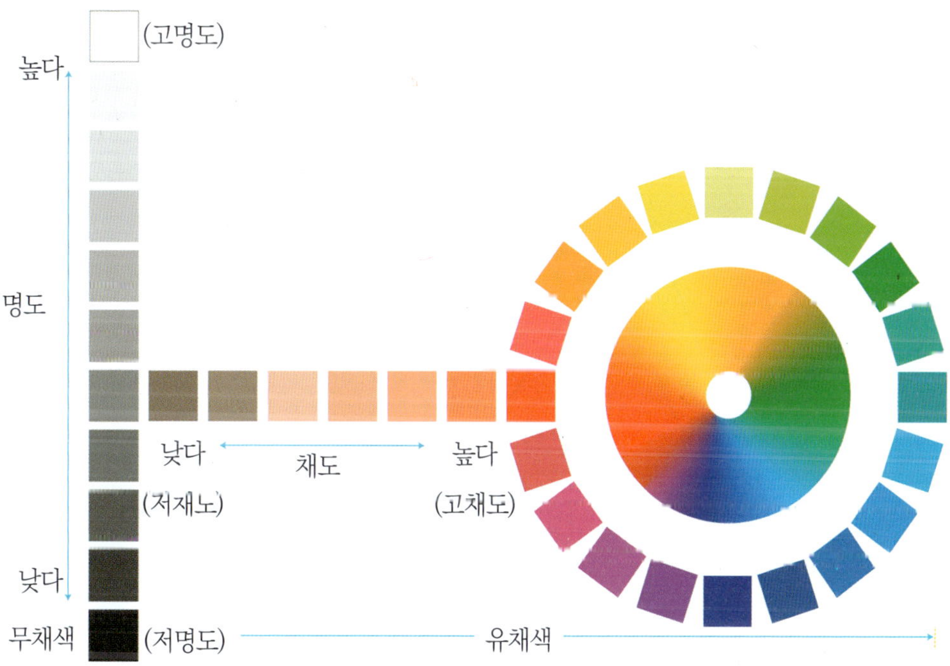


[그림 3-72] 색상환(마주 보는 두 색은 서로 보색관계에 있다.)

1853년에 영(Young)과 헬름홀츠(Helmholtz)이 제기한 **색각설**은 다음과 같다. 망막에는 세 종류의 추체시세포와 그 각각의 시세포에 연결된 세 종류의 신경섬유가 있어 이 세 종류의 시세포가 받는 자극의 크기와 혼합정도에 따라 여러가지 색각으로 나타난다는 것이다. 이 세 종류의 추체세포는 빛의 삼원색들로 그림 3-73에서와 같이 스펙트럼이 긴 파장인 빨강색광에 주로 대응하는 시세포, 중간 파장인 녹색광에 주로 대응하는 시세포, 짧은 파장인 남색광에 대응하는 시세포이다.

이러한 세 종류의 추체세포에서 빨강과 녹색에 대응하는 시세포가 동시에 똑같은 정도로 흥분하면 노랑의 색각으로 느끼고, 빨강과 녹색에 대응하는 시세포에서 빨강쪽의 흥분도가 크면 오렌지색의 색각으로 느끼며, 남색과 녹색에 대응하는 시세포가 동시에 똑같은 정도로 흥분하면 청록색의 색각으로 나타나게 된다는 것이다.

그림 3-74에서와 같이 노랑색의 물체를 보았을 때는 세 종류의 시세포 가운데 빨강과 녹색만 주로 똑같은 정도로 흥분한 후 그 신호를 대뇌의 중추에 전달되면 노랑색의 색각이 나타나게 된다.

이 세 종류의 시세포가 흥분한 정도에 따라 여러 색상을 느끼게 되고 흥분한 정도가 같으면 무채색, 즉 백색 또는 회색으로 느껴진다. 각 시세포 흥분도에 따른 에너지가 크면 명도가 커져 밝게 느끼고 에너지가 없으면 캄캄하게 느낀다.

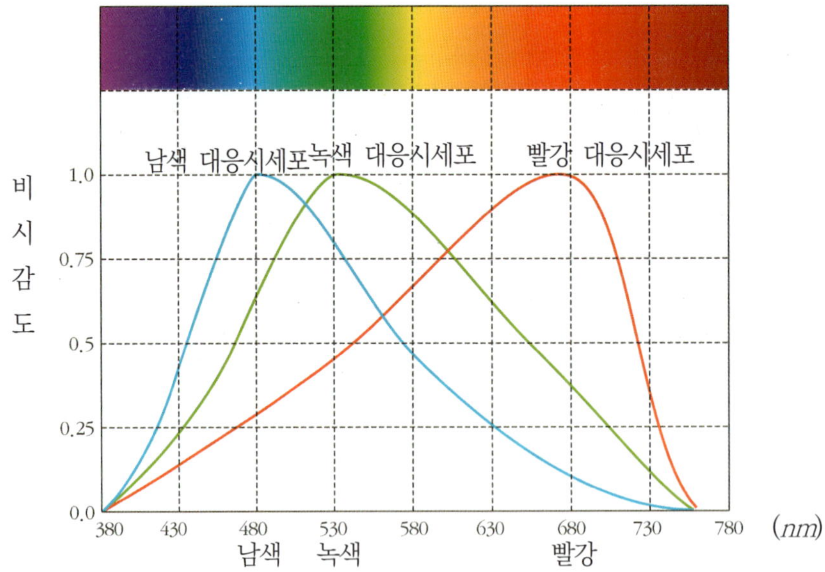


[그림 3-73] 영·헬름홀츠 색각설의 기본 3원색 시감도곡선

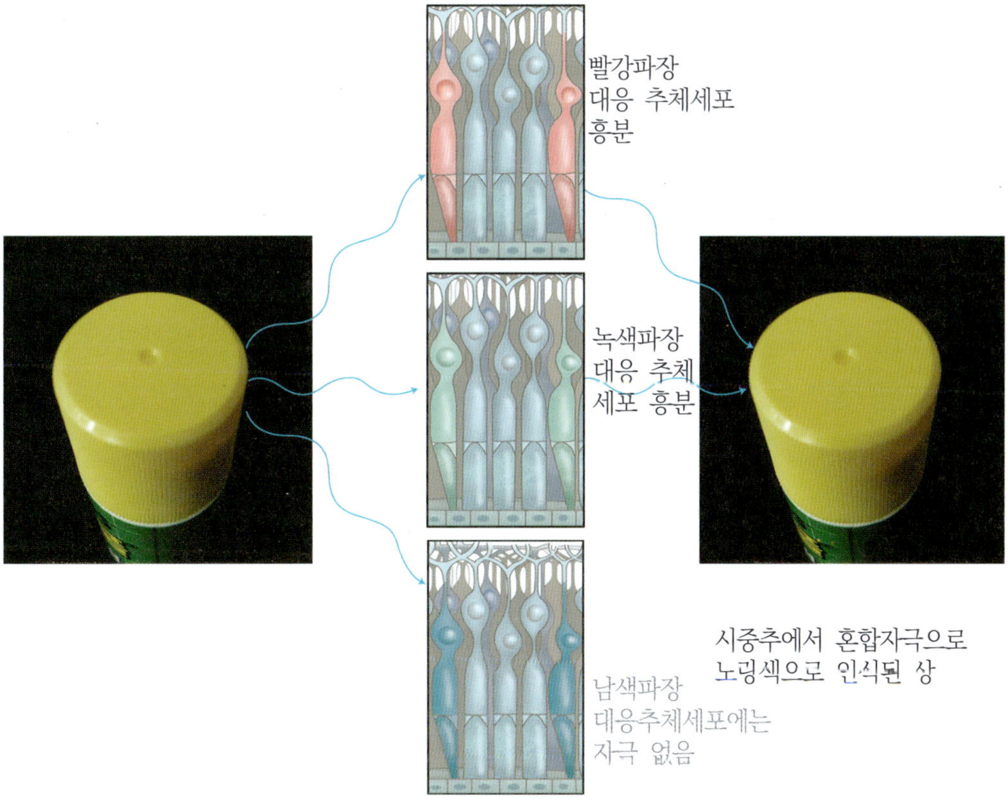


[그림 3-74] Young, Helmholtz의 3원색설에 의한 노랑색 색각

## 25 색의 구분이 힘든 눈 – 색약

일반인들이 색맹 또는 색약이라고 부르는 것에는 여러 종류가 있다.

첫째로 전색맹 또는 일색형색각으로 색을 느끼는 감각이 전혀 없는 눈이다. 모든 색을 밝기에 따라 흑색, 백색, 회색으로만 느낀다. 영·헬름홀츠의 색각설에 의하면 3원색에 대응하는 시세포가 하나도 없는 눈이다.

'간체 일색형색각'은 물체를 뚜렷하게 지각하고 색을 구분하는 기능을 가진 추체세포가 전혀 없어 시력은 0.1 정도로 눈부심을 느끼는 전색맹이다. 그러나 '추체 일색형색각'은 추체세포기능 가운데 색을 구분하는 기능만 결여된 것으로 시력은 좋다. 추체 일색형색각은 극히 드문 전색맹이다.

둘째로 **부분색맹** 또는 **이색형색각**으로 색각의 일부가 결여된 색맹으로 영·헬름홀츠의 3원색설에 의한 두 가지 대응 추체시세포만 있는 경우다. 부분색맹은 다시 다음과 같이 분류한다. 첫째는 '적록색맹'이다. 적록색맹에는 적색과 녹색의 색각중 하나가 결여된 것으로 적색과 그 보색인 청록색의 구별이 안되는 제 1색맹[적색맹], 녹색과 그 보색인 적자색의 구별이 안되는 제 2색맹[녹색맹]이 있다. 둘째는 '청황색맹'이다. 제 3색맹이라고도 하는 것으로 남색과 황색의 구별을 할 수 없으며 극히 드문 부분색맹이다.

끝으로 **색약** 또는 **삼색형색각**이 있다. 가장 많은 색각이상이다. 색각기능이 불완전한 눈으로 영·헬름홀츠의 3원색설에 의하면 3원색 대응의 추체시세포는 존재하지만 기능이 좋지 않은 경우이다.

색약은 다시 아래와 같은 종류가 있다.

첫째 **'적록색약'**으로 적색과 녹색의 색각 중 그 어느 하나가 기능이 약한 것으로 적색과 그 보색인 청록색의 구별이 어려운 색약을 제 1색약[적색약], 녹색과 그 보색인 적자

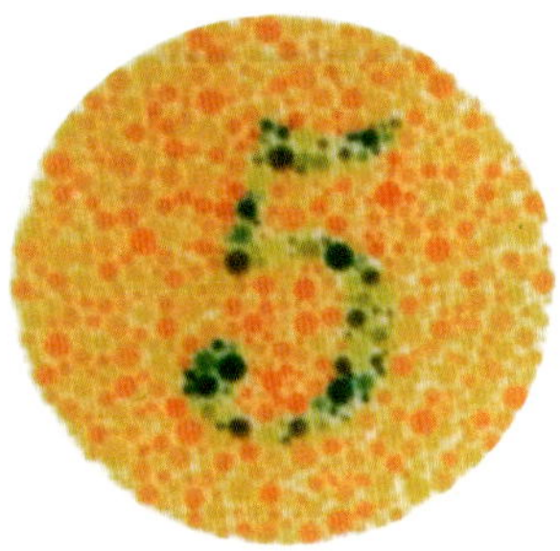

정상자는 5로, 적녹색맹자는 2, 전색약자는 읽을 수 없다

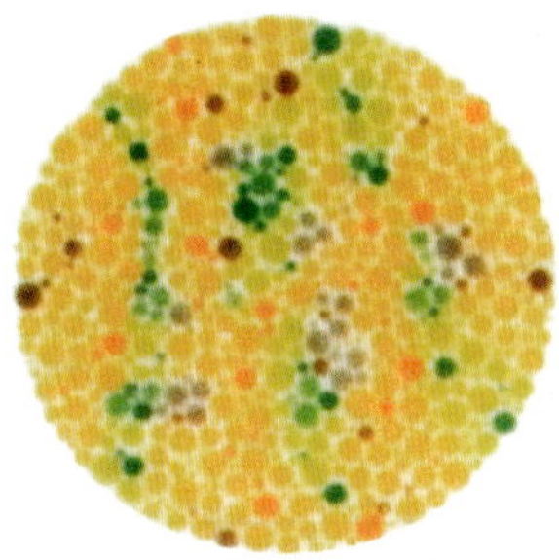

정상자는 숫자가 아닌 것으로, 적녹색맹자 및 적녹색약자는 대개 45로 읽는다

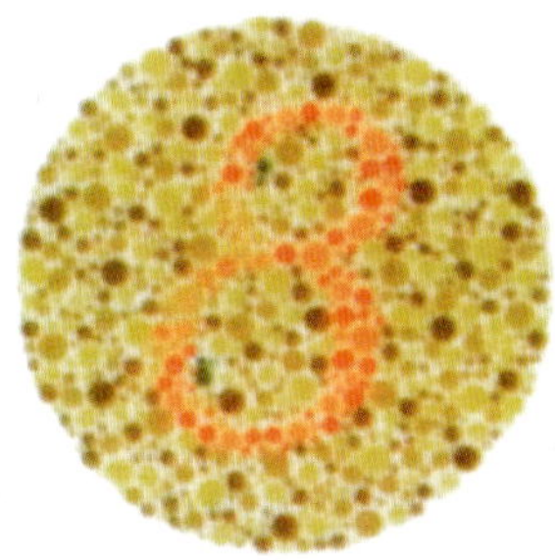

정상자는 8로, 적녹색맹자 및 적녹색약자는 3으로 읽는다

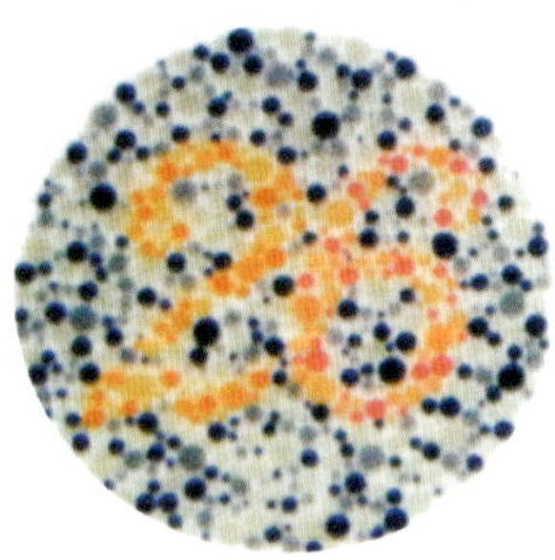

적녹색맹자 중 적색맹인 사람은 6으로, 녹색맹자는 2로, 적녹색약자 및 정상인는 26으로 읽는다.

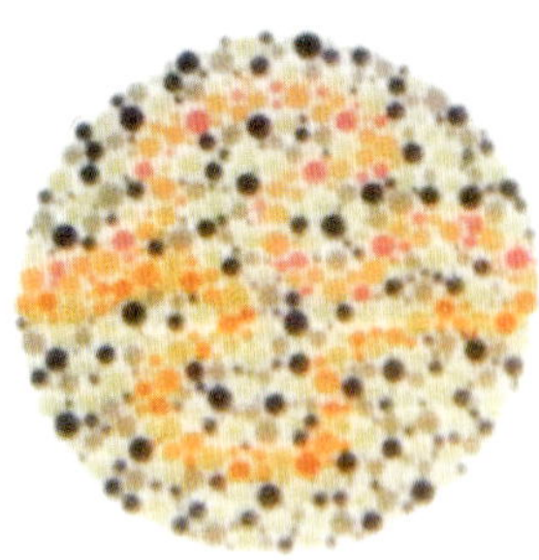

적녹색맹자 중 적색맹자는 갈색의 선만을, 녹색맹자는 적색선만을, 적녹색약자 및 정상인은 양선 모두 인식한다.

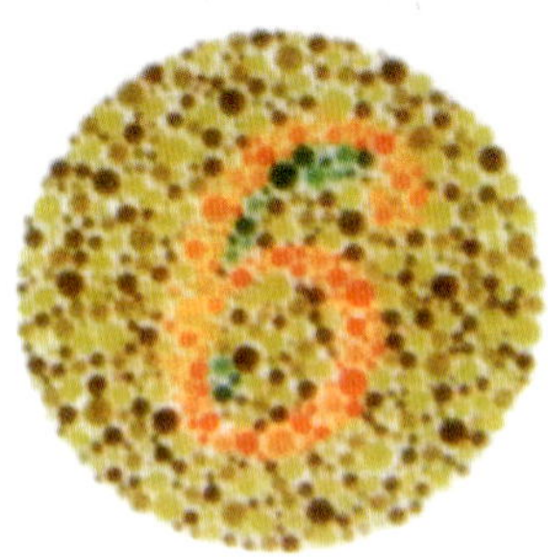

정상자는 6으로, 적녹색맹자는 5로, 전색약자는 읽을 수 없다.

[그림 3-75] 색각검사표의 예

색의 구별이 어려운 색약을 제 2색약[녹색약] 있고 끝으로 '청황색약'은 제 3색약이라고도 하며 남색과 황색 구별이 어려운 색약으로 극히 드물다.

위에 든 색각 이상을 다음과 같이 분류하기도 한다.

제 1색맹과 제 1색약을 합쳐 '색각 제 1이상(Protan)'이라 하고, 제 2색맹과 제 2색약을 합쳐 '색각 제 2이상(Deutan)'이라 하며, 제 3색맹과 제 3색약을 합쳐 '색각 제 3이상(Tritan)'이라고 나눈다.

색각이상은 유전되는 것으로 전색맹은 '상염색체 열성유전'이며, 적록색각이상은 'X염색체 열성유전'으로 색각이상의 유전자는 X염색체가 가지고 있다. 여자는 X염색체가 2개, 남자는 1개가 있다. 남자는 X염색체가 1개이므로 색각이상 유전자가 있으면 색각이상자로 나타난다. 여자는 1개의 X염색체만 색각이상 유전자이면 잠복성 보인자가 되어 색각에 이상이 없고 2개의 X염색체가 모두 이상이 있을 때 현성색각이상자가 된다. 따라서 현성색각이상자는 남자쪽이 많다. 동양인의 경우 남자는 전 인구의 약 5%, 여자는 남자의 $\frac{1}{10}$ 정도의 색각이상자가 있다고 알려져 있다.

색각이상의 치료법은 없다. 색각이상자 중 대다수를 차지하는 적록색약의 눈을 가진 사람이 일반적인 사회생활을 하는 데 있어서 극히 특수한 직업을 제외하고는 별다른 지장이 없다. 따라서 각종의 자격시험 등에 색약자에게 불리한 제한을 두는 것은 완화해야 된다고 생각한다.

**[표 3-14] 색각 유전형식**

| 부 | 모 | 유전형식도표 | 남자아이 | 여자아이 |
|---|---|---|---|---|
| 정상 | 정상(잠복) | XY ── XX′<br>XY X′Y XX XX′ | 정상 $\frac{1}{2}$<br>색각이상 $\frac{1}{2}$ | 정상 $\frac{1}{2}$<br>정상(잠복) $\frac{1}{2}$ |
| 색각이상 | 정상 | X′Y ── XX<br>XY XY XX′ X′X′ | 정상 | 정상(잠복) |
| 색각이상 | 정상(잠복) | X′Y ── XX′<br>XY X′Y XX′ X′X′ | 정상 $\frac{1}{2}$<br>색각이상 $\frac{1}{2}$ | 정상(잠복) $\frac{1}{2}$<br>색각이상 $\frac{1}{2}$ |
| 정상 | 색각이상 | XY ── X′X′<br>X′Y X′Y XX′ XX′ | 색각이상 | 정상(잠복) |
| 색각이상 | 색각이상 | XY ── X′X′<br>X′Y X′Y X′X′ X′X′ | 색각이상 | 색각이상 |

(X: 건강한 염색체 X′: 색각이상 염색체)

# 연습문제

※문제 01~08까지 괄호 안에 알맞은 말을 넣으시오.

문 01 안구의 안축장의 길이는 약 (  )$mm$이다.

문 02 포도막은 세 부분으로 구성되어 있다. 제일 앞부분은 (  )이고, 그 중앙에 원형의 (  )이 있어, 외계의 빛은 이를 통해 눈안으로 들어온다. 또 조절에 관여하는 (  가 있으며 뒷부분에는 안구 내에 필요치 않은 광선을 차단하고 망막외층에 영양을 공급하는 (  )이 있다.

문 03 수정체는 안구 내부에 있는 투명한 렌즈로 (  )의 수축과 수정체 스스로의 (  )에 의해 (  )와 (  )을 변화시켜 조절작용을 한다.

문 04 망막의 시세포는 짧고 창과 같은 모양을 한 (  )세포와 길고 막대 모양을 한 (  )세포가 있다. (  )세포는 밝고 빛이 강한 곳에서 작용을 하고, (  )세포는 어두운 곳에서 작용을 한다. 물체를 확실하게 보고, 색을 구별할 수 있는 것은 (  )세포의 역할이다.

문 05 황반부의 중심와에는 시세포 가운데 (  )만 분포되어 있다.

문 06 시신경유두에는 (  )가 없다.

문 07 망막의 시세포가 자극되어진 후 (  )을 지나 (  )에서 반교차된 후, (  )을 통과한 다음 (  )을 타고 시중추에 도달하게 된다.

문 08 색각이상에서 가장 많은 것은 (　　)이다.

문 09 다음 조직들에 빛이 눈에 들어올 때의 경로를 차례대로 적으면?
① 수정체 ② 각막 ③ 전방 ④ 망막 ⑤ 초자체 ⑥ 동공

문 10 안구 바깥쪽에 부착되어 있는 외안근 기능은 안구를 좌우상하의 모든 방향으로 운동시킨다. 외안근의 이름은?

문 11 야맹은 어떤 상태의 눈을 말하는가?

문 12 가시광선의 파장범위는?

문 13 사회적으로는 나안시력과 교정시력 중 어느 것에 비중을 두어야 할까?

문 14 최소분리력에서 시력 1.0의 기준은?

문 15 시력은 최소시각의 크기에 정비례 하는가, 반비례 하는가?

문 16 분수시력 20/20의 소수시력은?

**문 17** 5 *m*용 0.5시표에 해당하는 란돌트(Landolt) 고리시표의 바깥지름, 안지름, 선나비 그리고 잘린곳 나비의 길이는 얼마인가?

**문 18** 제일 큰 시표가 0.1인 5 *m*용 시력표로 나안시력 0.104의 측정방법은?

**문 19** 숫자 및 문자로 된 시표는 최소가독력, 최소가시력, 최소분리력 가운데 어느 형태각인가?

**문 20** 눈의 굴절력 단위인 디옵터(Diopter, D)는 공기 중에서 어떻게 표현되는가?

**문 21** 다음 글 중 맞는 것에 ○표, 틀린 것에 ×표를 하시오.

(1) 머리를 움직이지 않고 눈을 움직여 볼 수 있는 외계의 범위를 정적시야라고 한다. (　　)

(2) 마리오트 암점은 병적인 것이 아니며 망막 황반부에 대응되는 시야의 결손 부위이다. (　　)

(3) 반맹의 경우에도 시야중심부는 건강한 경우가 있다. (　　)

**문 22** 다음 (　　)의 낱말 가운데에 맞는 곳에 ○표를 하시오.

(1) 조절기능은 (홍채, 모양체)의 역할이 원동력이 되어 (각막, 수정체)의 굴절력을 증대시키는 기능이다.

(2) 노안은 (수정체, 모양체)의 탄력성이 줄어든 데서 온다.

**문 23** 우리 눈의 원점과 근점은?

**문 24** 다음 각 눈의 최대 조절력은?

(1) 근점이 눈 앞 20 *cm*에 있는 정시

(2) 근점이 눈앞 8 *cm*에 있는 S-4.00D로 교정할 근시

(3) 근점이 눈앞 25 *cm*에 있는 S+1.50D로 교정할 원시

**문 25** 양안이 정시이며 연령이 50세인 사람의 최대조절력이 2.50D이다. 이 사람이 30 *cm*에서 독서를 하는 데 불편이 없는가?

**문 26** S+3.00D의 원용안경으로 교정될 원시의 최대조절력이 5.50D이다. 나안으로 선명하게 볼 수 있는 눈앞 제일 가까운 거리는? 눈앞 30 *cm*에 있는 작은 글씨는?

**문 27** 70세인 노인인데도 원용안경과 근용안경을 사용하지 않고 먼 곳도 가까운 곳도 잘 보이는 경우는?

**문 28** 양안의 망막에 같은 물체의 상은 동시에 맺히는데 이를 양안 (　　)라고 한다. 맺힌 상이 똑같은 물체이면 하나로 보이게 된다. 이 기능을 (　　)이라고 한다.

**문 29** 괄호 안에 알맞은 말을 넣으시오,

사위보정을 목적으로 (　　)사위인 경우는 약한 (-)렌즈를, (　　)사위인 경우에는 정시라 할지라도 약한 (+)렌즈를 처방할 경우가 있다.

**문 30** 사위에 프리즘을 처방할 경우 외사위의 기저방향은?

문 **31** 비정시의 교정만으로 사시를 예방할 경우는?

문 **32** 다음 중 맞는 말에 ○표를 하시오.

사시의 경우 복시가 되지 않은 것은 (억제, 대응) 때문이며, 복시를 일으키는 사시의 대부분은 (마비성, 공동성) 사시이다.

문 **33** 다음에 알맞은 말을 넣으시오.

양안의 조준선이 이향운동으로 눈앞 가까운 한 점에 집중하는 기능을 ( )라고 하고, 그 반대운동을 ( )이라고 하며 그 양을 나타내는 단위로는 ( ) 또는 ( )를 사용한다.

문 **34** 다음에 알맞은 말을 넣으시오.

긴장성폭주와 ( )성폭주에 의하여 주시선은 거의 눈앞 일정거리에 있는 주시 물체에 다다르지만 과부족이 있으면 이를 보충하기 위해 ( )폭주가 있다.

문 **35** 원시는 흔히 정시로 오인될 경우가 많은데 그 이유는?

문 **36** 정시의 수정체를 적출한 무수정체눈을 교정할 안경의 디옵터(D) 범위는?

# [ 해 답 ]

문 01 24

문 02 홍채, 동공, 모양체, 맥락막

문 03 모양체, 탄력성, 두께, 곡률

문 04 추체, 간체, 추체, 간체, 추체

문 05 추체세포

문 06 시세포

문 07 시신경, 시신경교차, 시삭, 시방선

문 08 적록색약

문 09 ②-③-⑥-①-⑤-④

**문 10** 상사근, 하사근, 상직근, 하직근, 외직근, 내직근

**문 11** 광각기능이 약하거나 암순응 시간이 오래 걸리는 눈

**문 12** 약 380 $nm$ ~ 780 $nm$

**문 13** 교정시력

**문 14** 최소시각이 1분각인 눈의 시력, 즉, 란돌트고리의 직경 7.5 $mm$, 폭 1.5 $mm$, 간격 1.5 $mm$의 시표를 5 $m$ 거리에서 인지하는 시력

**문 15** 반비례

**문 16** 1.0

**문 17** 바깥지름 3.745 $cm$, 안지름 2.25 $cm$, 선 너비 0.75 $cm$, 잘린 곳 너비 0.75 $cm$

**문 18** 5 $m$용 0.1시표를 2 $m$ 거리에서 인식하게 함.

**문 19** 최소가독력

**문 20** 상측초점거리를 $m$ 단위로 잰 역수

**문 21** (1) (×) (2) (×) (3) (○)

**문 22** (1) 모양체　(2) 수정체

**문 23** 원점: 정적굴절상태에서 선명하게 인식하는 가장 먼 거리의 외계물점
근점: 최대동적 굴절상태에서 선명하게 인식하는 가장 가까운 외계물점

**문 24** (1) $0 - \frac{1}{-(0.2)} = 5D$

(2) $(-0) - \frac{1}{(-0.08)} = 8.5D$

(3) $1.5 - \frac{1}{(-0.25)} = 5.5D$

**문 25** $Ac = \frac{1}{a} - \frac{1}{b}$에서, $Ac = \frac{1}{0} - \frac{-1}{0.3} \fallingdotseq 3D$이므로 30 ㎝를 보려면 적어도 3디옵터(D) 이상의 조절력이 필요하므로 불편함이 있다.

**문 26** 5.50D 최대 조절력 중 3.00D는 원시를 보완하는 데 사용된다. 그러므로 여분의 2.50D로 근견시를 해야 하므로 2.50D를 다 사용하면 근점은 40 ㎝가 되므로 30 ㎝의 근거리의 글자는 선명하게 볼 수 없다. +3.00D의 원용안경을 사용하면 근거리와 원거리 다 선명하게 볼 수 있다.

**문 27** 특수한 경우로 한쪽 눈이 정시 혹은 가벼운 원시에 다른 한쪽은 심한 근시인 이종부등시로 먼 곳은 주로 원시 혹은 정시의 눈을 사용하고 가까운 곳은 근시의 눈으로 사용할 경우다. (단안교대 양안시로 최근에는 이를 이용하여 노안을 해결하려고 각막곡률변형시술을 하기도 한다.)

문 **28** 동시시, 융합

문 **29** 외, 내

문 **30** B.I.(기저내방)

문 **31** 유아기의 조절성내사시는 적정 원시교정용 렌즈를 쓰도록 하여 예방할 수 있다.

문 **32** 억제, 마비성

문 **33** 폭주, 개산, 미터각(M.A.), 프리즘디옵터(△)

문 **34** 조절, 융합성

문 **35** 수의성 원시가 먼 곳을 잘 보려고 수정체를 조절하여 동적굴절상태로 되면서 정시상태로 되어 외적으로는 시력저하가 나타나지 않기 때문이다.

문 **36** +13D 전후

# [ 참고문헌 ]


| | |
|---|---|
| 대한안경인협회 | [한국안경사백년대관], 대한안경인협회 |
| 최억외 | [안과학], 일조각 |
| 대한안과학회 | [안과용어집]-1994 |
| 전문대한경광학과 교수협의회 | [안광학용어사전], 대학서림 |
| 진용한외 | [굴절검사와 처방], 울산대학교출판부 |
| 장경애 | [光學], 尙學堂 |
| 최성숙외 | [物理光學], 대학서림 |
| 김덕훈외 | [시기생리학], 현문사 |
| 성풍주 | [안경사기하광학], 대학서림 |
| 편집부 | [조제 및 가공], 대학서림 |

J. Boyd Eskridge외 [Clincal Procedure in Optometry], J.B. Lippincott company(Newyork)
Auther G. Bennett외 [Clinical Visual Optics], BUTTERWORTH(LONDON)

| | |
|---|---|
| 三宅和夫 | [幾何光學], 共立出版社(東京) |
| 日本應用物理學會 | [幾何光學], 森北出版株式會社(東京) |
| Max Born외 著 | |
| (草川 徹외 譯) | [光學の 原理 I ], 日本東海大學出版會(東京) |
| 辻一央 | [科學的な 眼鏡調製], 眼鏡光學出版株式會社(東京) |
| Irvin M. Borish 編著 | |
| (津田 節 譯) | [米國式 21項目 檢査入門], 近代メガネ(東京) |
| 日本眼光學學會 | [視覺 科學 (JAPANESE JOURNAL OF VISUAL SCIENCE), 基準波長統一特 輯號 ] |

## 국내서적

김현일: MKH 이론 및 실습, 도서출판 대학서림, 2009.
윤동호, 이상욱, 최억: 안과학, (주)일조각, 2002
진용한, 문남주, 성풍주: 굴절검사와 처방, 도서출판 내외학술, 2009
마기중, 장만호, 김재도: 양안시 처치 및 관리, 도서출판 대학서림, 2009
김재도: 안경사를 위한 임상검안과 안기능이상 처방, 신광출판사, 2004
김재도, 이창선, 전인철: 한권으로 정복하는 양안시·누진(프리폼)렌즈, 두잉미디아, 2011
대전보건대학교 안경광학과: Clinical Optpmetry 1(Visual Acuity & Refractive Errors)
진용한외: 굴절검사와 처방(증보판), 울산대학교 출판부
진용한: 사시학, 울산대학교 출판부
성풍주: 안경광학[ I ][ II ], 대학서림
성풍주: 옵토메트리개론(안경재료학), 대학서림
성풍주: 안경사 기하광학, 대학서림
윤동호외: 안과학, 일조각
신진아: 안기능검사, 한미의학
이원진외: 기하광학, 수문사
김덕훈외: 시기생리학, 현문사
(주)한국톱콘: 자각식굴절검사법
(사)대한안경사협회: 1998, 1999, 2000, 2001년 안경사 보수교육교재
한국안경광학과 교수협의회: 안광학사전, 대학서림
대한안과학회 학술용어위원회: 안과학용어집, 대한안과학회

## 서양서적

David Cline, Henry W Hofstetier, John R. Griffin: Dictionary Of Visual Science(4th ed), Butterworth-Heinemann
H. -J. Haase: Ueber Binokulare Pruefverfahren, das Binokulare Sehen, seine nichtkrankhaften Anomalien und ihren optischen Ausgleich, 1957-61, Der Augenoptiker.
Theodore Grosvenor: Primarcare Optometry(4th Edition), Butterworth - Heineman
Benett·Rabbetts: Clinical Visual Optics, Butterworths(London)
J. Boyd Eskridge외: Clinical Procedures in Optometry, J.B. Lippincott Company
Thomas D. Duane: Refraction and Clinical Optics, Harper & Row Publishers(Cambridge)

Gunter K. von Noorden: Binocular Vision and Ocular Motility
Margaret Dowaliby: Practical Aspects of Ophthalmic Optics, The Professional Press, Inc(Chicago)
Fick, H.H Fortschrittliche Rechungsarten in der Augenoptik, Der Augenoptiker, 1996.6
Blaker, J.W: Geometric Optics, Marcel Dekker, Inc
Michael P. Keating: Geometric Physical and Visual Optics(2nd Edition) Butterworth - Heineman
Irvin M. Borish: Clinical Refraction 3rd Edition, Professional Press, Inc
Howard Solomons: Binocular Vision
Michel Millodot: Dictionary of Optometry, Butterworths
David B. Henson: Optometric Instrumentation, Butterworths
A.H. Tunnacliffed외: Worked Problems in Ophthalmic Lenses, Association of British Dispensing Opticians Publications

## 일본서적

野矢 正: 野矢さんの眼鏡學講座(1). 眼鏡光學株式會社. 2002
野矢 正: 野矢さんの眼鏡學講座(2). 眼鏡光學株式會社. 2004
野矢 正: 野矢さんの眼鏡學講座(3). 眼鏡光學株式會社. 2005
岡本 隆傳, 花井 襄: よくわかる眼鏡講座 – 上卷. 株式會社 興隆出版社. 1995
岡本 隆傳, 花井 襄: よくわかる眼鏡講座 – 下卷. 株式會社 興隆出版社. 1995
東 秀夫: やさしい光學. 日本光學工業株式會社. 1974
和泉 行男: 兩眼視機能檢査の基礎. 眼鏡光學出版株式會社. 1986
關 眞司: 視機能データの分析と對處法. (株)興隆出版社. 2002
東京眼鏡光學時報社: Guide to Occupational and Ohter Visual Needs 職業に合わせたマチフォーカルレンズの處方. 大日本印刷株式會社. 1974
日本眼光學學會: 視覺の科學 Japanese Journal of Visual Science. 1994(5)
花井 襄: 實踐, やさしい兩眼開放·兩眼視屈折檢査法. 日本眼鏡技術研究會. 1987
サン會報: 屈折検査におけるアメリカ式とドイツ式のクロスオーバー討論會. 1983(3)
Dr. H. Dipes: 斜位, 固視ズレ, 微小角斜視一その檢査と實務テスト, WCOO セミナ, 譯; 辻 一央. (6)
辻 一央: 眼位異常を原因とする兩眼視感覺異常の考え方, 日米視科學シンポジウム 講演集. 1982
H. -J. ハーゼ: 斜位矯正の諸方法. ベルリン國立眼鏡寫眞光學專門學校
G. フォルスト博士: 各種の方法に基づく斜位矯正結果の比較. ベルリン國立眼鏡寫眞光學專門學校
PENTAX CARL ZEISS co., Ltd. ペンタックス カール シァイス株式會社.
H. -J. ハーゼ: 重度の感覺異常を伴うポラテスにより光學的に矯正する可能性ならびに測定技術の基本に

ついて.
PENTAX CARL ZEISS co., Ltd. ペンタックス カール シァイス株式會社.
D.ベスタロシチ(スイス): 眼科醫の觀點から考えた兩眼視の問題點. 1975年ヴイースバーデンのWVAO(ドイツ眼鏡學會)會議における講演.
PENTAX CARL ZEISS co., Ltd. ペンタックス カール シァイス株式會社.
津田 節哉: 米國式 21項目 檢査入門, (株)近代光學出版社(東京)
關 眞司: 基礎兩眼視, (株)與隆出版社(東京)
野矢 正외: 兩眼開放屈折檢査の手順, 眼鏡視力研究所(大阪)
野矢 正외: 近用眼鏡處方の手順, 眼鏡視力研究所(大阪)
鈴木 綜太외: 眼鏡機器應用概說, 眼鏡光學出版株式會社(東京)
山本 裕子: 斜視,弱視 の診斷檢査法, 醫學書院(東京)
梅本 眞也외: 眼鏡用語辭典, 眼鏡光學出版株式會社(東京)
東條 舍廊: 眼鏡光學(上, 中, 下), 日本眼鏡專門學校(東京)
北川 孝秀: 眼鏡光學(別冊), 日本眼鏡專門學校(東京)
仁田 正雄: 眼科學. 光文堂(東京)
弓削 經一: 視能矯正−理論と實際, 金原出版(東京)
日本眼光學學會: 眼鏡の科學, 1, 2, 4, 5, 7, 東京眼鏡光學視報社(東京)
植村 恭夫: 眼科 Mook3 眼科−一般檢査, 金原出版(東京)
川端 秀仁: 眼鏡光學(Ⅰ, Ⅱ), 早稻田眼鏡專門學校(東京)

# 찾아보기

## ㅊ



## ㅌ



## ㅍ



## ㅎ

# INDEX

## S



## T



## U



## V

**저자약력**

- 1964년 전주고등학교 졸업
- 1969년 연세대학교 화학과 졸업
- 1974년 일본안경전문학교 졸업
- 1974~1979년 일본동경대학교 대학원 물리공학과
  田中俊一교수 연구실에서 연구생과정 수료
- 1993년 9월 20일 대한민국 안경사 국가 면허 (제 12727호) 취득

**개정 5판** **옵토메트리개론**

1986년 4월 25일 초판 발행
2008년 3월 17일 개정 3판 발행
2016년 3월 18일 개정 4판 발행
2018년 2월 25일 증보판 발행
2022년 3월 2일 개정 5판 발행
2024년 3월 4일 개정 5판 2쇄 발행

편 저 | 성 풍 주
발행인 | 윤 진 영
발행처 | 대학서림

주 수 | 서울시 종로구 혜화로2길 8
우) 03076
전 화 | 02) 745-1220, 763-1220
F a x | 02) 744-1210
등록번호 | 제1-88호



정가 25,000원
ISBN 978-89-6940-282-0